A. Neiger

Atlas
der praktischen Proktologie

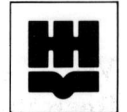

A. Neiger

Atlas der praktischen Proktologie

Vierte, überarbeitete und ergänzte Auflage

Mit einem Geleitwort von F. Reubi
und einem Vorwort von J. Alexander-Williams

Verlag Hans Huber
Bern Stuttgart Toronto

CIP-Titelaufnahme der Deutschen Bibliothek

Neiger, Alexander:
Atlas der praktischen Proktologie / A. Neiger.
– 4., überarb. u. erg. Aufl. / mit einem Geleitw. von
François Reubi und einem Vorw. von J. Alexander –
Williams. – Bern; Stuttgart; Toronto: Huber, 1991.

Engl. Ausg. u.d.T.: Neiger, Alexander: Atlas of
practical proctology
ISBN 3-456-82007-0

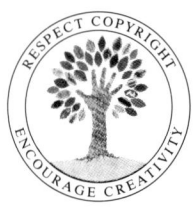

© 1991 Verlag Hans Huber, Bern
Satz und Druck: E. Schoop AG, Urnäsch
Lithos: Henzi AG, Bern
Gedruckt in der Schweiz

Inhaltsverzeichnis

Vorwort

In seinem Vorwort zur ersten Auflage dieses Buches bezeichnete Dr. Neiger die Proktologie noch als ein Spezialgebiet, das in der Medizin ein «Aschenputteldasein» führe. Mag diese Charakterisierung vor ein paar Jahren noch zugetroffen haben – inzwischen hat sich die Rolle der Proktologie grundlegend gewandelt. Dies ist vor allem dem Format der Wissenschaftlerinnen und Wissenschaftler zuzuschreiben, die auf diesem Gebiet tätig sind. Sie sind in letzter Zeit immer innovativer und kommunikativer geworden. Ganz besonders Dr. Neiger hat enorm viel dazu beigetragen, das Image der Proktologie zu verbessern; sein Verdienst liegt nicht nur in seiner hervorragenden praktischen Arbeit, sondern auch in der erfolgreichen Vermittlung neuen Wissens auf dem Gebiet der Proktologie. Er verfügt über einen außerordentlich großen Erfahrungsschatz, eine scharfe Beobachtungsgabe und eine besondere Fähigkeit zum logischen Denken, die es ihm möglich macht, stets die effizientesten und gangbarsten Schritte beim Erzielen einer korrekten Diagnose und erfolgversprechenden Behandlung einzuschlagen.

Früher einmal schien es angebracht, die Proktologie als Spezialgebiet zu beschreiben, das zwischen zwei oder sogar vier Stühlen – sprich: Fachgebieten der Medizin – anzusiedeln war. Um ein anderes Bild zu bemühen: Die Proktologie stand mit einem Bein im Lager der Chirurgie, mit dem anderen in der Dermatologie, und mit den Armen stützte sie sich jeweils in den Bereichen der Venerologie und der Inneren Medizin ab. Trotz dieses anstrengenden Spagats hielt sie die Augen jedoch stets unbeirrt auf das Fundament gerichtet, und so konnte sie sich im Laufe der Zeit zu einer eigenständigen Disziplin entwickeln. Heute bildet die Proktologie einen integralen Bestandteil der Chirurgie, ja sie ist zu einem wichtigen medizinischen Spezialgebiet geworden, das

hohe technisch-chirurgische Anforderungen stellt, beim Aufbau von Beuteln ebenso wie bei der Wiederherstellung der Kontinenz und des Erhalts des analen Schließmuskels bei der rektalen Krebschirurgie. Die Behandlung analer Erkrankungen gehört zu den weniger spektakulären, sanfteren Seiten dieser Disziplin, die jedoch im Zuge der schnellen Fortentwicklung nicht vernachlässigt wurden – eine Tatsache, die wir ebenfalls Proktologen wie Dr. Alex Neiger zu verdanken haben.

Für mich besteht das herausragende Merkmal dieses Buches in der hohen Qualität der Fotos und der Übersichtlichkeit der Zeichnungen. Auch die umfangreiche Bibliographie, in der sowohl englischsprachige als auch deutsche und französische Beiträge versammelt sind, ist besonders positiv zu bewerten, trägt sie doch zur Verbreiterung des Wissens und zum internationalen Austausch bei.

Obgleich ursprünglich für Allgemeinmediziner gedacht, wird dieses Buch sicherlich bald zur Standardlektüre von Kandidatinnen und Kandidaten für chirurgische Prüfungen gehören, und in einer der vielen Übersetzungen findet es sicherlich überall auf der Welt seinen Weg in die Bücherregale von Proktologen und Rektalchirurgen.

Natürlich mag es mancherorts Fachleute geben, die teilweise andere Formen der Diagnose und Therapie bevorzugen, als sie in diesem Buch dargestellt sind. Einige haben vielleicht die Möglichkeit, ihre Patienten auf teuren, elektrisch gesteuerten Liegen zu untersuchen, oder sie ziehen die Untersuchung in der linken Seitenlage vor, trotz der für sie selbst damit verbundenen Rückenbelastung. Einige Spezialisten mögen auch skeptisch sein, ob Kryptitis eine pathologische Entität darstellt, andere würden unterschiedliche Verfahren bei der Anwendung der Photokoagulation wählen. Doch wenn sich unsere Meinung in kleineren Dingen auch von der notwendigerweise didaktischen Aufbereitung dieses Handbuchs unterscheiden mag, in einem Punkt sind sich Dr. Neigers Kolleginnen und Kollegen vollkommen einig – in der Bewunderung für seine großartige Leistung und seine außergewöhnlich umfangreiche Materialsammlung. Die begeisterte Aufnahme dieses Buches ist der

gerechte Lohn für die sorgfältige Zusammenstellung des Lehrmaterials und die vielen Stunden, die Dr. Neiger mit der Vorbereitung dieses Werkes verbrachte.

J. Alexander Williams, MD, FRCS,
Professor of Gastrointestinal Surgery,
Birmingham, Großbritannien

Geleitwort

Herr Dr. Neiger hatte die Freundlichkeit, mir die Einführung seines Werkes anzuvertrauen, und ich bin glücklich, daß er mir auf diese Weise Gelegenheit gibt, seine unermüdliche Aktivität zu würdigen. Erfüllt von einem seltenen Enthusiasmus für die Sache, mit großem technischem Geschick und einem bemerkenswerten klinischen Gespür begabt, gilt er in weiten Kreisen als proktologische Kapazität. Nach einigen Assistentenjahren in meiner Klinik eröffnete er in Bern, wo er auch heute noch die proktologische Sprechstunde der Universitäts-Poliklinik leitet, eine Spezialpraxis. Mehrere Auslandsaufenthalte dienten der Erweiterung seiner Fachkenntnisse nicht zuletzt auch in praktischer Hinsicht. Sein stets waches Interesse und seine manuelle Geschicklichkeit ließen uns in großem Ausmaß aus den neuesten Errungenschaften der Endoskopie Nutzen ziehen. Sein neuer Atlas zeugt zudem von einer ausgesprochenen Begabung für die Photographie.

Der Nutzen endoskopischer Methoden liegt in ihren reichhaltigen Ergebnissen, die sie uns, bei verhältnismäßig geringer Belästigung der Patienten, liefern. Da die Untersuchungen größtenteils ambulant durchgeführt werden können, sind sie vor allem Domäne der Poliklinik und der Praxis. In einer Zeit, in der die Spitalkosten immer mehr anwachsen und Krankenschwestern rar sind, ist es von großem Vorteil, Diagnostik in der Sprechstunde betreiben zu können. In dieser Perspektive liegt die Bedeutung des Buches, das die praktischen Ärzte mit einer viel zu wenig bekannten Disziplin der Medizin vertraut machen will. Indessen wäre es unrichtig, in dem Buch nur einen Atlas zu sehen. Der knappe Begleittext zu den Bildern wird in seiner Einfachheit zu einem echten Kompendium der Proktologie. Es besteht kein Zweifel, daß die Zielsetzung des Autors voll erreicht wird.

Prof. Dr. med. F. Reubi
Vorstand der Medizinischen
Poliklinik der Universität Bern

Vorwort zur 1. Auflage

Am Anfang war das Bild – richtiger gesagt – eine Reihe von Diapositiven, die ich im Laufe der Zeit in meiner proktologischen Praxis und derjenigen der Medizinischen Universitätspoliklinik Bern aufgenommen habe. Da die Bilder einen guten Überblick über die proktologischen Erkrankungen vermitteln, entstand in mir unwillkürlich der Wunsch, das Anschauungsmaterial einem größeren Kreise zugänglich zu machen, zumal das Gebiet der Proktologie lange Zeit ein Stiefkind der Medizin geblieben ist. Der Häufigkeit proktologischer Beschwerden, die für den im täglichen Leben stehenden Patienten eine zermürbende und oft sehr schmerzhafte Angelegenheit darstellen, steht heute nur eine relativ kleine Anzahl proktologisch erfahrener, mit den entsprechenden Untersuchungs- und Behandlungsmethoden vertrauter Kollegen gegenüber.

In den meisten Fällen wird zuerst der praktische Arzt um Hilfe angegangen. An ihn wurde bei der Zusammenstellung des Bildmaterials in erster Linie gedacht, für ihn, den unter Zeitdruck Stehenden, ist der Begleittext auf das Wesentliche beschränkt worden. Es ist die Quintessenz einer proktologischen Spezialpraxis in Bild und Wort für praktische Belange aufgezeichnet.

Selbstverständlich kann in diesem Rahmen keine erschöpfende Vollständigkeit erreicht werden. Im Hinblick darauf sei auf die einschlägige Fachliteratur verwiesen. Großer Wert wurde auf eine gut verständliche Darstellung der Untersuchungs- und Behandlungsmethoden gelegt, die – wo immer möglich – durch Schemata und Wiedergabe des erforderlichen Instrumentariums erläutert sind. Auf die eingehende Beschreibung komplizierter Endoskopiemethoden wie die Sigmoidoskopie und Koloskopie wurde bewußt nicht verzichtet; vermitteln sie doch das Wissen um die modernsten technischen Möglichkeiten, hochgelegene Darmabschnitte unmittelbar zu inspizieren und aus verdächtigen Stellen Material zur histologischen Untersuchung zu entnehmen. Ein Schritt voran in der Früherkennung des Darmkrebses. Zwangsläufig ergeben sich bei den proktologischen Erkrankungen auch Überschneidungen mit anderen Fachgebieten wie der inneren Medizin, der Chirurgie und der Dermatologie. Sie wurden in den einzelnen Kapiteln berücksichtigt. Den venerischen Infektionen im Analbereich, die, weil man oft nicht daran denkt, zu Fehldiagnosen führen, ist ein eigenes Kapitel gewidmet.

Daß der kleine Atlas der praktischen Proktologie in dieser reichbebilderten Form erscheinen kann, wäre ohne die großzügige Förderung durch die Firma CIBA-GEIGY AG kaum möglich gewesen. Der Abteilung Medizinisch-pharmazeutische Informationen, speziell Herrn Dr. H. Kaiser, gilt mein besonderer Dank für die redaktionelle Mitarbeit sowie Herrn J. Emmenegger für die technische Betreuung. Großen Dank schulde ich auch Herrn Prof. Dr. med. H. Fahrländer, Spezialarzt für Gastroenterologie, Basel, für wertvolle Anregungen, Herrn Dr. med. G. Clémençon, Spezialarzt für Gastroenterologie, Olten, Herrn Prof. Dr. med. L. Eckmann, Chefarzt der Chirurgischen Universitätsklinik, Tiefenauspital, Bern, Herrn Prof. Dr. med. C. F. Klostermann, Universitäts-Hautklinik, Göttingen, Herrn Prof. Dr. W. Mohr, Chefarzt, Bernhard-Nocht-Institut für Schiffs- und Tropenkrankheiten, Hamburg, Herrn Dr. med. P. Otto, Medizinische Klinik der Medizinischen Hochschule Hannover, Frau Dr. M. Parturier-Albot, Spezialärztin für Proktologie, Paris, Herrn Prof. Dr. med. H. Stirnemann, Chirurgische Abteilung des Bezirksspitals Burgdorf, Herrn Prof. Dr. med. A. Welchert, Chirurgische Klinik der Universität Lund,

Malmö, für die Überlassung wertvollen Bildmaterials.

Wenn es gelänge, bei meinen Kollegen in der Praxis vermehrtes Interesse für die Proktologie zu wecken und durch eine korrekte prokto-logische Untersuchung rascher zu einer Diagnose und damit zu einer adäquaten Therapie zu kommen, wäre der Zweck des Buches in bestem Sinne erfüllt.

Dr. med. A. Neiger

Vorwort zur 3. und 4. Auflage

Das große Interesse, das den beiden Auflagen in deutscher Sprache und denjenigen in Französisch, Englisch, Spanisch und Portugiesisch entgegengebracht wurde, zeigt, daß die didaktischen Hilfen mit kurz gefaßten und bebilderten Texten für die Erkennung und Behandlung proktologischer Erkrankungen gesucht sind. Um den neuen Erkenntnissen gerecht zu werden, wurde eine Neuauflage notwendig. Dank dem großzügigen Entgegenkommen der Firmen Dr. Falk in Freiburg i. Br. und Phardi AG in Basel konnte nicht nur eine Neuauflage, sondern auch eine wesentliche Erweiterung von Text und Bildmaterial realisiert werden. So wurde zusätzlich ein Kapitel über die Anatomie des Enddarmes, die Symptomatik proktologischer Erkrankungen, die häufigsten Befunde der Inspektion sowie der konservativen Hämorrhoidenbehandlung, des Pruritus ani und der ischämischen Colitis beigefügt. Das Bildmaterial wurde praktisch verdoppelt. Dies war möglich, weil Lithos aus zahlreichen Veröffentlichungen in verschiedenen Zeitschriften wie Schweiz. Medizinische Rundschau (PRAXIS) des Hallwag Verlages Bern, Hexagon Roche der Firma F. Hoffmann-La Roche & Co. Basel, Colo-Proctology der Edition Nymphenburg in München und «internistische praxis» des Hans Marseille Verlages in München sowie der Zeitschrift Musik und Medizin der I.M.P. Verlagsgesellschaft in Neu-Isenburg zur Verfügung standen. Speziellen Dank schulde ich für die Überlassung wertvollen Bildmaterials den Herren Prof. Dr. med. A. Akovbiantz, Chefarzt der Chir. Klinik am Waidspital in Zürich, Dr. med. M. Flepp, Abt. f. Inf. Krankheiten der Med. Poliklinik Zürich, Prof. Dr. med. P. Kiefhaber, Chefarzt der Med. Abt. des Stadtkrankenhauses Traunstein, Dr. med. I. Lentini, Centro Proctologico in Barcelona, Dr. med. E. Parnaud, Dép. de Proctologie, Hôp. des Diaconesses in Paris, und Prof. Dr. med. T. Rufli, Dermatologische Universitätsklinik Basel. Über entzündliche Enddarmerkrankungen hat mich Herr Prof. Dr. med. F. Gloor, Institut für Pathologie des Kantonsspitals St. Gallen, in zuvorkommender Weise beraten, über die Neoplasmen PD Dr. med. J.-O. Gebbers, Pathologisches Institut des Kantonsspitals Luzern, über die Amöbiasis Prof. Dr. med. K. Gyr, Chefarzt Med. Klinik Kantonsspital Liestal, und über Probleme der sexuell übertragbaren anorektalen Erkrankungen Dr. med. H. Kaiser, Facharzt für Dermatologie in Freiburg i. Br. Um die Druckkosten möglichst niedrig zu halten, wurde wiederum auf die Darstellung mikroskopischer Bilder verzichtet.

Die 4. Auflage gibt den aktuellen Stand der Kenntnisse wieder. Rund 100 neue Bilder dokumentieren den heutigen Stand der Proktologie.

Wir hoffen, daß sich der Leser anhand des reichen Bildmaterials mit bewußt kurzgehaltenem Text auch in der Sprechstunde rasch über proktologische Probleme zu orientieren vermag.

Dr. med. A. Neiger

Proktologische Anamnese

Wie auf allen Gebieten der Medizin ist auch in der Proktologie eine gründliche Anamnese von wesentlicher Bedeutung. Die Aussagen der Patienten orientieren nicht nur über familiäre Belastungen wie Krampfadern, Hämorrhoiden, Karzinome, Polyposis usw., auch die nähere Beschreibung der Beschwerden, ihr allmähliches oder akutes Auftreten, bereits jahrelanges Bestehen, beschwerdefreie Intervalle usw. geben wertvolle diagnostische Hinweise. Dabei empfiehlt es sich, ganz gezielt nach den verschiedenen Symptomen zu fragen, da viele Patienten in der nicht gerade angenehmen Situation der ersten proktologischen Konsultationen zum Vergessen wichtiger Details neigen. Verständnisvolle Fragen erleichtern den Patienten die Überwindung ihrer Hemmungen und tragen wesentlich zur Schaffung einer guten Vertrauensbasis bei, was zur Abklärung sexuell übertragener Erkrankungen des Anorektalbereiches besonders wichtig ist.

Da die Zahl sexuell übertragener Erkrankungen des Anorektalbereiches in den letzten Jahren erheblich zugenommen hat, ist es unumgänglich, auch an die Möglichkeit dieser Ätiologie zu denken.

Die Symptomatik der Erkrankungen von Anus und Rektum ist gekennzeichnet durch Jucken, Brennen, Schmerzen, durch Abgang von Sekret, Blut, Schleim oder Eiter und Störungen der Stuhlentleerung. Vor allem ist es wichtig, den Charakter des Schmerzes (stechend, schneidend, klopfend, dumpf) in seiner Ab- bzw. Unabhängigkeit von der Stuhlentleerung sowie die Art von Blutabgängen (tropfend, spritzend, dem Stuhl aufgelagert oder beigemengt) genau zu kennen. Die Konstellation und der Charakter der einzelnen Symptome geben der diagnostischen Überlegung bereits eine bestimmte Richtung und ermöglichen eine Verdachtsdiagnose, die durch die proktologische Untersuchung in vielen Fällen bestätigt wird.

Sie sind nachfolgend in der Häufigkeit ihres Vorkommens zusammengestellt und werden bei den verschiedenen Krankheitsbildern nochmals eingehend beschrieben.

Symptomatik proktologischer Erkrankungen

Im Vordergrund stehen Blutung und Schmerz, gefolgt von Sekretabgang, Jucken, Fremdkörpergefühl, Gefühl der unvollständigen Darmentleerung, falschem, häufig schmerzhaftem Stuhldrang ohne Entleerung auch Tenesmen genannt, schmerzhaftem Stuhlabgang sowie Stuhlveränderungen.

Blutung

Blutspuren am Reinigungspapier finden sich bei innern Hämorrhoiden, prolabierenden Hämorrhoiden, bei Mukosaprolaps, Fissur, Analekzem, Analtumoren und gelegentlich auch bei Colitis ulcerosa und Morbus Crohn.

Blut abgespritzt in die Toilettenschüssel bei innern Hämorrhoiden.

Blut zusammen und auch im Stuhl abgehend bei Colitiden und Rektumtumoren.

Blutauflagerungen auf dem Stuhl bei innern Hämorrhoiden, Anal- und Rektumtumoren [156].

Schmerz

Spannungsschmerz, akut oder allmählich aufgetreten bei äusserer Hämorrhoidalthrombose und oft pulsierend bei Abszeß.

Schneidend bei der Stuhlpassage und diese oft um Stunden überdauernd bei Fissur.

Dumpf im Analkanal bei Kryptitis.

Sekretabgang

Nässen der Analregion bei innern Hämorrhoiden, glasig bei innerem Prolaps und Solitärulcus,

bräunlich-gelblich bei Anitis,

eitrig bei Fistel und Colitis,

wässerig, eventuell blutig tingiert bei Mukosa- und Darmprolaps,

schleimig, eventuell leicht rosa verfärbter Schleim bei Tumoren.

Jucken

Bei nässenden, innern Hämorrhoiden.
Ausschliesslich nachts bei Oxyuren.
Bei Dermatosen und Tumoren.

Fremdkörpergefühl und falscher Drang

Bei raumverdrängenden Veränderungen wie prolabierenden Hämorrhoiden, Mukosa- und Darmprolabs, bei Tumoren im anorektalen Bereich.

Stuhlentleerungsstörungen

Gehäufte Entleerungen von geformtem, breiigem oder wässerigem Stuhl mit oft blutig tingiertem Schleim bei Colitis ulcerosa, Morbus Crohn und bei Rekto-Sigmoidtumoren.

Unerwarteter Abgang von blutig tingiertem Schleim («falscher Freund» Symptom genannt) vor allem bei Rektaltumoren.

Verstopfung bei Megacolon (Hirschsprung), Sigmadivertikulose, Sigma-Colon-Stenose.

Anatomie von Anus und Rektum

Der Analkanal wird distal von der perianalen Haut begrenzt, die verhornendes Plattenepithel besitzt, stärker pigmentiert und, außer am Analring, haarlos ist. Die Haut geht proximal in das radiär gefaltete, graublaue, matte Anoderm über, das von schwach verhornendem Plattenepithel bedeckt ist und bis zur Linea dentata anorectalis reicht. Unter dem distalen Anoderm liegt ein Venengeflecht, der Plexus venosus inferior, der auch als äußerer Hämorrhoidalplexus bezeichnet wird («Plexus haemorrhoidalis externus»). Beim Spreizen des Anus und zusätzlicher Bauchpresse kann der Plexus rosettenartig anschwellen und damit vorfallende innere Hämorrhoiden vortäuschen. Klinisch kann der Plexus venosus inferior durch thrombotische Prozesse manifest werden, und zwar durch plötzlich auftretende schmerzhafte Knoten, die als perianale Hämatome («äußere Hämorrhoidalthrombosen») bezeichnet werden.

An der Linea dentata anorectalis beginnt eine etwa 0,7 bis 2 cm breite epitheliale Übergangszone mit variablem, mehrschichtigem kubischem bis hochprismatischem Epithel. Hier liegen fünf bis zehn longitudinale Falten, die Morgagni-Säulen (Columnae rectales), dazwischen die Sinus rectales, die distal in den Analkrypten enden, in die die Proktodealdrüsen münden. Letztere sind erstmals 1751 vom Berner *Albrecht von Haller* beschrieben worden [91]. Die Columnae rectales können distal, im Bereich der Linea dentata, zu den Analpapillen verdickt sein, die entzündlich anschwellen und bei der Palpation mit inneren Hämorrhoiden verwechselt werden können. Knapp proximal der Linea dentata liegt das Corpus cavernosum recti («Plexus haemorrhoidalis internus»), ein arteriovenöser Schwellkörper, unter der epithelialen Übergangszone [251, 252]. Dieser wird von der A. rectalis superior gespeist. Der venöse Abfluß erfolgt transsphinkterisch in die Venae rectales und in die Vena cava inferior. Venöse Abflußbehinderungen (vor allem bei erhöhtem Sphinktertonus) und/oder ein gesteigerter arterieller Zustrom führen zur Erweiterung der dünnwandigen Gefäße des arteriovenösen Plexus, die bei der Stuhlpassage einreißen und hellrot bluten können. Proximal der epithelialen Übergangszone beginnt die von einschichtigem Zylinderepithel bedeckte Rektalschleimhaut, endoskopisch eine blaßrosa und glänzende, leicht verschiebliche Schleimhaut mit deutlichem Gefäßnetz [13, 77, 182, 234, 251, 252, 262, 263, 264].

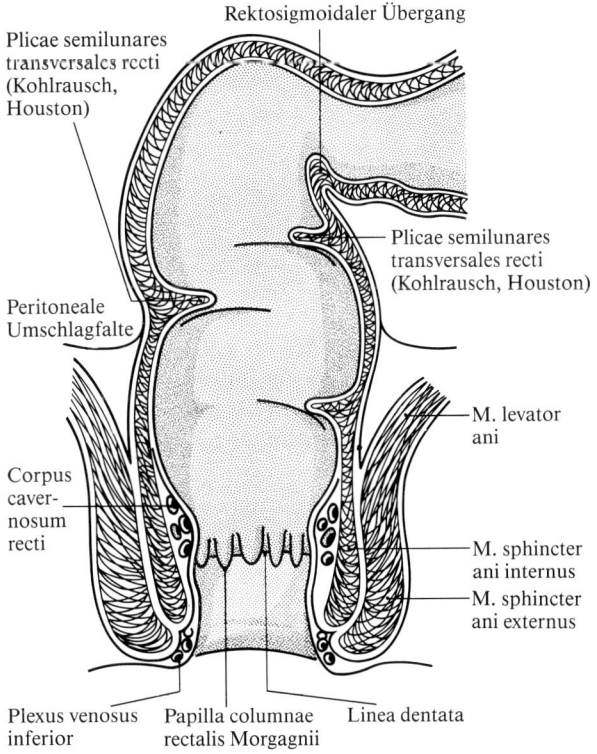

Abbildung 1
Schematische Darstellung der Anatomie von Anus und Rektum.

Proktologische Untersuchung

Geschichte

Proktologische Untersuchungen wurden bereits 4500 Jahre v. Chr. im alten Ägypten praktiziert; digitale Rektaluntersuchungen gab es schon im Mittelalter, wie Bilder aus dem 14. Jahrhundert in der Bibliothek von Leyden zeigen. Das erste Rektoskop, ein Universalendoskop mit Kerzenbeleuchtung, wurde 1810 von *Bozzini* in Wien angewendet [117]. Ein weiteres Rektoskop wurde 1853 vom Pariser Chirurgen *Désormeaux* entwickelt; es war ein dünnes, mit einer Spirituslampe versehenes Metallrohr [9]. Um die Jahrhundertwende entstanden größer kalibrierte Instrumente. Das starre Rohr hat sich bis heute bewährt. Als Lichtquelle dienen Kaltlichtfontänen mit Lichtübertragung über Glasfaserkabel. Die voll beweglichen Glasfaserinstrumente ergänzen das starre Rektoskop für die hohe Sigmoido- und Koloskopie [116, 124, 156, 280].

Indikation

Die Indikation zur proktologischen Untersuchung ist gegeben
bei Auftreten von Schmerzen im Anorektalbereich
bei Abgang von Blut oder Schleim aus dem Anus
bei Störungen der Stuhlgewohnheiten.
Die Rektoskopie gehört außerdem zu jeder röntgenologischen Untersuchung des Dickdarms, da sich feinste Veränderungen im Rektum, z.B. stecknadelkopfgroße Polypen, beginnende infiltrative Prozesse oder eine Proktitis, nur endoskopisch feststellen lassen.
Zudem soll die proktologische Untersuchung mit Inspektion der Analregion, Digitaluntersuchung und Proktoskopie jeder endoskopischen Abklärung höher gelegener Abschnitte wie Fibersigmoido- und/oder Koloskopie vorausgehen, da sonst Erkrankungen im anorektalen Abschnitt übersehen werden können.

Die Untersuchung gliedert sich in
Inspektion der Analregion
Digitaluntersuchung
Endoskopie

Inspektion der Analregion

Die Inspektion erfolgt am günstigsten, wenn sich der Patient auf Knie und Ellenbogen niederläßt und die Nates stark gespreizt werden. Die Untersuchung wird auch in linker Seitenlage durchgeführt, in Rückenlage (Steinschnittlage) besonders von Chirurgen und Gynäkologen. Gute Beleuchtung ist erforderlich. Auf diese Weise lassen sich Analekzeme, Rhagaden, Kondylome, äußere Fistelöffnungen, perianale Thrombosen, Hautwülste (Marisken, Wachtposten), prolabierte Hämorrhoidalknoten und Polypen, Abszesse, Rektumprolapse und Karzinome diagnostizieren. Dann läßt man den Patienten pressen, so daß sich äußere Hämorrhoiden füllen und sichtbar werden oder prolabierende innere Hämorrhoiden vortreten. Oft muß man direkt nach der Defäkation untersuchen, da ein Prolaps in manchen Fällen nur dann austritt und beobachtet werden kann.
Die Untersuchung der Leisten auf vergrößerte und dolente Lymphdrüsen ist für die Diagnose einer sexuell übertragenen Erkrankung unerläßlich.

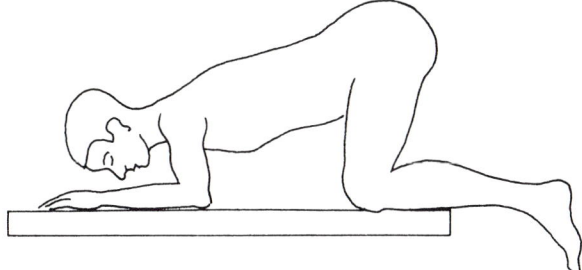 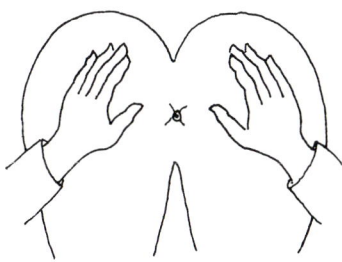

Abbildung 2
In Knie-Ellenbogen- oder Knie-Brust-Lage
wird nach Auseinanderdrücken der Nates der
Anus inspiziert (vgl. Abbildung 5).

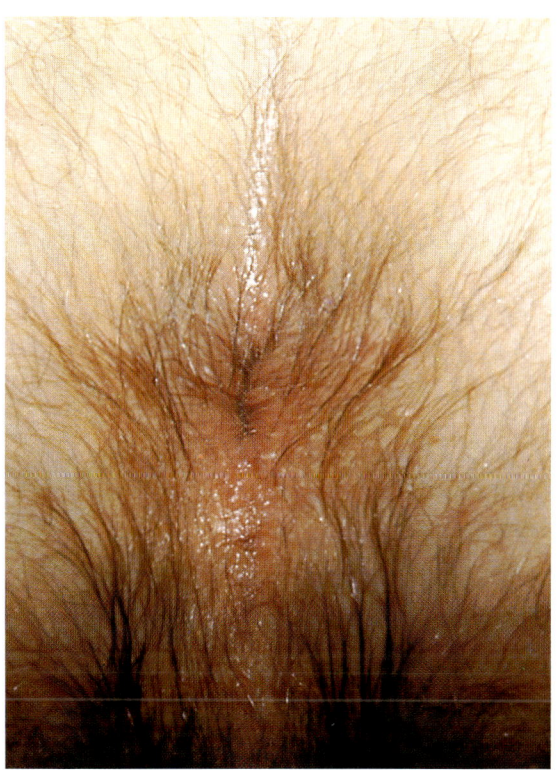

Abbildung 3
Normaler Anus.

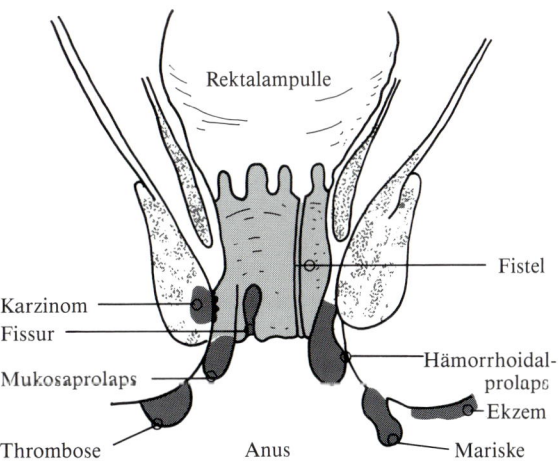

Abbildung 4
Schematische Darstellung der Analerkrankungen.

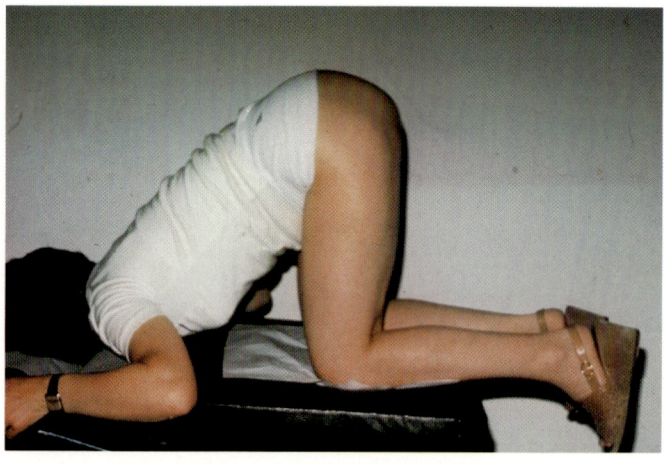

Abbildung 5
Lagerung des Patienten in Knie-
Brustlage auf einer einfachen Liege.

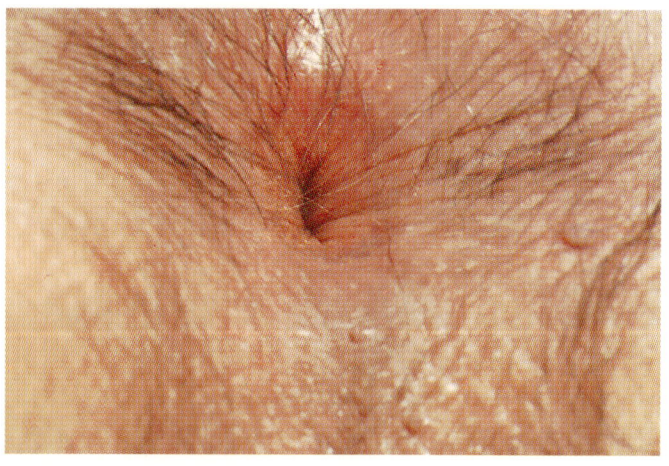

Abbildung 6
Inspektion bei normaler Analhaut.
Durch Auseinanderdrücken der Nates
kann der Anus eingesehen werden.

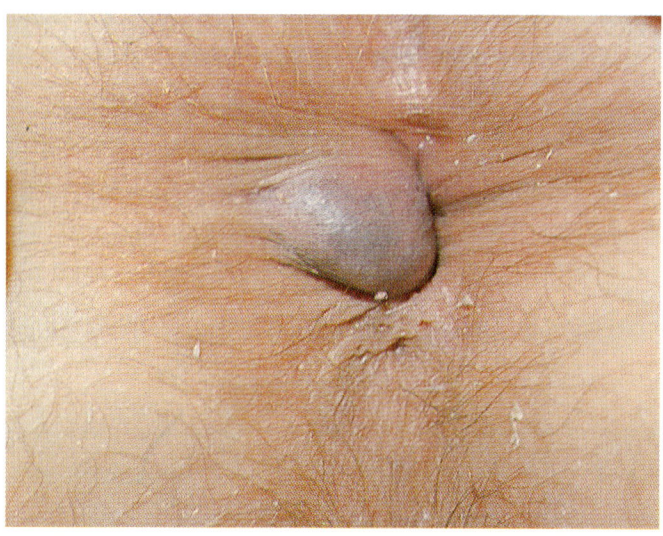

Abbildung 7
Perianales Hämatom
(Hämorrhoidalthrombose).

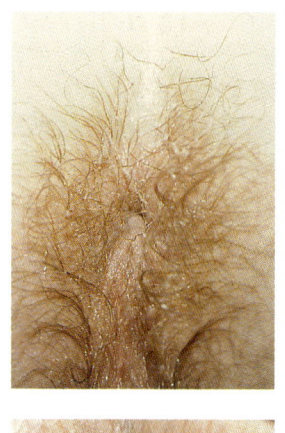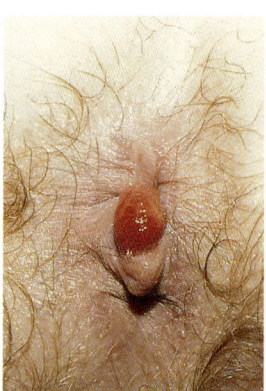

Abbildung 8
Nach Pressen tritt ein
Hämorrhoidal-Knoten vor

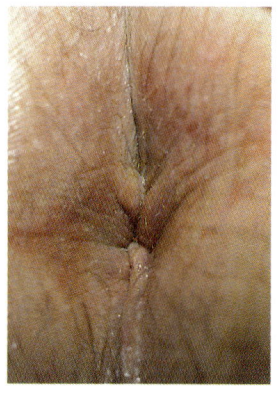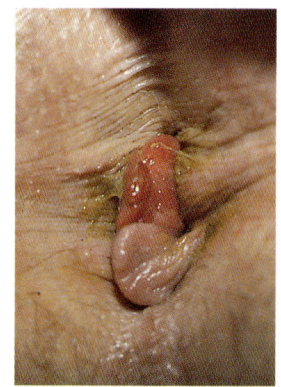

Abbildung 9
Nach Pressen partieller
Mukosaprolaps

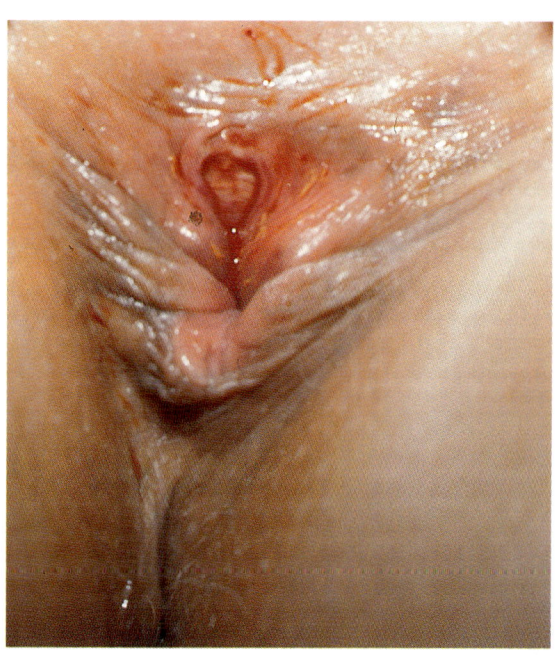

Abbildung 10
Fissur.

18

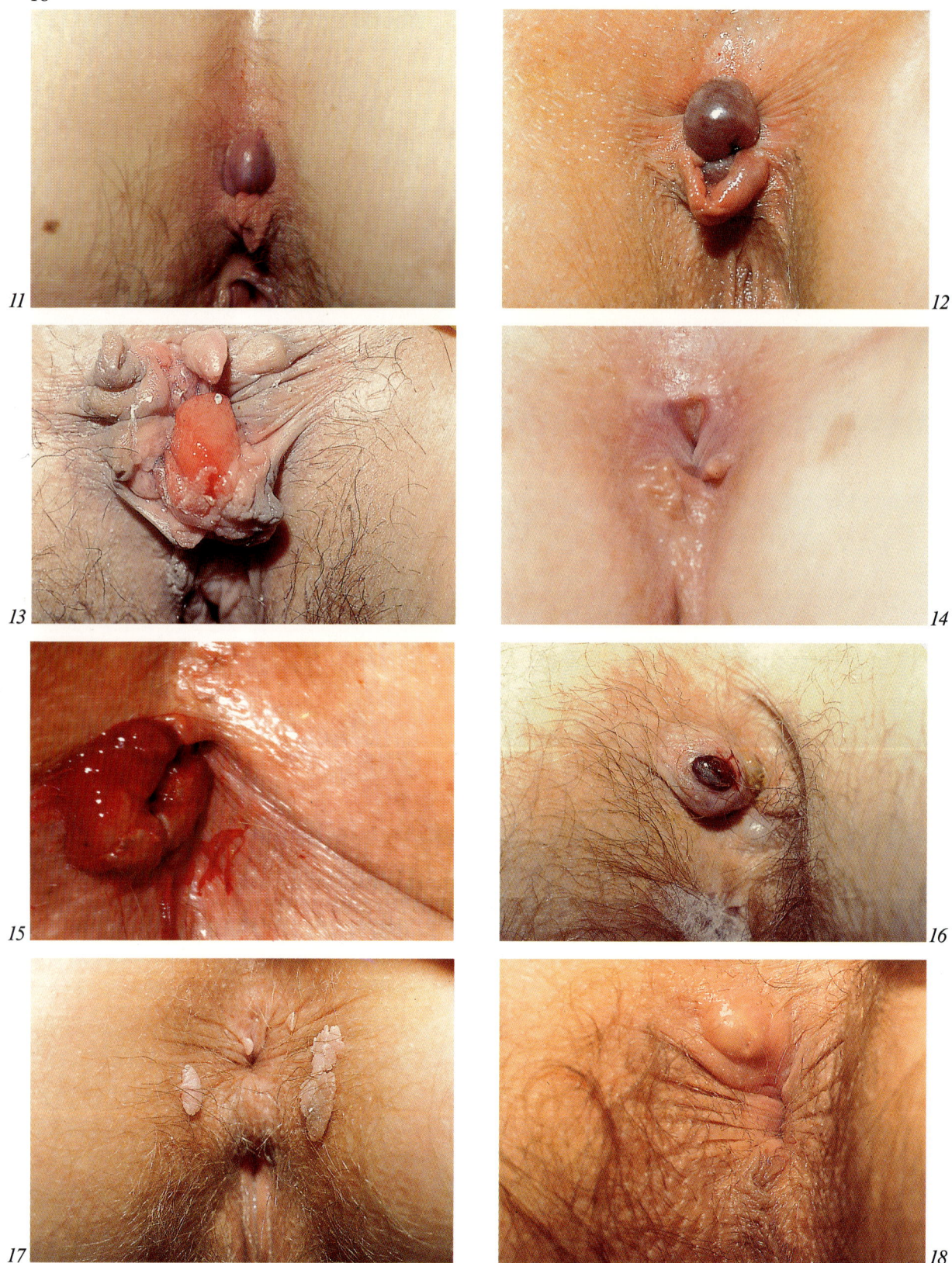

11

12

13

14

15

16

17

18

Abbildung 11–18
Von links nach rechts: Perianales Hämatom, prolabierender Hämorrhoidalknoten, partieller
Mukosaprolaps, Fissur, Analkarzinom, exulzerierte Hämorrhoidalthrombose, spitze Kondylome, Abszeß.

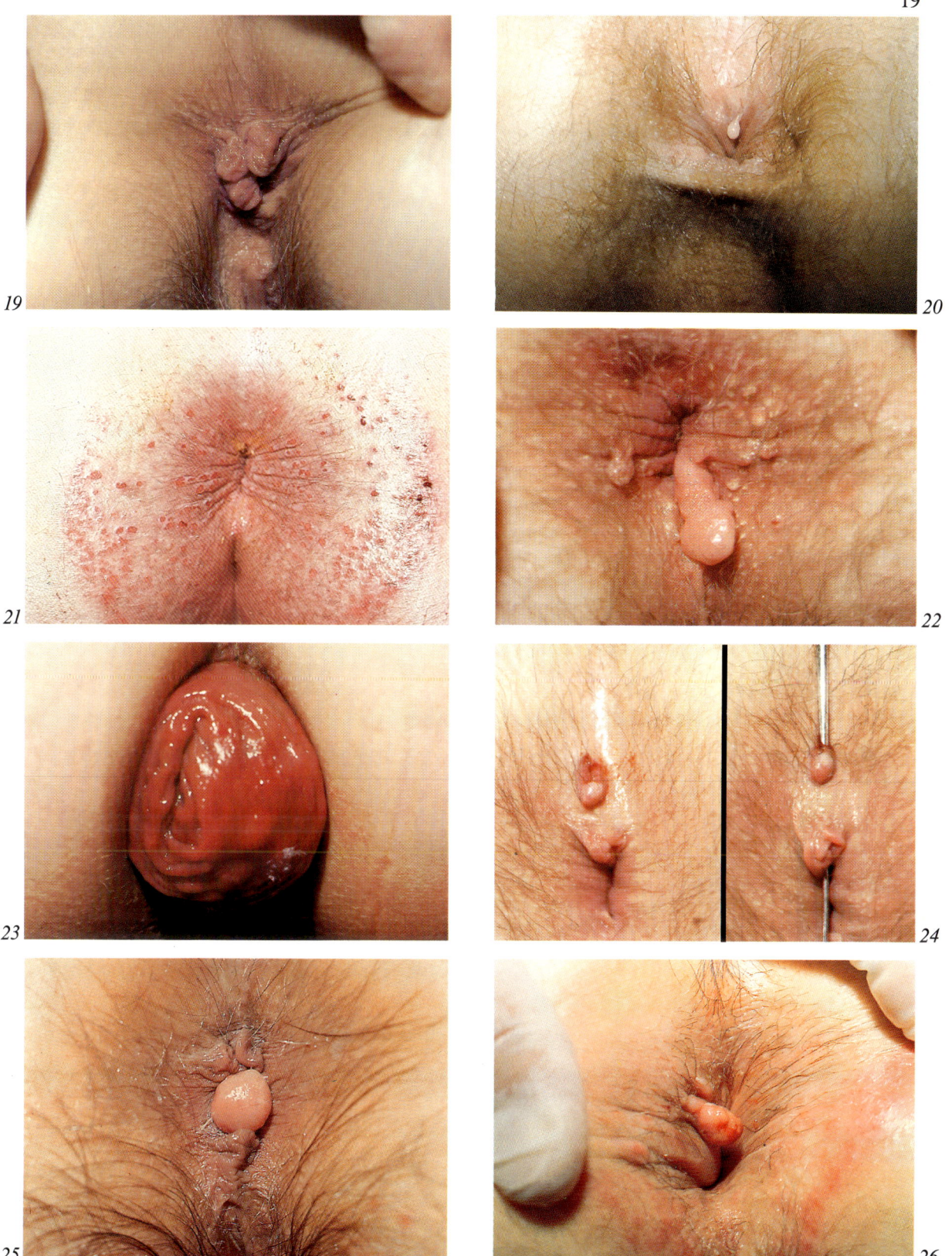

Abbildung 19–26
Von links nach rechts: Marisken, Lipom, akutes Ekzem, Fibrom, totaler Darmvorfall, Fistel: rechts mit eingelegter Metallsonde. Prolabierende Papillenhypertrophie, entzündete Mariske.

Digitale Rektaluntersuchung

Die digitale Rektaluntersuchung erfolgt am
zweckmäßigsten in Knie-Ellenbogen-Lage.
Nach leichtem Spreizen und Palpieren der
Analregion wird der mit einem Gummifingerling geschützte, eingefettete Untersuchungsfinger in den Analkanal eingeführt. Der
Patient soll vorher über den Untersuchungs-
vorgang orientiert werden. Unter Rotation des
Fingers um 360° wird der Analkanal ausgeta-
stet, hierauf in gleicher Weise die Ampulla
recti. Die Untersuchung dient zur Beurteilung
des Sphinktertonus sowie zur Diagnose von
Tumoren im Analkanal und in der Ampulla
recti. Hämorrhoiden sind normalerweise nicht
tastbar, lediglich fibrosierte oder thrombo-
sierte innere Knoten, die durch ihre Konsistenz
oder Schmerzhaftigkeit auffallen. Papillenhypertrophien im Analkanal werden oft fälschli-
cherweise für Hämorrhoiden, eingelegte Pes-
sare oder Ringe und Skybala in der Ampulle
für Tumoren gehalten.

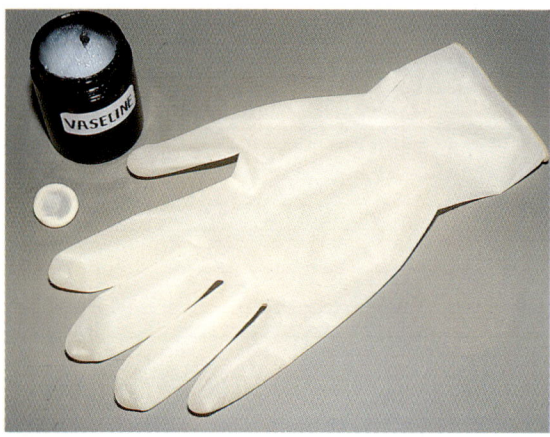

Abbildung 27
Material für die Digitaluntersuchung:
Gummifingerling, -Handschuh,
Vaseline.

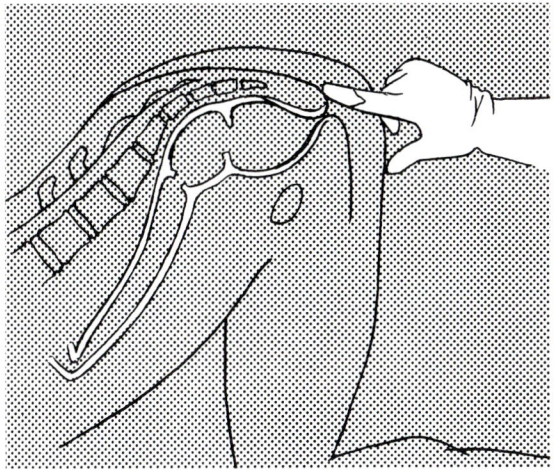

Abbildung 28
Abtasten der Analregion.

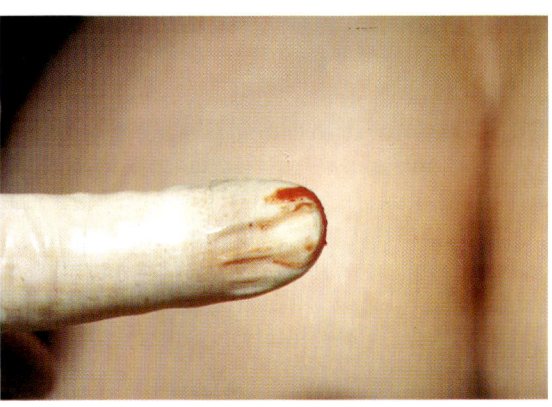

Abbildung 31
Hellrote Blutspuren am Untersuchungsfinger
weisen bei intakter Analregion auf eine Blutungs-
quelle im Enddarm hin.

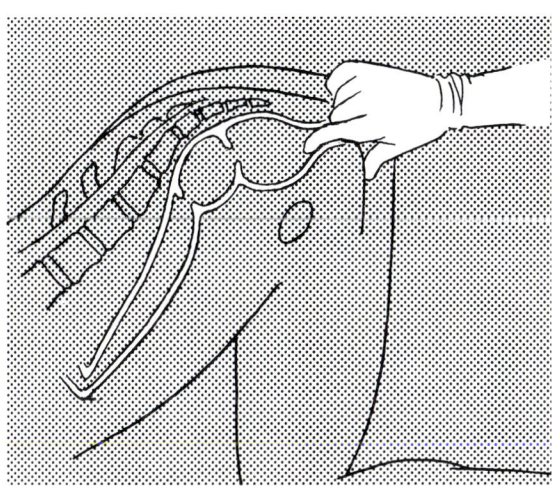

Abbildung 29
Austasten des Analkanals durch Rotation des
Untersuchungsfingers.

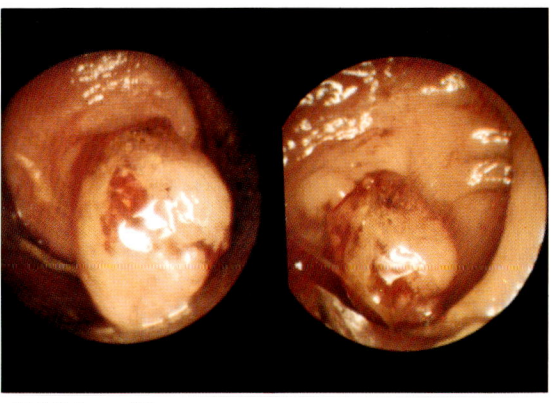

Abbildung 32
Endoskopisch findet sich ein kirschgroßer, leicht
blutender Rektumtumor auf 15 cm Höhe.

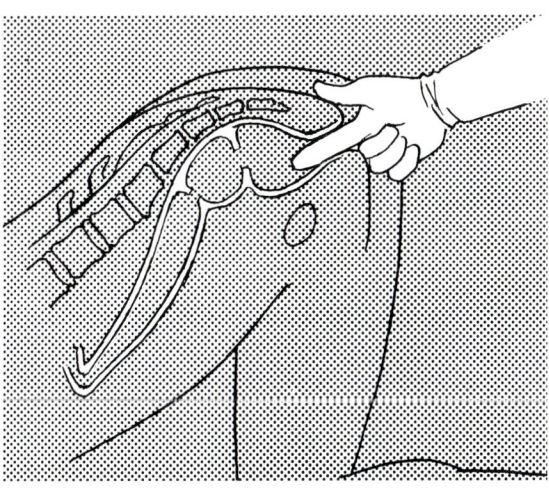

◄ *Abbildung 30*
Austasten der Rektalampulle.

Endoskopie

Die Endoskopie wird am besten in Knie-Brust-Lage vorgenommen. Sie gliedert sich in Proktoskopie und Rekto-Sigmoidoskopie. Nach der Digitaluntersuchung mit Sphinkterdilatation wird das mit einem Gleitmittel bestrichene Proktoskop durch eine kreisförmige Bewegung unter dem Os sacrum durch den Analkanal in die Rektalampulle eingeführt und unter Sicht langsam durch den Analkanal zurückgezogen. Das Rektoskop wird in gleicher Weise blind durch den Analkanal geschoben und nach Entfernung des Obturators unter Kontrolle des Auges den Darmwindungen entlang nach oben geführt. Oft erleichtert schwaches Einblasen von Luft das Vorschieben des Instrumentes. Zu reichliches Luftinsufflieren

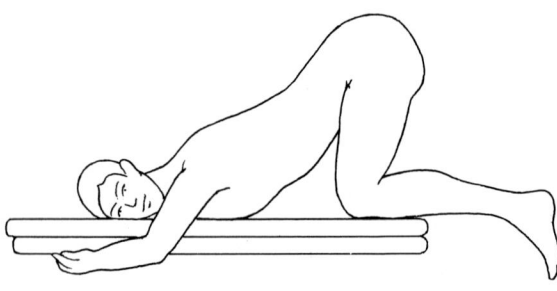

Abbildung 33
Knie-Brust-Lage.

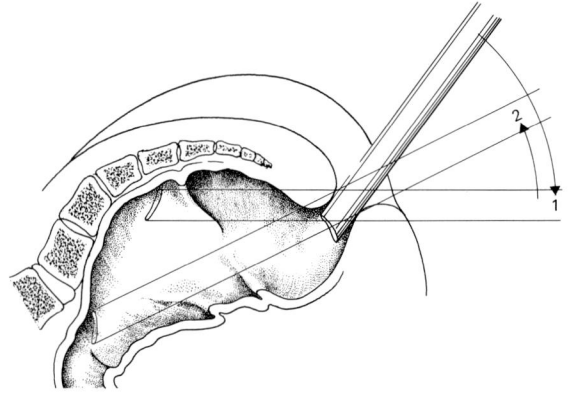

Abbildung 34
Schema der Einführung des Rektoskops:
Blindes Einschieben in den Analkanal mit gleichzeitiger kreisförmiger Bewegung in Position 1 und Vorschieben durch den Analkanal bis in die Rektalampulle unter leichtem Anheben des Instrumentes in Position 2.

führt zu Darmspasmen. Unter hebelnden Bewegungen wird das Endoskop zurückgezogen, wobei jede Darmfalte inspiziert wird.

Sind die geklagten Beschwerden durch die Rektoskopie nicht oder ungenügend geklärt, soll Sigma und Kolon durch eine Fibersigmoido- und/oder Koloskopie oder durch eine Dickdarm-Röntgenuntersuchung (Doppelkontrastmethode) diagnostisch weiter abgeklärt werden [275].

Voraussetzung für die korrekte endoskopische Untersuchung ist ein einwandfrei entleerter Darm. Einzelne Stuhlreste sind mit langen Wattetupfern leicht zu entfernen [9, 13, 25, 41, 63, 89, 92, 93, 100, 112, 171, 249, 291].

Über die Hälfte der Patienten in der ambulanten Praxis lassen sich in der ersten Sprechstunde ohne Vorbereitung korrekt durch die Rektoskopie untersuchen. Abführen kann zu einer zusätzlichen Reizung der Rektalschleimhaut und zu einer falschen Diagnose einer Rektitis führen. Enthalten Rektum und Sigma noch Stuhl, genügen in der Regel ein oder zwei Einläufe mit Microklist®, Practo-Clyss® oder 1×-Klysma-Salinisch® direkt in die Ampulla recti oder durch das bereits eingeführte Rektoskop nach Lufteinblasen als hoher Einlauf [45]. Nur in vereinzelten Fällen ist ein Abführmittel mit einem Laxativ notwendig, z.B. mit Dulcolax® (am Vorabend zwei Dragées und ein Zäpfchen, am Untersuchungstag nochmals ein Zäpfchen). Ist zur proktologischen Untersuchung eine Fibersigmoido-Koloskopie geplant, empfiehlt sich intensives Abführen am Vortag mit Pico-Salax® oder X-Prep® oder trinken von 2–3 Litern Fordtran-Lösung.

Bei der Proktoskopie lassen sich Hämorrhoiden, Anitis, Papillenhypertrophien, Papillitis, Kryptitis, Polypen und Karzinome feststellen, bei der Rektoskopie Melanosis, entzündliche und infiltrative Prozesse. 2/3 der Dickdarmkarzinome liegen im Sichtbereich des 30 cm langen Rektoskops. Eine Rektoskopie ist auch für den wenig Geübten durchführbar. Dagegen benötigt die Sigmoidoskopie Erfahrung. Sie läßt sich etwa in drei Viertel der Fälle ohne Schwierigkeiten mit dem starren Rektoskop durchführen. Andernfalls wird sie mit einem beweglichen 60–70 cm langen Fiberskop vorgenommen.

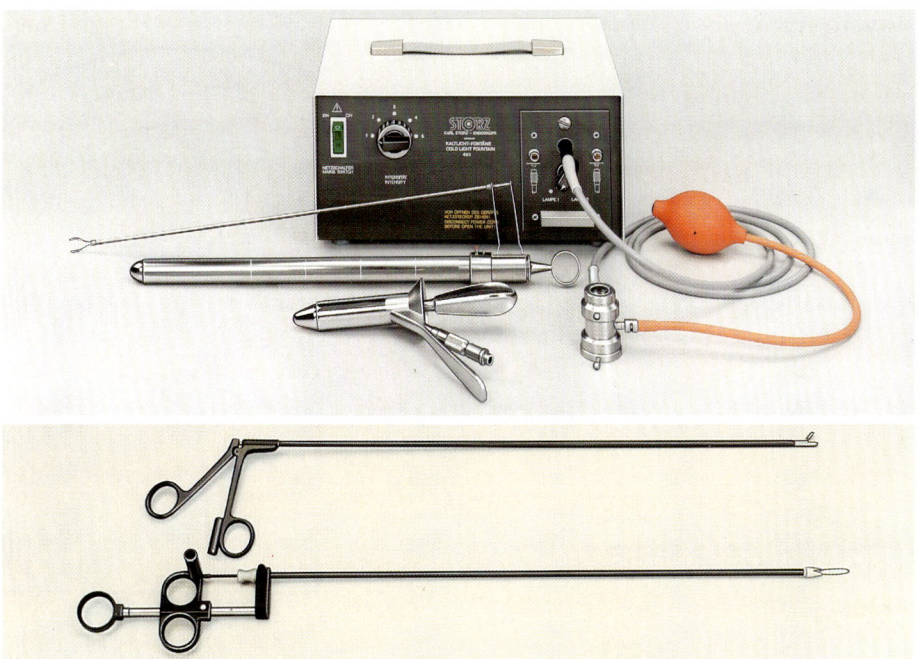

Abbildung 35
Instrumentarium zur Endoskopie: Kaltlichtfontäne mit Glasfaserkabel zur Lichtübertragung zum
Proktoskop (6–10 cm Länge) und Rektoskop (30 cm Länge, beide 20 mm ⌀) mit Gummihandgebläse und
Verschlußkappe mit Glasfenster und Wattetupferhalter.
Unteres Bild: Biopsiezange und Elektroresektionsschlinge.

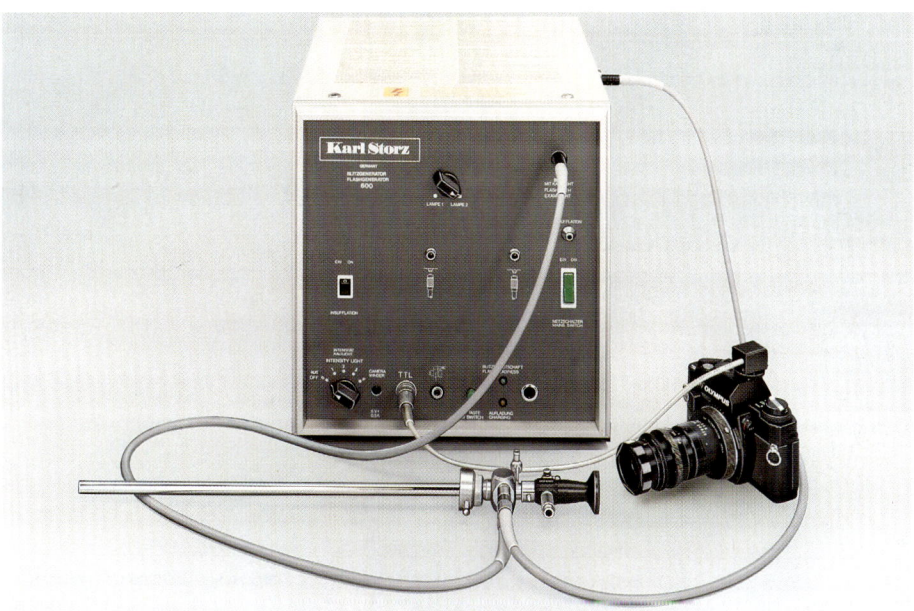

Abbildung 36
Photoinstrumentarium zum Storz-Rektoskop für die endoskopische Bilddokumentation:
Elektronenblitzgerät mit Stufenschaltung, Elektronenblitz und Optikstab (Hersteller: Firma Karl Storz,
D-7200 Tuttlingen).

Proktoskopie

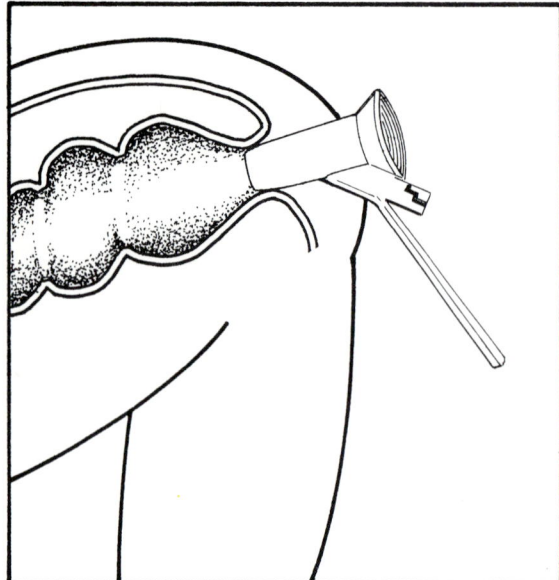

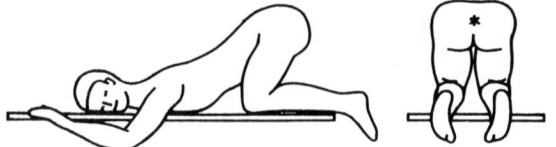

Abbildung 37
Endoskopische Untersuchung: links = Knie-Brust-Lage, rechts = in den Analkanal eingeführtes Proktoskop.

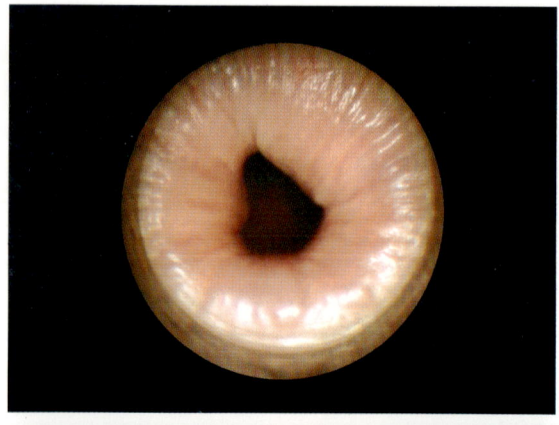

Abbildung 38
Normale Analschleimhaut von blaß rosaroter
Farbe und radiärer Faltenbildung.

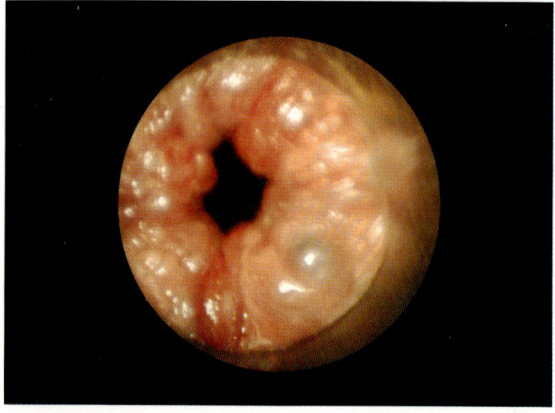

Abbildung 39
Endoskopiebefund: Bläulich durchschimmernde
innere Hämorrhoidalthrombose bei leicht
hervortretenden – radiär verlaufenden – rötlichen
inneren Hämorrhoiden.

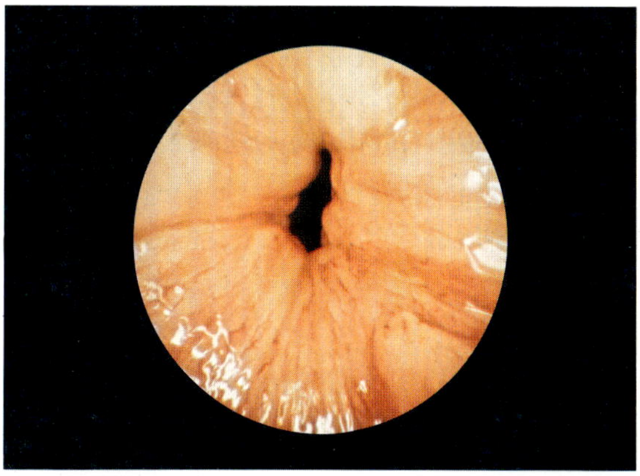

Abbildung 40
Blaß rosarote Schleimhaut mit feiner Gefäß-
zeichnung.

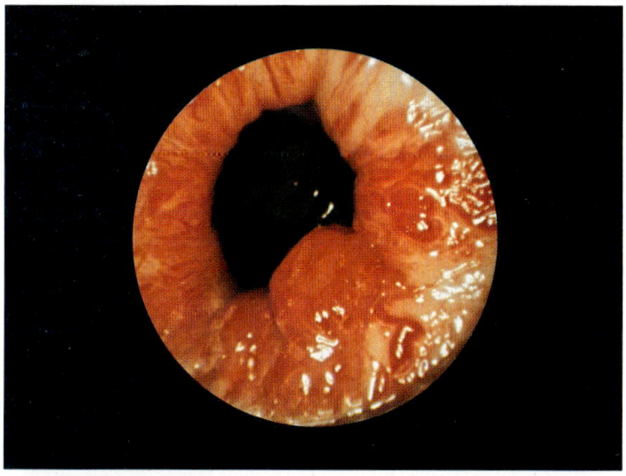

Abbildung 41
Innere Hämorrhoiden: Geschlängelte Gefäß-
zeichnung und knotenförmige vorgewölbte
Hämorrhoidalgefäße.

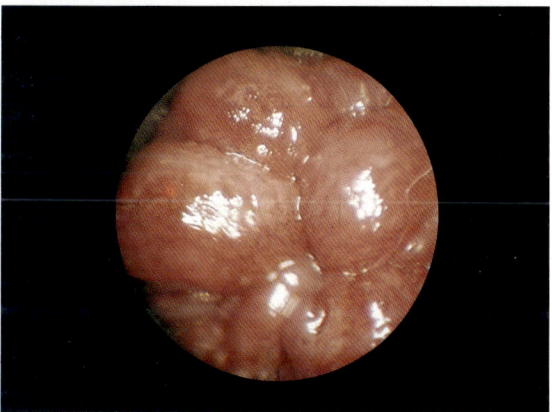

Abbildung 42
Ins Endoskop prolabierende Hämorrhoidal-
knoten.

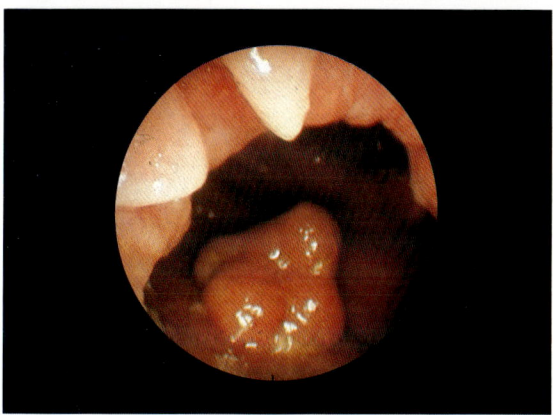

Abbildung 43
Dorsal zwei weißliche, spitz auslaufende Papillen-
hypertrophien. Ventral im Rektum ein bei der
Rektaluntersuchung palpables Adenom.

Rektoskopie

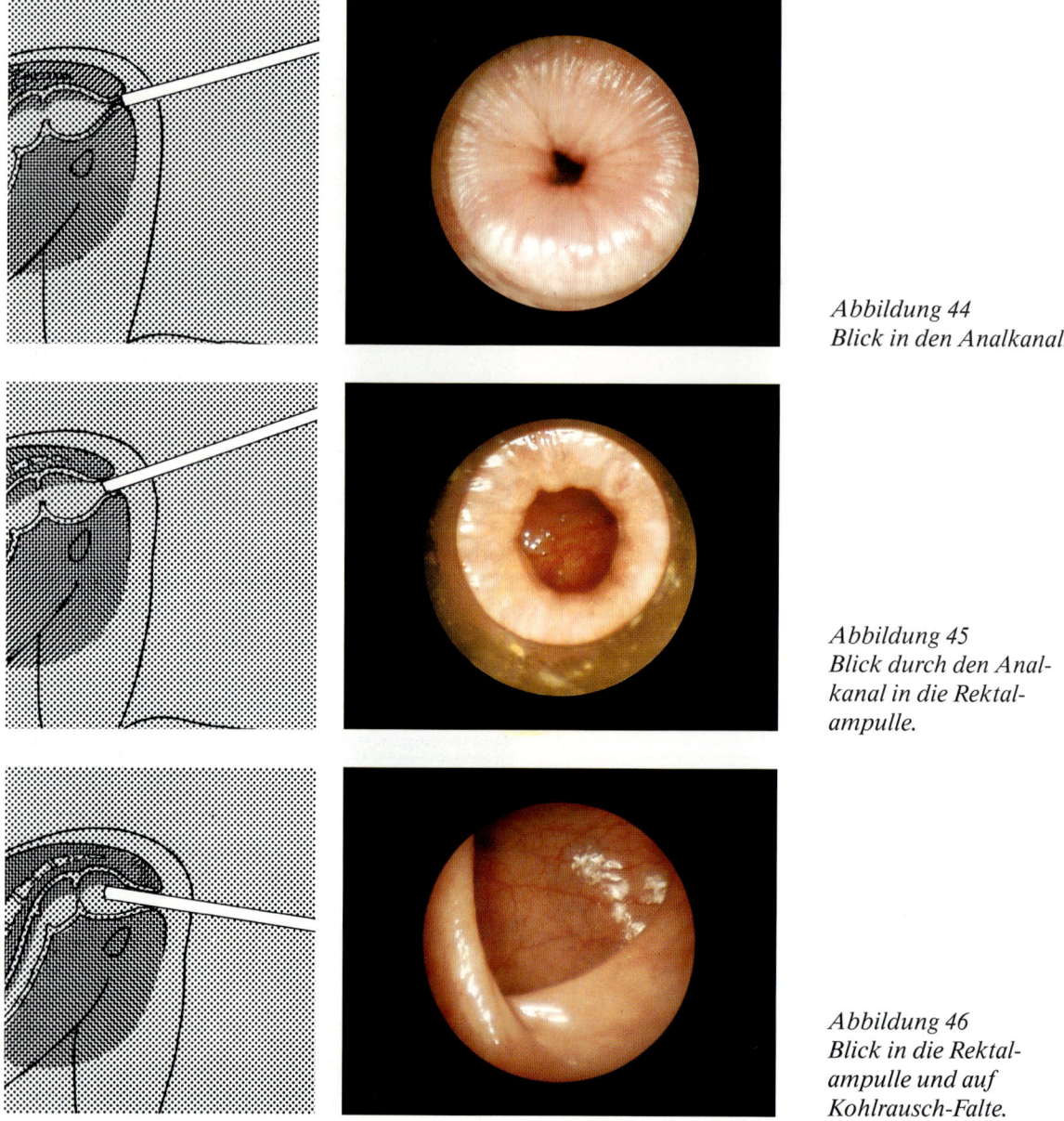

Abbildung 44
Blick in den Analkanal.

Abbildung 45
Blick durch den Anal-
kanal in die Rektal-
ampulle.

Abbildung 46
Blick in die Rektal-
ampulle und auf
Kohlrausch-Falte.

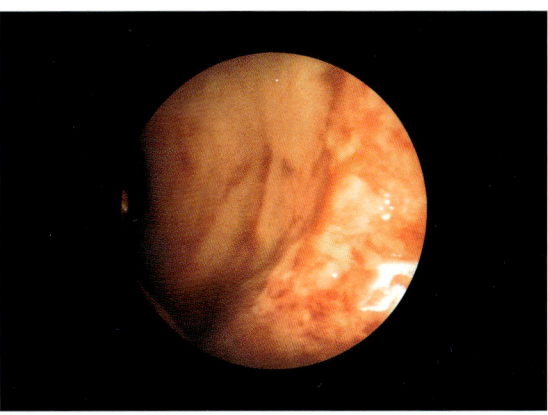

Abbildung 47
Übergang von ödematös verdickter, vermehrt geröteter Schleimhaut bei Proctitis terminalis zu normaler Schleimhaut mit deutlich sichtbarer Gefäßzeichnung.

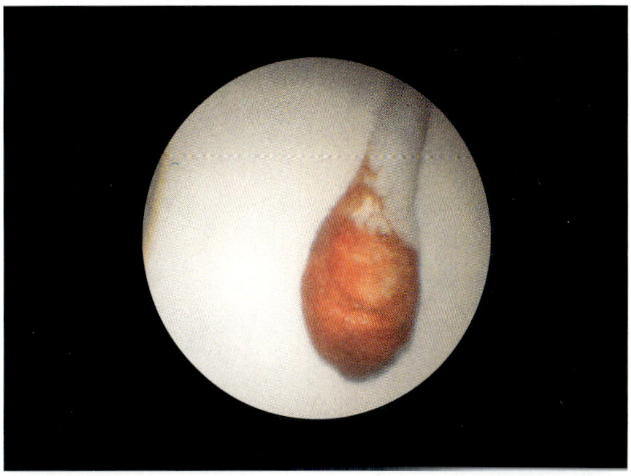

Abbildung 48
Blutig imbibierter Wattetupfer nach Betupfen der Schleimhaut bei Colitis ulcerosa.

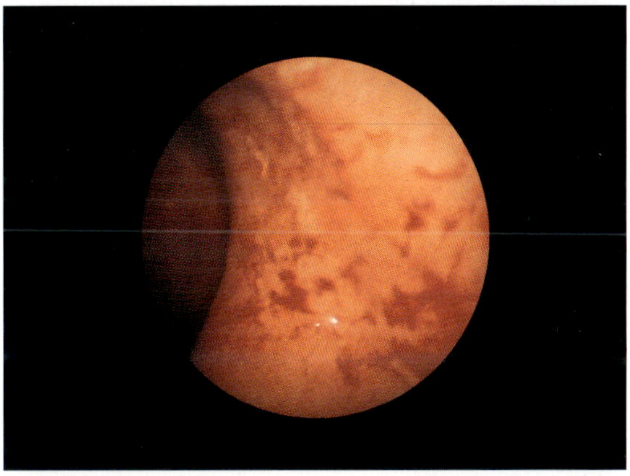

Abbildung 49
Blutiges Tränen bei Colitis ulcerosa.

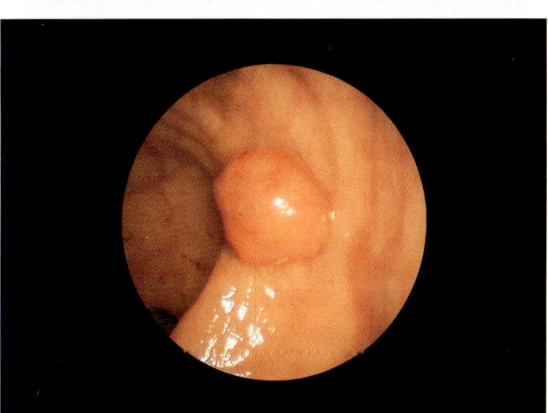

Abbildung 50
Lobulierter sessiler Polyp (histologisch: Tubuläres Adenom).

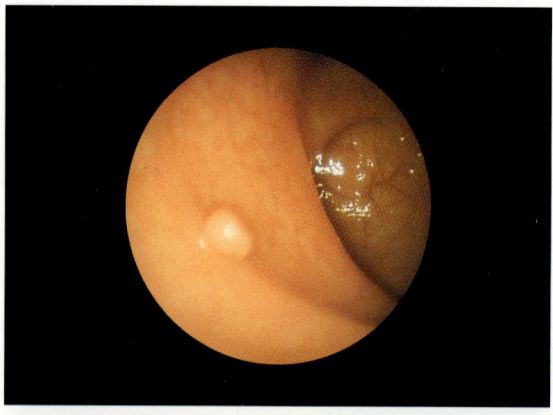

Abbildung 51
Erbsgroßer Polyp.

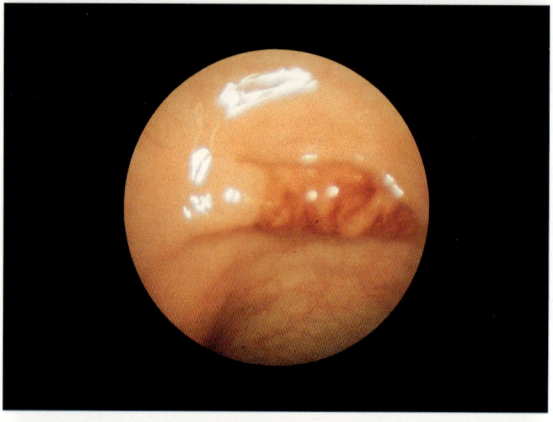

Abbildung 52
Villöses Adenom.

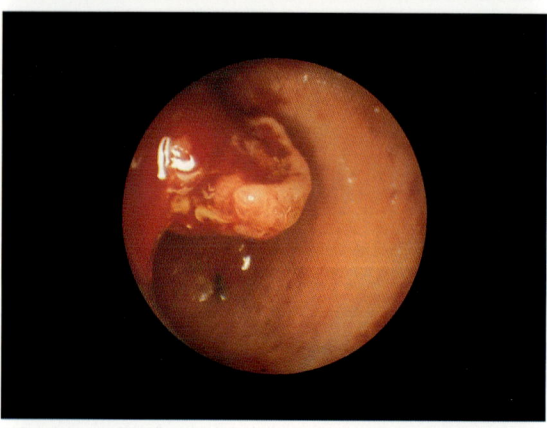

Abbildung 53
Exophytisch gewachsenes, pflaumengroßes
Rektumkarzinom.

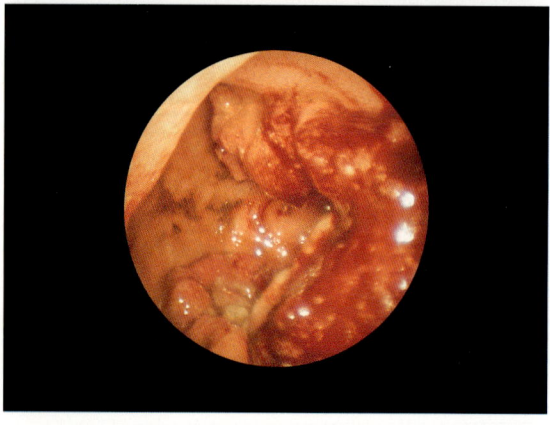

Abbildung 54
Ausgedehntes exulzeriertes Rektumkarzinom.

Hämorrhoiden

Von außen sichtbar liegt unter dem Anoderm der Plexus venosus inferior. Er kann durch die Bauchpresse gestaut und voluminös als bläulicher knotiger Kranz vortreten. Die Knoten sind weich anzufühlen und ausdrückbar. Sie werden häufig als *äußere Hämorrhoiden* bezeichnet. Thrombotische Prozesse in ihrem Bereich führen zu schmerzhaften Knoten.

Als *innere Hämorrhoiden* oder auch als Corpus cavernosum recti wird der Plexus haemorrhoidalis internus bezeichnet. Er liegt proximal der Linea dentata anorectalis und stellt ein weitlumiges, dünnwandiges, arteriovenöses Gefäßkonvolut dar, das durch feingewebige Septen zu größeren Knoten zusammengefaßt und von Schleimhaut bedeckt ist. Der Plexus wird aus drei Ästen der A. rectalis superior gespeist, an deren Eintrittsstellen bei 2, 5 und 9 Uhr in Knie-Ellenbogenlage, sich die Hämorrhoidalknoten entwickeln. Der venöse Abfluß erfolgt durch den Sphincter internus in die Venae rectales inferiores. Abflußbehinderung im venösen Schenkel und vermehrte arterielle Zufuhr durch Hyperämie führen zur Hyperplasie des Corpus cavernosum recti. Behinderung des venösen Abflusses kann durch Steigerung des intraluminalen Druckes beim Pressen, besonders bei chronischer Verstopfung, durch Spasmen des Sphinkterapparates sowie durch Tumoren im kleinen Becken bedingt sein. Vermehrte arterielle Zufuhr tritt bei gesteigerter Durchblutung des Splanchnikusgebietes nach sehr voluminösen Mahlzeiten, bei Alkoholexzessen, bei Rektumtumoren und hormonell bedingt in der Schwangerschaft und Menstruation auf [94, 132, 133, 180, 227, 228, 249].

Symptome sind vor allem die hellrote Blutung, ferner Afterbrennen und Schmerz, stechend und drückend, Juckreiz und bei starker Vergrößerung der Hämorrhoidalknoten Fremdkörpergefühl, falscher Stuhldrang, Gefühl der unvollständigen Darmentleerung und Inkontinenz. Die Blutung kann während oder nach der Defäkation auftreten, sie kann gering sein und lediglich Blutspuren am Reinigungspapier hinterlassen oder massiv erfolgen und die Toilettenschüssel bespritzen. Entstandene Gefäßeinrisse verkleben in der Regel sofort nach der Defäkation, so daß die Blutungsquelle bei der anschließenden Proktoskopie selten sichtbar ist.

Bei der *digitalen Austastung* werden die inneren Hämorrhoiden bei starker Vergrößerung als weiche Polster gespürt, etwas konsistenter, wenn sie thrombosiert oder fibrosiert sind.

Die *Diagnose* der inneren Hämorrhoiden erfolgt durch das Proktoskop. Es sind rötliche geschlängelte zarte Gefäße sichtbar, die beim Kippen des Proktoskoprandes gestaut werden und dann stärker vortreten. Bei Hyperplasie des Corpus cavernosum recti treten sie knotenartig ins Endoskop vor. Bei der Bauchpresse können sie ins Proktoskop prolabieren, besonders deutlich an den drei Eintrittsstellen der Äste der A. rectalis superior, also bei 2, 5 und 9 Uhr in Knie-Ellenbogenlage.

Die Hämorrhoiden werden je nach ihrem Zustand in vier *Grade* eingeteilt: Hämorrhoiden I. Grades sind endoskopisch als rötliche Knötchen sichtbar und treten bei der Bauchpresse deutlich ins Endoskoplumen vor. Bei den Hämorrhoiden II. Grades treten die Knoten beim Pressen nach außen und retrahieren sich spontan. Bei denjenigen III. Grades sind sie nach außen prolabiert und müssen digital reponiert werden. Wenn sie nicht mehr reponierbar sind, werden sie als Hämorrhoiden IV. Grades bezeichnet [11, 25, 34, 77, 182, 194, 195, 221, 222, 249, 262, 263, 264] (Abb. 100).

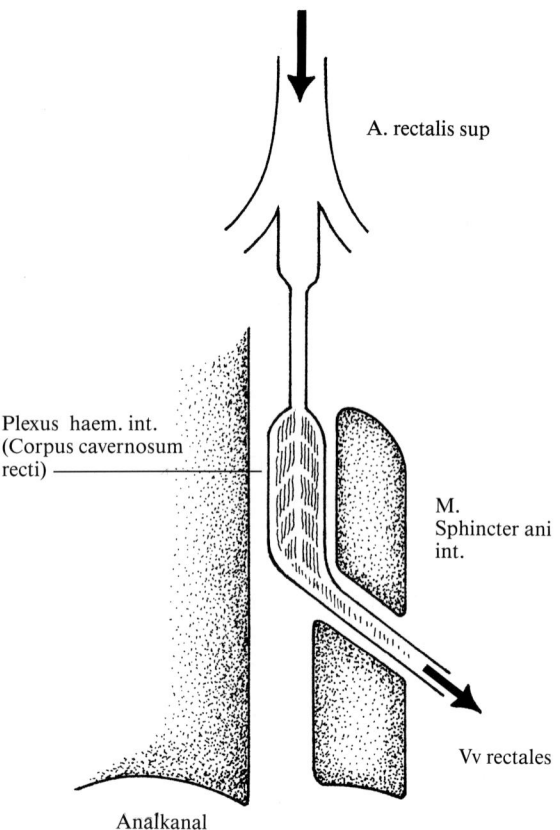

A. rectalis sup

Plexus haem. int.
(Corpus cavernosum
recti)

M.
Sphincter ani
int.

Vv rectales

Analkanal

Abbildung 55
Schematische Darstellung des Plexus haemor-
rhoidalis internus (Corpus cavernosum recti).

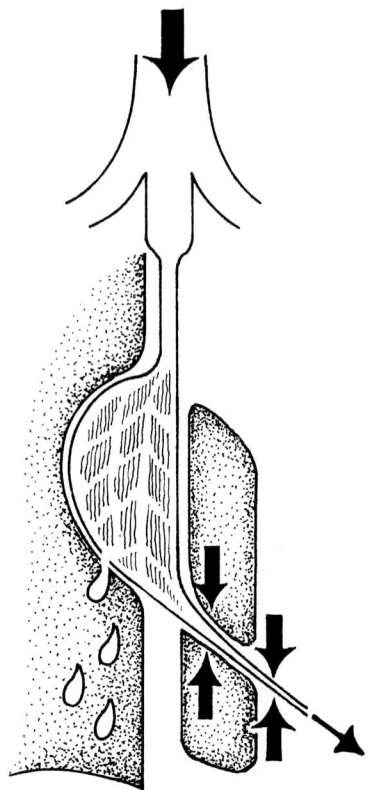

Vermehrte Blutzufuhr und / oder Abflußbehinde-
rung im venösen Schenkel (Sphinkterspasmus,
Drucksteigerung im Abdomen) führen zu Hyper-
plasie des Corpus cavernosum. Einrisse bei der
Stuhlpassage haben hellrote Blutung zur Folge.

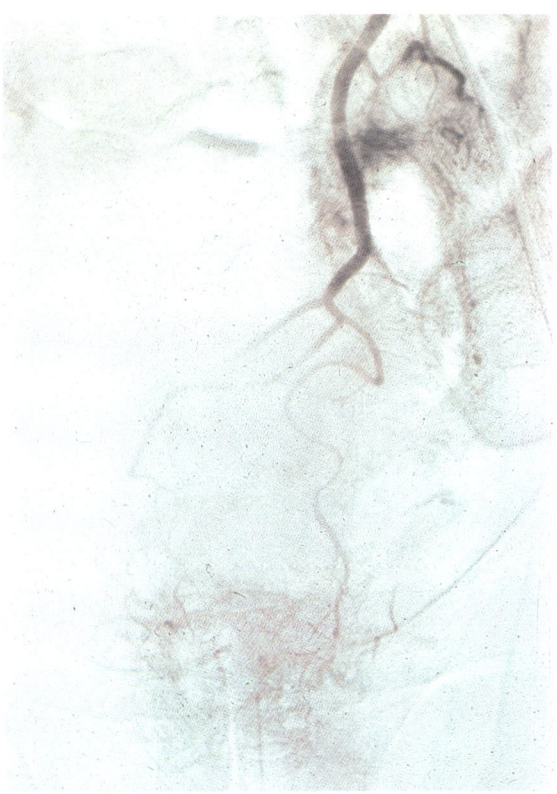

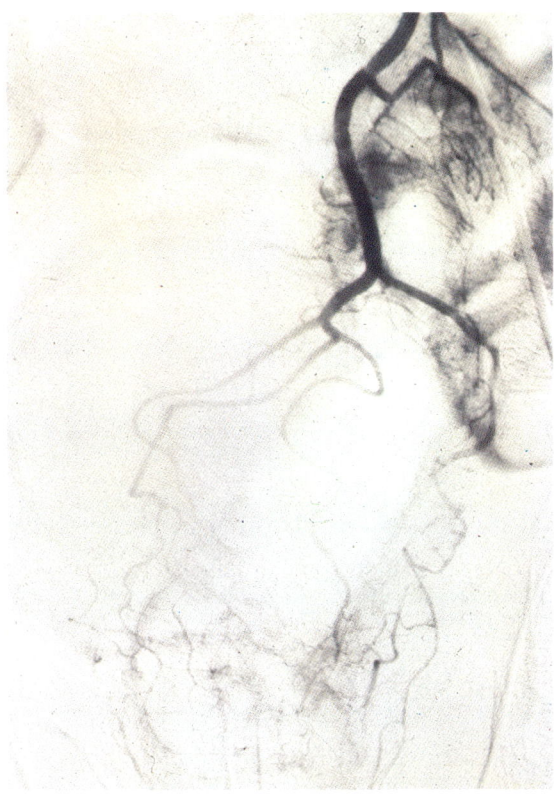

Abbildung 56 links
Selektive Arteriographie der A. rectalis sup.

Abbildung 56 rechts
Anfärbung von kontrastmitteldichten Pfützen des
Plexus haemorrhoidalis int. (Corpus cavernosum
recti).

Abbildung 57
Injektions-Korrosionspräparat: Intra-arterielle
und intravenöse Injektion von Altufix nach
Präparation mit Chromsäure. Die feinen Endäste
der roten A. rectalis sup. gehen in die dilatierten
blauen Gefäße des Plexus haemorrhoidalis int.
(Corpus cavernosum recti) über.

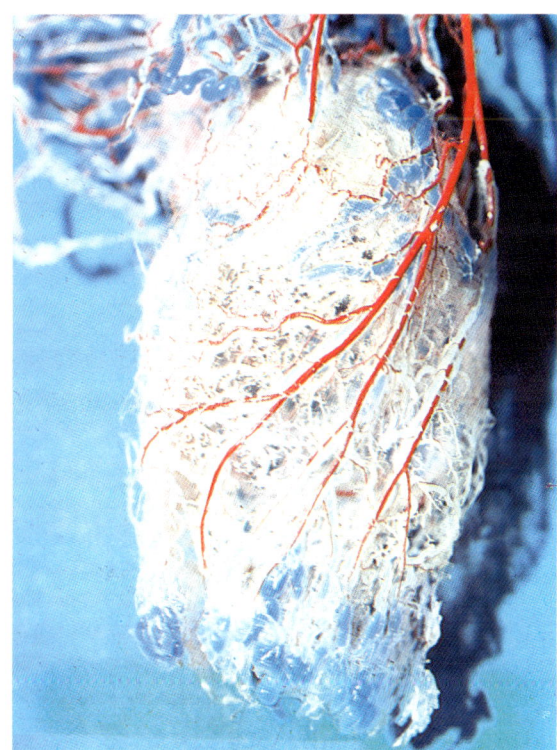

Abbildungen 56 + 57 wurden freundlicherweise von
Dr. med. E. Parnaud, Dép. de Proctologie, Hôp. des Diaconesses
in Paris, zur Verfügung gestellt.

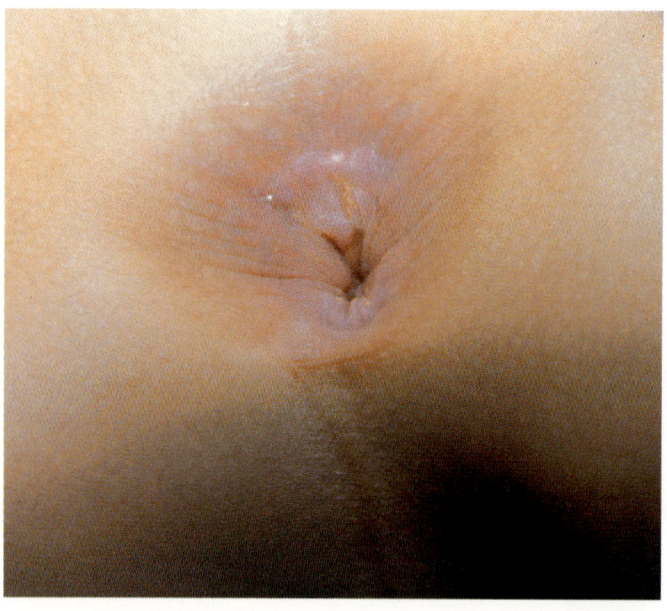

Abbildung 58
Bläulicher Kranz des Plexus venosus
inferior (äußerer Hämorrhoidalplexus).

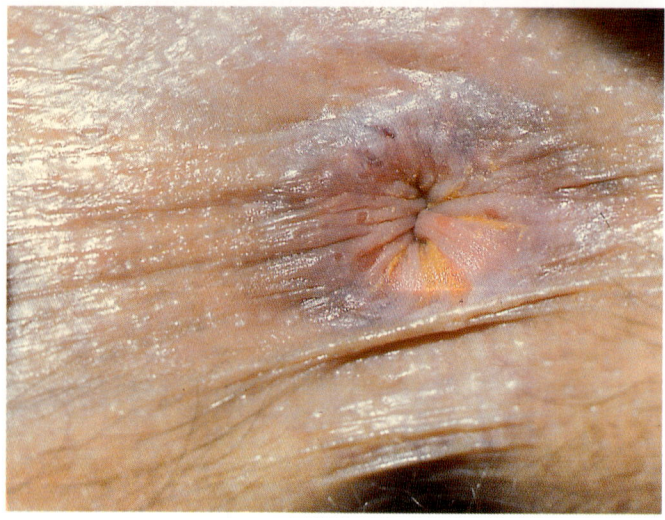

Abbildung 59
Der Plexus venosus inferior ist bei
leichtem Spreizen der Perianalhaut als
bläulicher Kranz sichtbar.

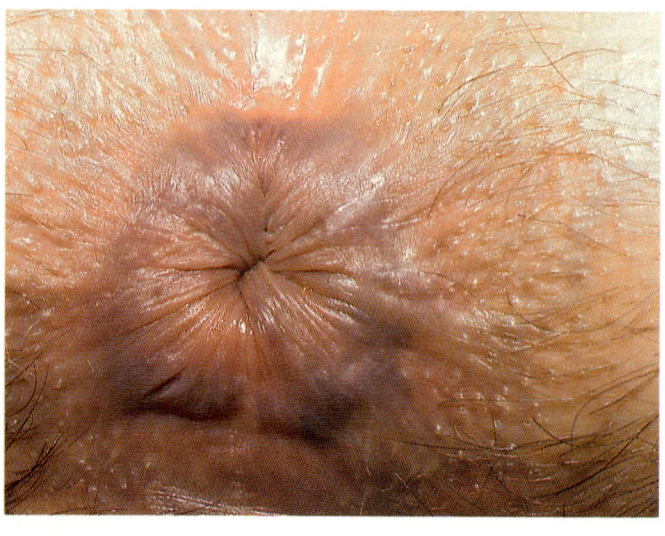

Abbildung 60
Er tritt bei der Bauchpresse wulstförmig
vor.

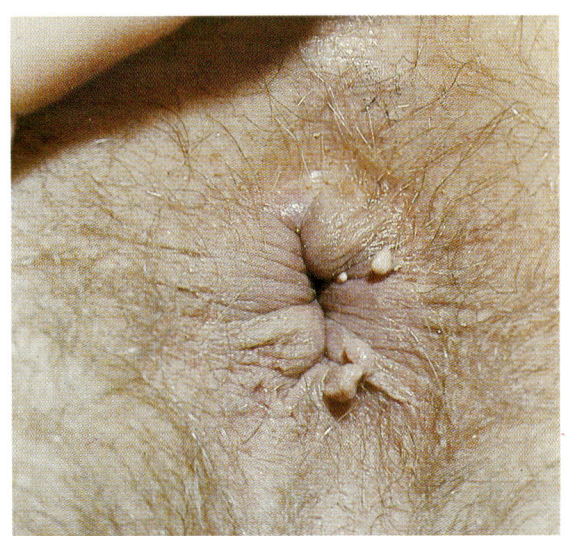

Abbildung 61
Beim Spreizen sind drei fibröse Polypen sichtbar.

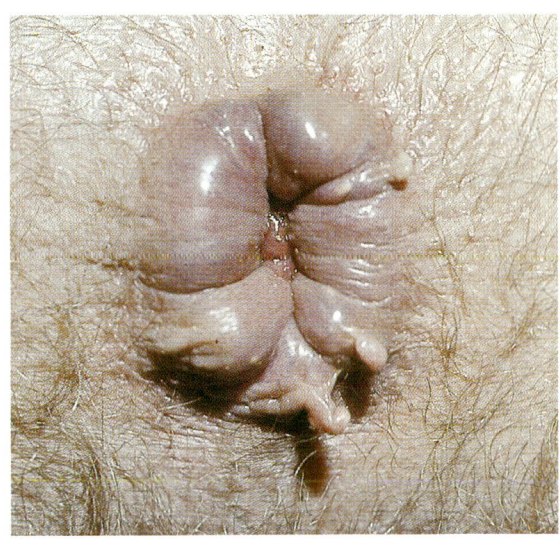

Abbildung 62
Bei der Bauchpresse tritt der Plexus venosus
inferior als bläulicher, zirkulärer Wulst vor.
Die Grenze zwischen Perianalhaut und Anoderm
ist auf der Höhe der drei fibrösen Polypen
kranzförmig sichtbar.

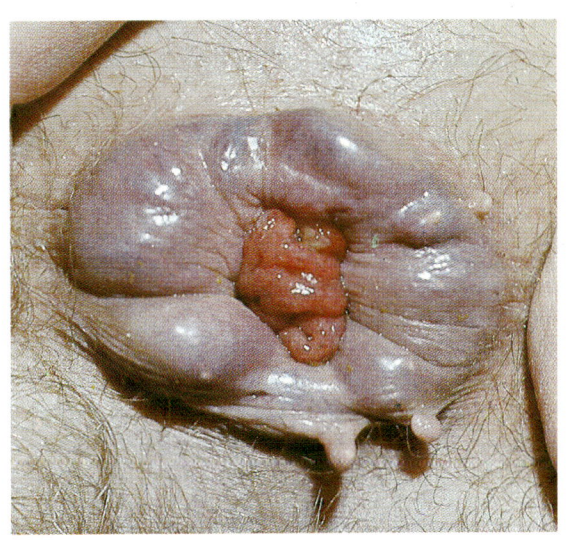

Abbildung 63
Nach maximaler Bauchpresse wird ein partieller
Mukosaprolaps sichtbar, erkennbar an der
hellroten Schleimhaut. Der Plexus venosus infe-
rior tritt kranzförmig vor.

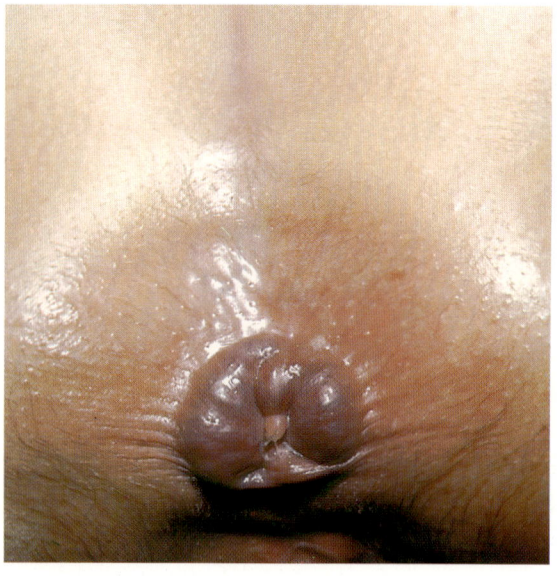

Abbildung 64
Zirkulär, massiv gefüllter Plexus venosus inferior.
Im Zentrum eine gelbliche prolabierende Papillen-
hypertrophie.

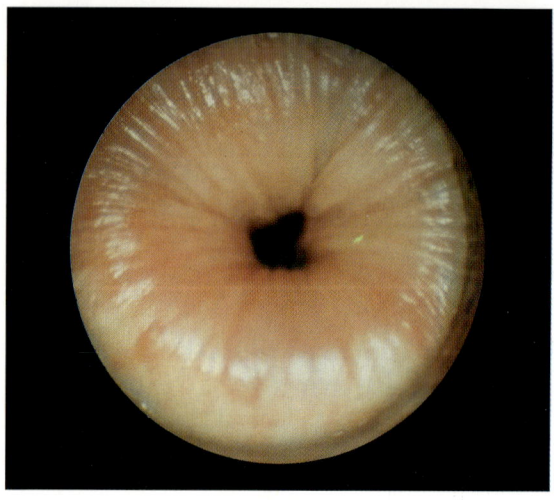

Abbildung 65
Normale Schleimhaut des Analkanals, die blaß
rosa, glatt glänzend und radiär gefältelt ist.

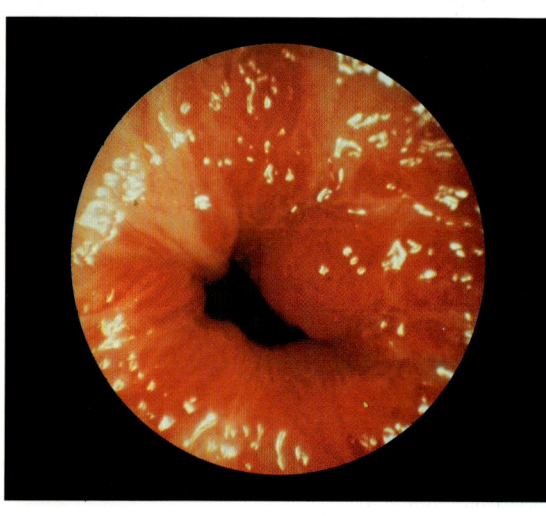

Abbildung 66
Radiär verlaufende, rote, leicht prominente und
geschlängelte innere Hämorrhoiden.

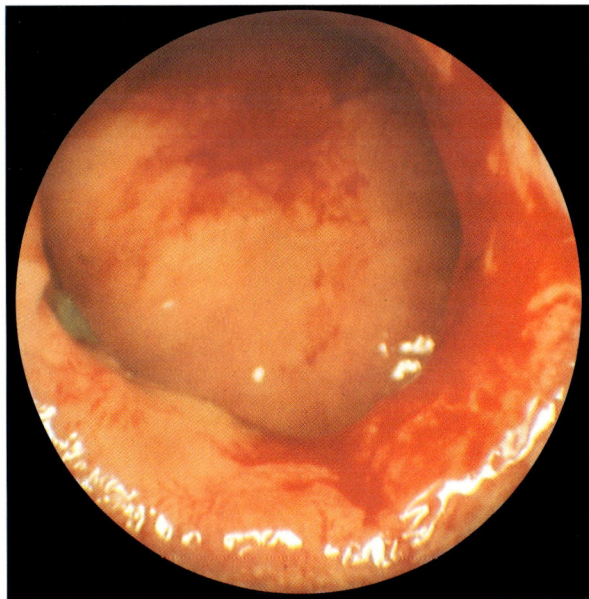

Abbildung 67
Blutende Hämorrhoiden.

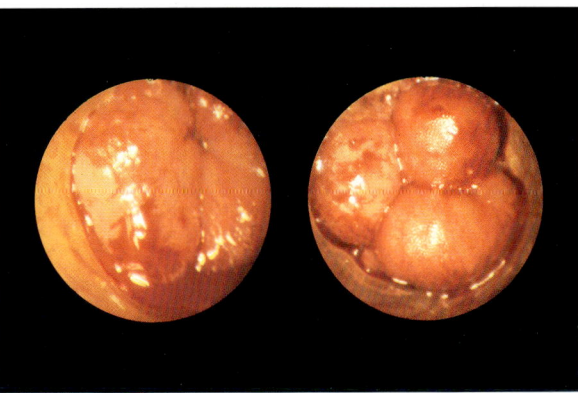

Abbildung 68
Bei der Proktoskopie finden sich blutende innere
Hämorrhoiden, die beim Pressenlassen dorsal
rechts bei 2, ventral bei 5 und links bei 9 Uhr ins
Proktoskop vortreten (Hämorrhoidalstadium I).

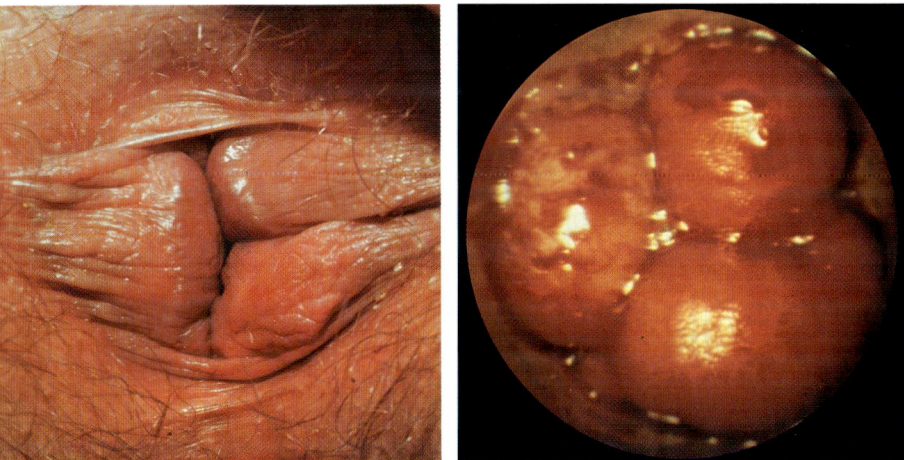

Abbildung 69 + 70
Hämorrhoidalstadium II: Bei der Inspektion der Analregion tritt nach Pressenlassen
das Anoderm bei 2, 5 und 9 Uhr etwas vor. Endoskopisch sind an den entsprechenden
Stellen prolabierende Hämorrhoidalknoten sichtbar.

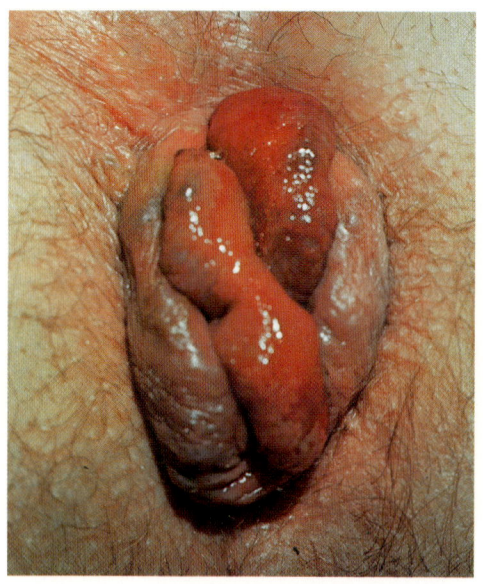

Abbildung 71
Bei 2, 5 und 9 Uhr prolabierte, reponierbare
Hämorrhoidalknoten (Stadium III).

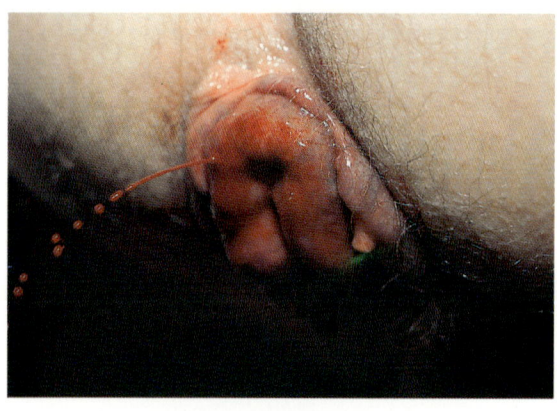

Abbildung 72
Prolabierte, blutende, reponierbare Hämor-
rhoidalknoten (Stadium III).

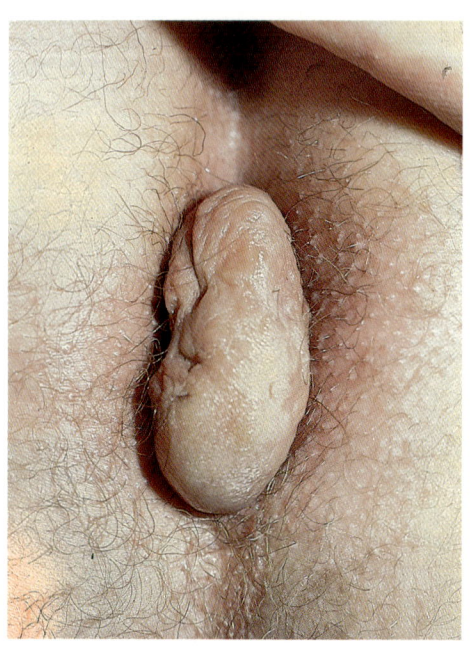

Abbildung 73
Prolabierte, außen fixierte Hämorrhoidalknoten
(Stadium IV).

Behandlung des Hämorrhoidalleidens

Die Behandlung der Hämorrhoidalbeschwerden Jucken, Brennen, Schmerzen, Abgang von Sekret oder Blut beginnt mit der Analhygiene durch Waschen der Analregion mit Wasser, evtl. unter Zusatz von Kamille, jedoch ohne Seife, sowie durch Regelung der Stuhlentleerung. Wichtig ist die Entleerung von weich geformtem Stuhl. Verstopfung wird durch diätetische Maßnahmen wie schlackenreiche Kost und reichlich Flüssigkeitszufuhr [303], evtl. unter Zusatz eines Gleit- und Quellmittels (z.B. Colosan mite® oder Mucofalk®), behandelt. Bei Durchfall meiden laxierender Speisen wie Sauerkraut oder von Getränken wie Apfel- und Orangensaft; allenfalls Verabreichen eines die Darmmotilität hemmenden und antimikrobiellen Medikamentes. Hämorrhoidalsalben und -suppositorien mit entzündungshemmenden und auf die Gefässwand einwirkenden Substanzen [316, 317, 319], können dem Patienten rasch Linderung bringen. Einigen sind Dilatatoren zum Ausweiten des Analkanals beigegeben. Dadurch kann ein Sphinkterspasmus beseitigt und der venöse Abfluss erleichtert werden [320, 321, 331]. Bei entzündeten Hämorrhoiden oder Fissuren ist ihre Anwendung oft zu schmerzhaft. Auftragen der Salbe mit dem Finger wird dann besser vertragen. Bei der Anwendung von Suppositorien ist darauf hinzuweisen, daß die Zäpfchen mindestens 1 bis 2 Minuten im Analkanal verweilen müssen, um eine gute Wirkung auf die Analschleimhaut zu erzielen. Entzündungshemmend wirkt auch lokale Anwendung von Kälte mit dem Zeroid-stift, der Glykollösung enthält und im Kühlschrank auf minus 20 Grad abgekühlt und dann mehrmals täglich während mehreren Minuten in den Analkanal appliziert wird [248]. Die Kälte wird jedoch nicht von allen Patienten gut vertragen. Sie kann zu schmerzhaftem Sphinkterspasmus führen. Angenehmer empfunden wird lokale Wärmeapplikation mit einer heizbaren Sonde (Cura-Therm), die sich in Intervallen von 30 Sekunden auf eine individuell einstellbare Temperatur erwärmt. Sie wird zweimal täglich während 20 Minuten in den Analkanal eingelegt [334, 335]. Durch die Wärme entspannt sich der Sphinkterapparat, wodurch der venöse Abfluss erleichtert wird. Führen diese Maßnahmen nach 2 Wochen nicht zum Erfolg, wird auf eine Verödungsbehandlung übergegangen [5, 10, 11, 19, 23, 25, 28, 47, 50, 94, 113, 133, 134, 139, 150, 153, 158, 161, 165, 166, 247, 249, 257].

Verödungsbehandlung

Injektionstechniken

Ziel der Verödung ist die Blutstillung durch Drosselung der Blutzufuhr zu den Hämorrhoidalgefäßen und deren narbige Fixation.

Zu diesem Zweck wird oberhalb der Hämorrhoidalknoten ein Reiz in die Mukosa gesetzt, der zu lokalisierter Entzündung mit anschließend narbiger Schrumpfung und Drosselung der zuführenden Gefäße führt. Dieser Reiz kann thermisch durch Elektrokoagulation [72], Kryotherapie oder Infrarotkoagulation und chemisch durch Injektion von

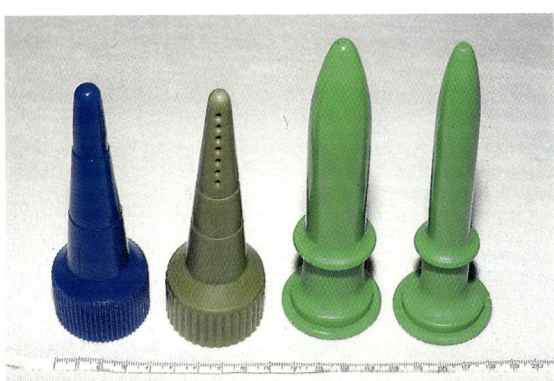

Abbildung 73a
Dilatatoren

gewebsreizenden Medikamenten erfolgen. Die am häufigsten angewendeten Methoden der *chemischen Verödung* sind die von BLOND [18] und BENSAUDE [10]. Bei derjenigen von BLOND wird durch ein seitlich gefenstertes Proktoskop mit einer leicht abgewinkelten Nadel tropfenweise ein Verödungsmittel rings um die ganze Zirkumferenz unter die Hämorrhoidalknoten injiziert (Abb. 80–82). In der Regel braucht es sechs bis acht Sitzungen, um eine Hämorrhoidalblutung zum Verschwinden zu bringen. Bei der Technik nach BENSAUDE wird das Verödungsmittel oberhalb der Hämorrhoidalkonvolute durch spitzwinkligen Einstich in die Submukosa injiziert. Das gesetzte Depot hinterläßt eine leichte Vorwölbung der Schleimhaut, die eine etwas hellere Tönung als die Umgebung annimmt. Zu oberflächliche Injektionen führen häufig zu blutenden Nekrosen, zu tiefe in die Muscularis gesetzte, zu starken Schmerzen. Die Injektionen erfolgen in wöchentlichen Abständen in der Reihenfolge des abgebildeten Schemas (zwei Injektionen pro Sitzung), jeweils einander gegenüber liegend. Die Behandlung umfaßt drei bis vier Doppelinjektionen. Sie kann evtl. nach vier bis sechs Wochen wiederholt werden (Abb. 83–86).

Als Verödungsmaterial werden unter anderem Anusklerol®, das jodhaltige Variglobin®, Chinin-Uretan in 5%iger Form, Phenolmandelöl und Sotravarix®, eine 1%ige Lösung von Hydroxipoliäthoxydodecan verwendet.

Kontraindikation für die Verödungsbehandlung sind akut entzündliche oder thrombosierende Prozesse, Schwangerschaft, schwere Hypertonie und hämorrhagische Diathesen.

Die häufigste *Komplikation* ist die Nekrose mit Blutung. Nachblutungen nach Verödungsbehandlung erfordern in jedem Fall eine sorgfältige Endoskopiekontrolle, da sie ein lebensgefährliches Ausmaß erreichen können. Nekrosen sind meist eng lokalisiert (Abbildungen 87 und 88). In seltenen Fällen können sie jedoch mit ausgedehnter Gewebszerstörung einhergehen, wohl bedingt durch eine allergische Reaktion auf das injizierte Medikament. Bei Anwendung von Verödungsmethoden ohne Fremdsubstanz, wie Elektrokoagulation, Kryotherapie oder Infrarotkoagulation können solche Komplikationen vermieden werden [33, 86, 93, 170, 239, 249, 255].

Infrarotkoagulation

Der Infrarotstrahl erzeugt in der Mukosa eine entzündliche Reaktion mit narbiger Schrumpfung, die zur Drosselung der Gefäße führt.

Technik: Die Hämorrhoiden werden mit dem Proktoskop eingestellt und der Reiz direkt oberhalb der sichtbaren Hämorrhoidalknoten in die Mukosa gesetzt (Abbildung 93). Die Spitze des Lichtleiters wird auf die Schleimhaut aufgelegt. Die Strahleneinwirkung wird über einen im Netzgerät eingebauten Zeitschalter auf eine Sekunde limitiert. Über einen Schalter am Handgriff wird der Stromkreis geschlossen. Die Sondenspitze ist mit einem Saphir überzogen, durch welchen die Strahlen ungeschmälert auf die Schleimhaut einwirken. Wegen ihrer hydrophoben Eigenschaft klebt die Sondenspitze auch nach der Strahlenapplikation nicht auf der Schleimhaut. Daher wird diese, im Gegensatz zu den Elektrokoagulationssonden, beim Anheben nicht eingerissen. Die Stelle der Strahleneinwirkung erkennt man an einer zirkumskripten gräulichen Schleimhautveränderung. Nach einer Woche ist noch eine leichte Einziehung sichtbar, die durch die Kapillarisation rötlich erscheint. Zwei Wochen später kann nur noch eine diskrete narbige Einziehung gefunden werden, welche nach weiteren ein bis zwei Wochen verschwindet, da normale Mukosa über den Defekt wächst. Hämorrhoidalblutungen lassen sich in der Regel nach zwei Sitzungen mit je vier Koagulationsstellen stillen. In einer Sitzung wird bei 3, 6, 9 und 12 Uhr koaguliert, nach einer Woche bei 2, 4, 8 und 10 Uhr. Bei vorfallenden Hämorrhoiden sind sechs bis acht Sitzungen notwendig, um die Knoten zum Verschwinden zu bringen. Die Wärmeapplikation kann u. U. von den Patienten als unangenehm empfunden werden. Aus den Rändern der durch die Wärmeapplikation entstandenen lokalisierten Ulzera kann es zu leichten Nachblutungen kommen. Größere Blutungen treten nur auf, wenn anstatt oberhalb der Hämorrhoidalknoten, diese direkt koaguliert werden [4, 33, 101, 103, 110, 111, 126, 147, 157, 164, 170, 181, 213, 241, 260, 294, 318].

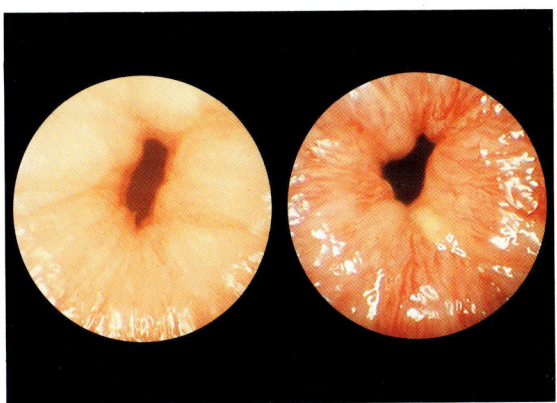
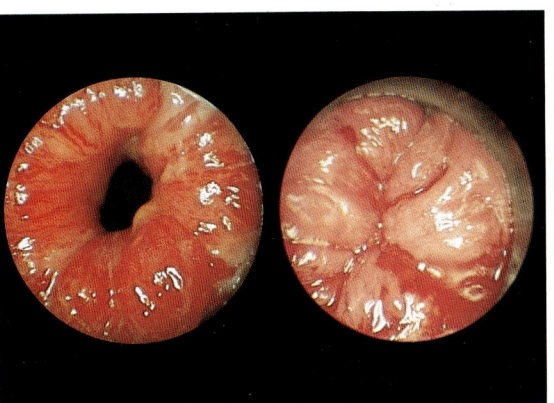

Abbildung 74
Linkes Bild: Normale Schleimhaut von blaß rosa-
roter Farbe mit radiärer Faltung.
Rechtes Bild: Geschlängelte rote Hämorrhoidal-
gefäße.

Abbildung 75
Endoskopisches Bild der blutenden inneren
Hämorrhoiden.

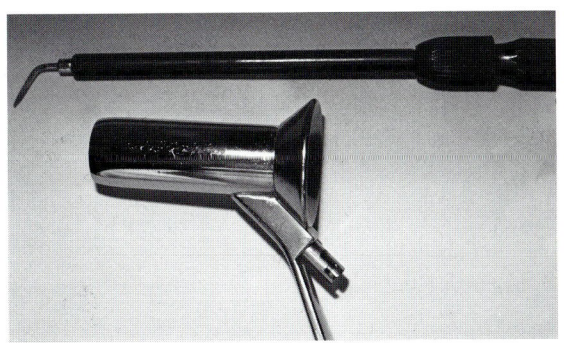
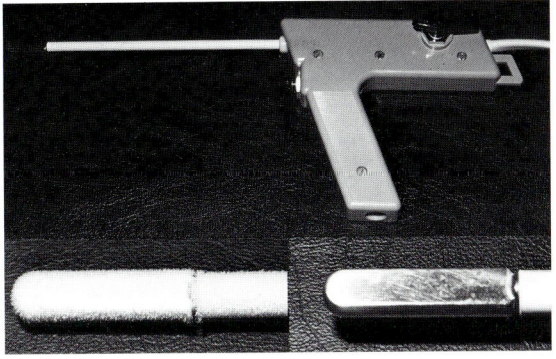

Abbildung 76
Instrumentarium zur Elektrokoagulation:
Abgewinkelte Nadel auf Verlängerungsstück mit
Handgriff und Proktoskop.

Abbildung 78
Kryotherapiepistole. Unten rechts Metallspitze,
links vereist nach Abkühlen auf minus neunzig
Grad Celsius.

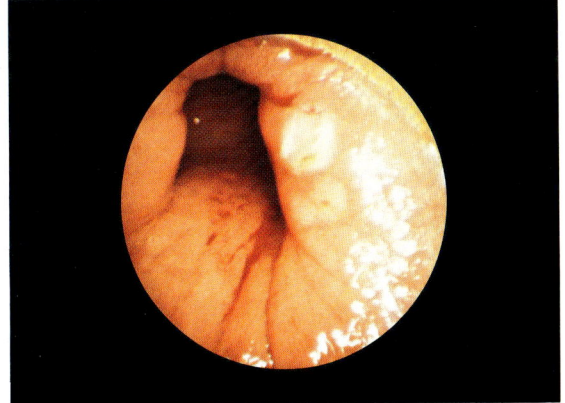
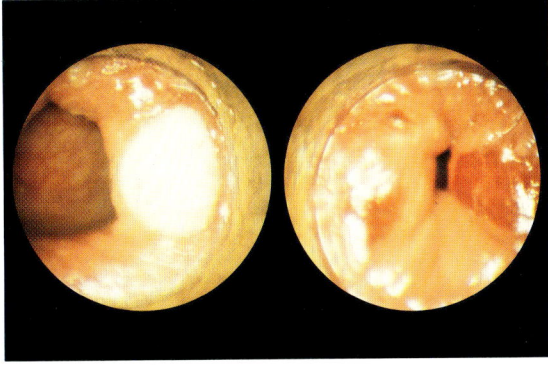

Abbildung 77
Gräuliche Schleimhautpartie nach Elektro-
koagulation.

Abbildung 79
Auf dem linken Bild vereiste Stelle sofort nach
Behandlung und auf dem rechten Bild fünf Minu-
ten später als roter Fleck sichtbar.

*Verödungsinjektion nach B*LOND

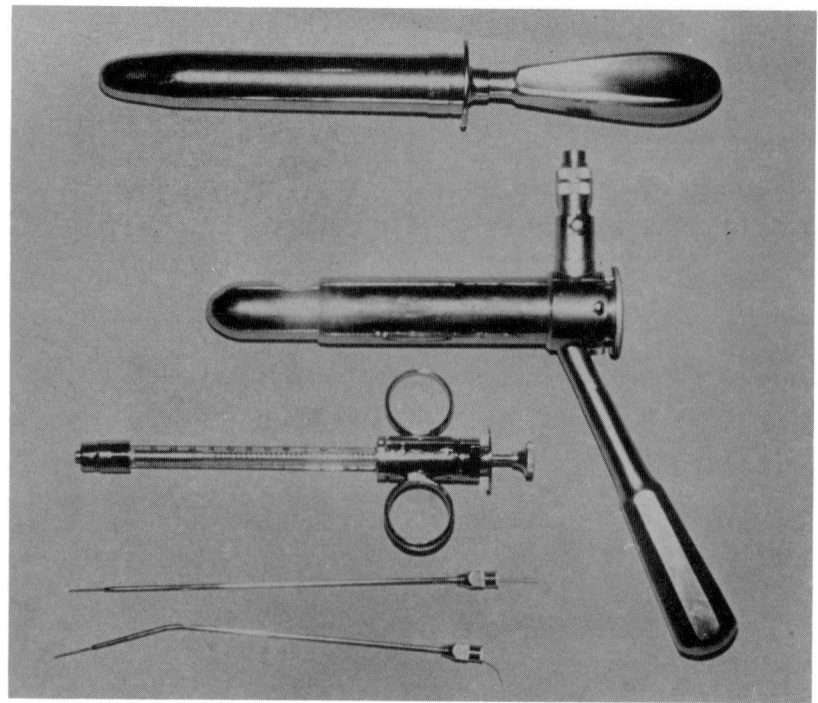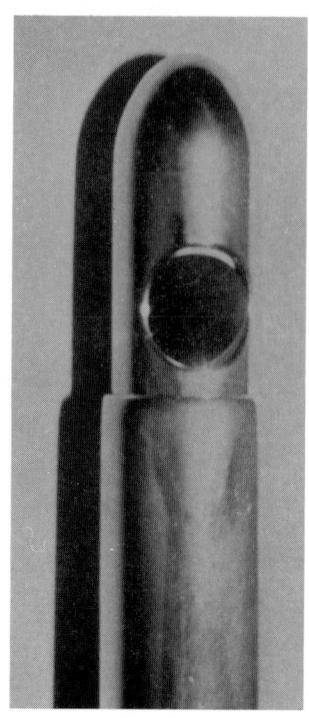

Abbildung 80 + 81
Instrumentarium zum Hämorrhoidenveröden nach Blond: Proktoskoptubus mit seitlichem Fenster,
zerlegt in Mandrain und Tubus, Spritze mit gerader und abgewinkelter Nadel.

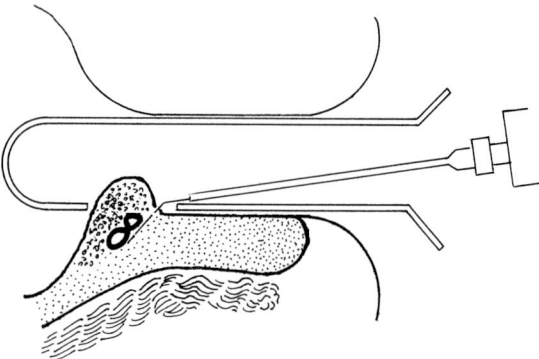

Abbildung 82
Submuköse Injektion der Hämorrhoiden.

Verödungsinjektion nach B*ENSAUDE*

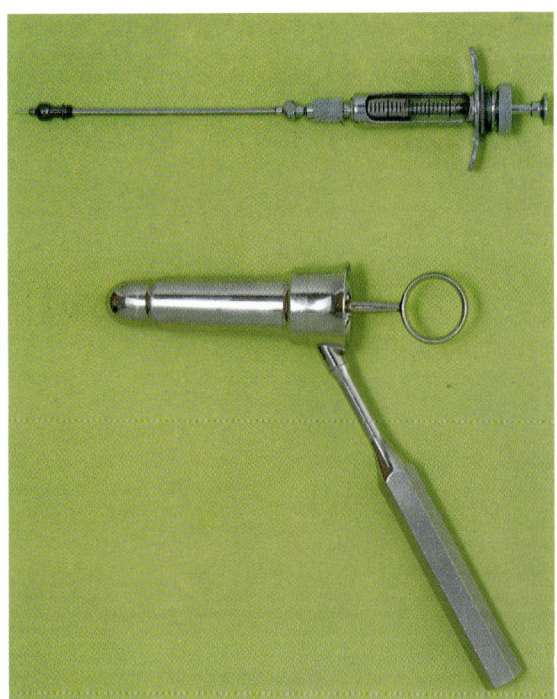

Abbildung 83
Instrumentarium zur Hämorrhoidenverödung
nach Bensaude: Proktoskop mit drehbarem,
schräg endendem Tubus und Spritze mit
Zwischenstuck und 5 bis 6 mm langer Nadel.

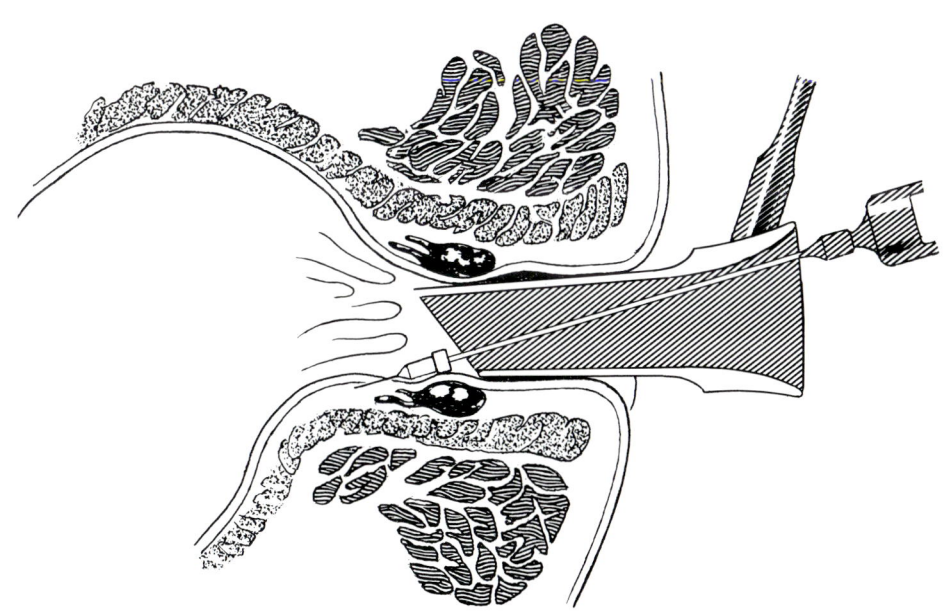

Abbildung 84
Die Nadel wird spitzwinklig oberhalb des Hämorrhoidalknotens in die Submukosa eingestochen und ein
Depot von 0,5 bis 1 ml des Verödungsmittels injiziert.

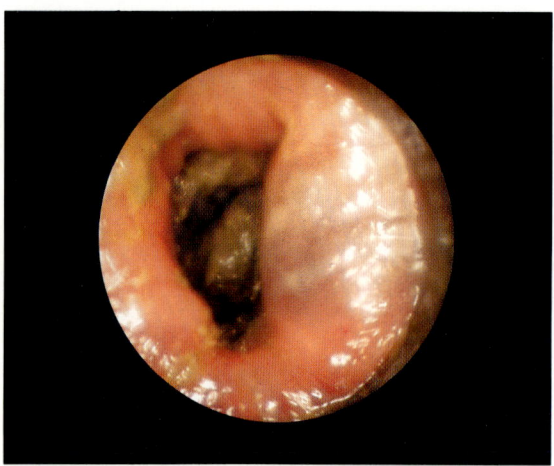

Abbildung 85
Helle Schleimhautvorwölbung nach Injektion des
Verödungsmittels rechts bei 3 Uhr.

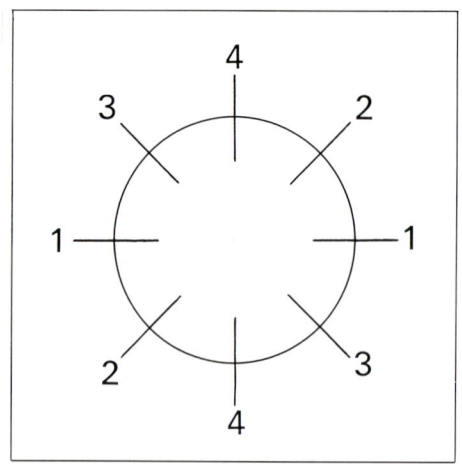

Abbildung 86
Reihenfolge der Verödungsinjektionen
(2 Injektionen pro Sitzung).

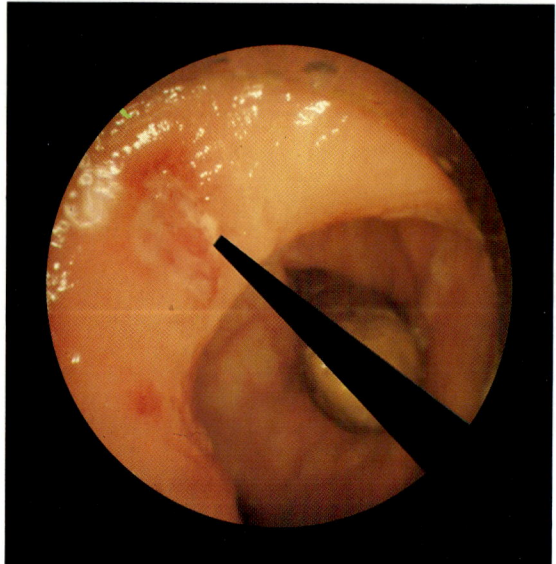

Abbildung 87
Umschriebene Nekrose nach Verödungsinjektion.

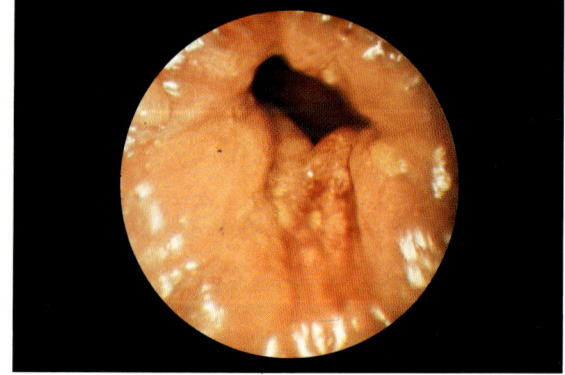

Abbildung 88
Umschriebene Nekrose an der ventralen Kommis-
sur nach Verödungsinjektion.

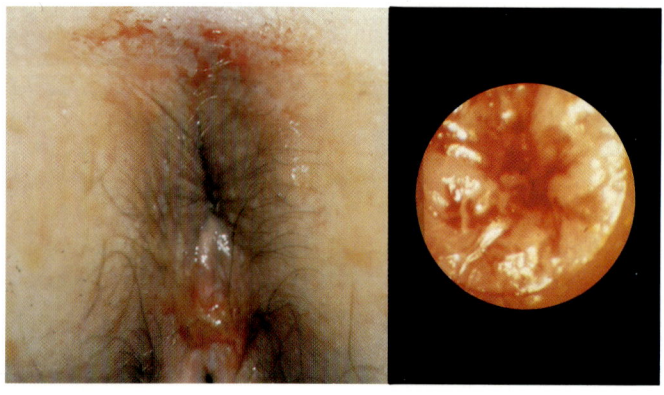

Abbildung 89
Indikation zur Infrarotkoagulation sind
blutende Hämorrhoiden: Blutspuren
am Anus und endoskopisch sichtbare
blutende innere Hämorrhoiden.

Infrarotkoagulation

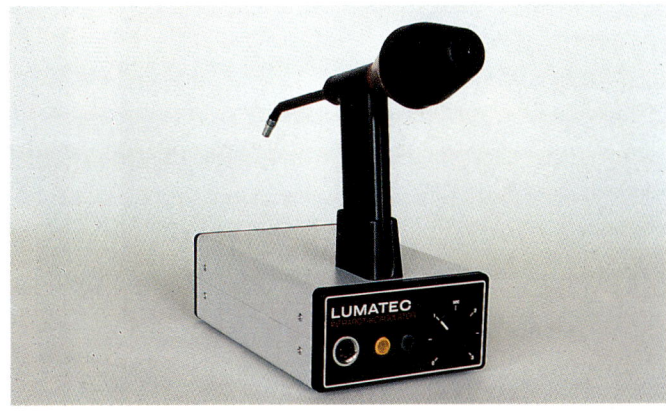

Abbildung 90
Infrarotkoagulator mit Netzgerät und
Zeitschalter.

Hersteller des Infrarotkoagulators:
Lumatec GmbH, Steinerstraße 15
D-8 München 70, Deutschland.

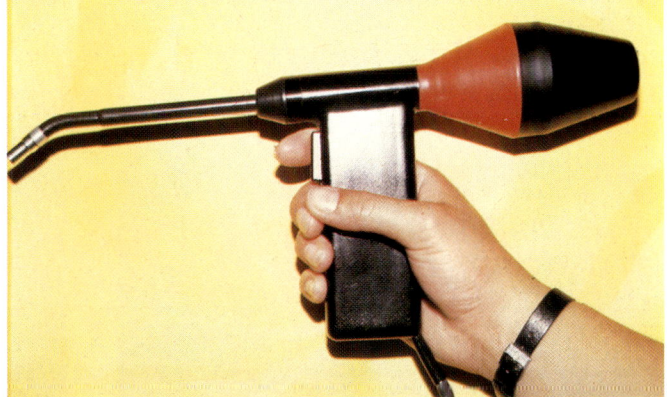

Abbildung 91
Am Handgriff gefaßter Infrarotkoagu-
lator in Pistolenform mit Zeigefinger
am Schalter.

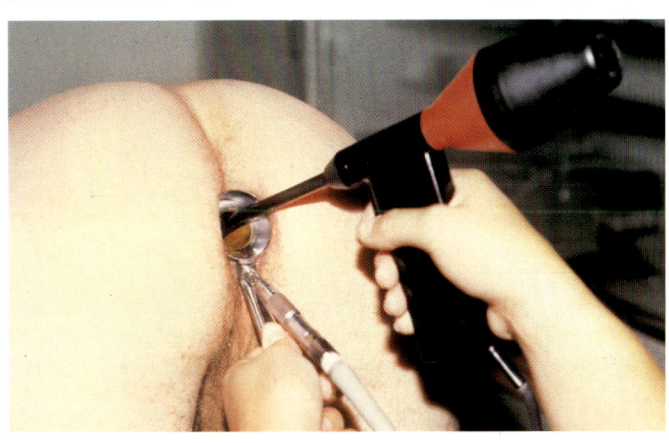

Abbildung 92
Mit dem Proktoskop werden die
Hämorrhoiden eingestellt und der
Lichtleiter in dessen Tubus eingeführt.

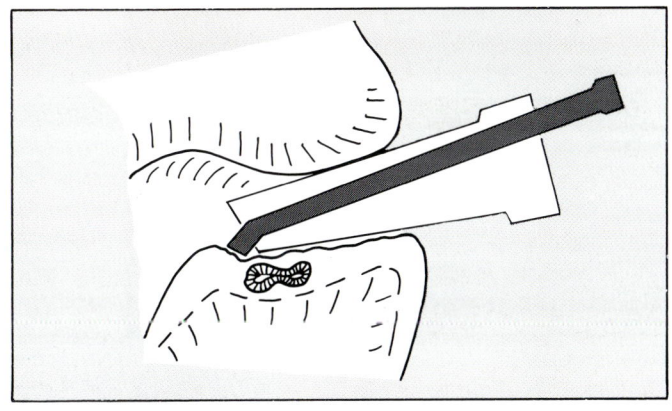

Abbildung 93
Die Infrarotkoagulation erfolgt ober-
halb des Hämorrhoidalknotens.

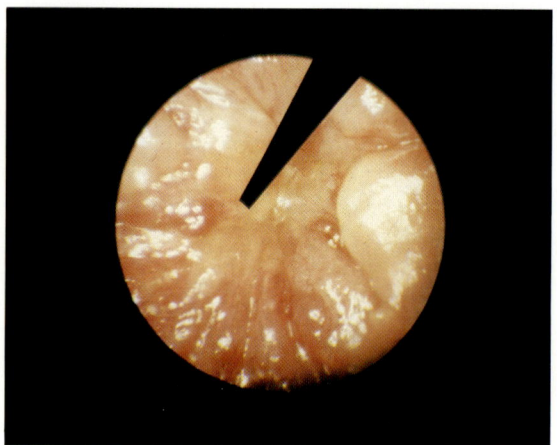

Abbildung 94
Endoskopisch wird die Verödungsstelle direkt
oberhalb des sichtbaren Hämorrhoidalknotens
gewählt (siehe Pfeilspitze).

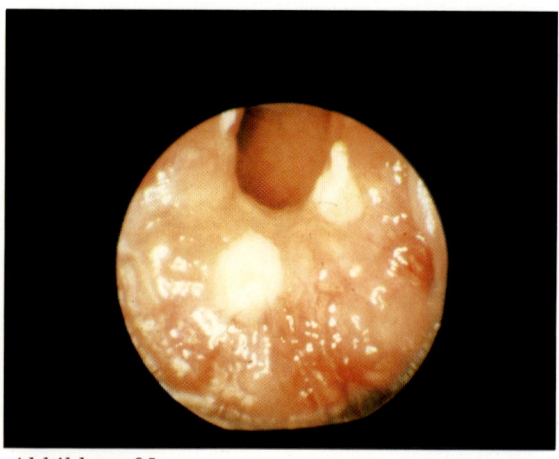

Abbildung 95
Der Infrarotstrahl hinterläßt eine umschriebene,
gräuliche Schleimhautverfärbung.

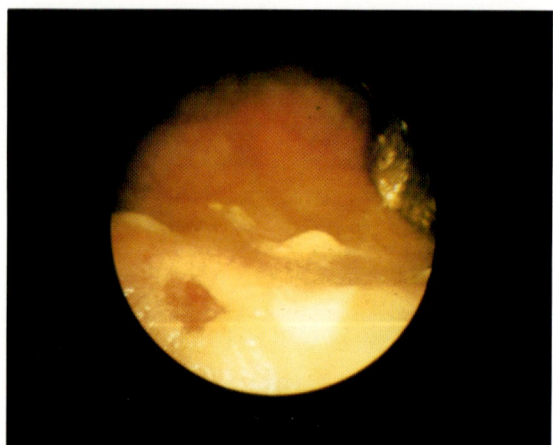

Abbildung 96
Nach einer Woche findet sich ein leicht ein-
gezogener, durch die Kapillarisation rötlich ver-
färbter Fleck.

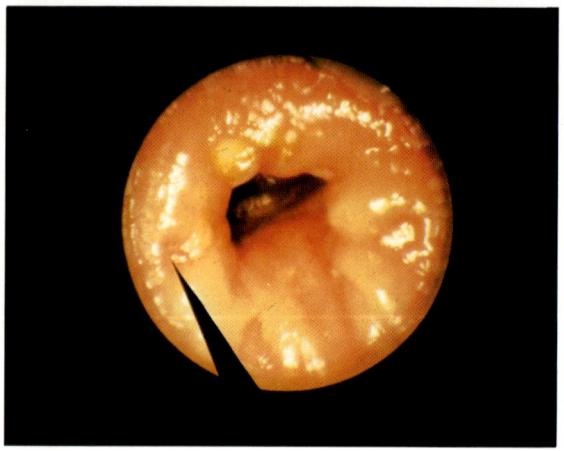

Abbildung 97
Nach zwei Wochen ist nur noch eine diskrete
narbige Einziehung sichtbar (siehe Pfeilspitze).

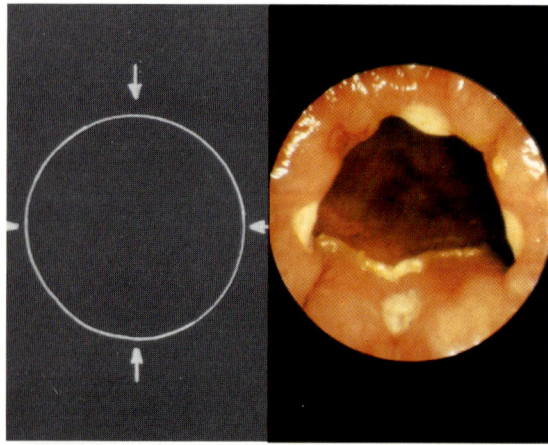

Abbildung 98
Die vier Koagulationspunkte.

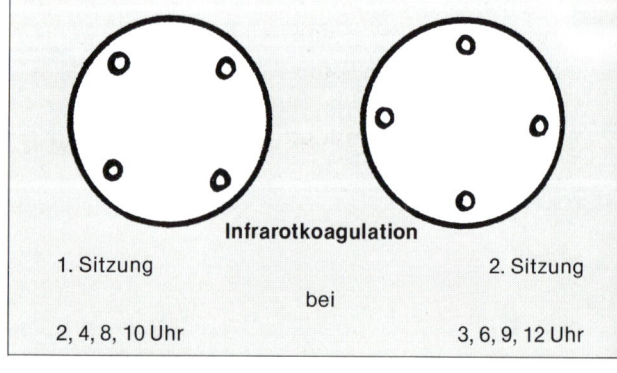

Abbildung 99
Schematische Darstellung der Stellen für die
Infrarotkoagulation.

Elastische Ligatur zur Behandlung prolabierender Hämorrhoiden

Prolabierende Hämorrhoiden der Stadien II und III werden wirksam durch die elastische Ligatur behandelt. Die vorfallenden Hämorrhoiden werden an der Basis mit einem Gummiring abgebunden. Die Ligaturstelle liegt oberhalb der Linea dentata im nicht sensiblen Bereich des Analkanals, weshalb die Ligatur in der Regel schmerzlos ist. Die prolabierenden Hämorrhoiden werden mit dem Proktoskop eingestellt und mit einer Zange oder durch Unterdruck in einen Zylinder gezogen, über welchen ein Gummiring gespannt wurde. Hierauf wird dieser über den Hämorrhoidalknoten gestülpt, so daß er diesen an seiner Basis ligiert. Nach fünf bis sieben Tagen wird der Knoten nekrotisch und fällt unter Hinterlassen einer kleinen Wunde ab. In seltenen Fällen kann es vor der Vernarbung aus der Wunde zu einer arteriellen Nachblutung kommen. Die Patienten sind auf diese Möglichkeit aufmerksam zu machen und anzuhalten, sich bei einer starken Nachblutung sofort zur Kontrolle zu melden. Eine weitere Komplikation kann der Schmerz sein, sofort auftretend bei zu tief gesetzter Ligatur und nach Stunden durch Sphinkterspasmus. Tritt der Schmerz sofort nach gesetzter Ligatur ein, so muß der Gummiring mit einer Schere durchtrennt und entfernt werden. Bei durch Sphinkterspasmus ausgelösten Schmerzen genügen in der Regel Schmerzmittel, in seltenen Fällen kann eine Sphinkteranästhesie zum Unterbrechen des schmerzhaften Spasmus notwendig sein. Von außen sichtbare prolabierte, aber reponierbare Hämorrhoidalknoten können ohne Anwendung des Proktoskopes direkt von außen ligiert werden (Abbildungen 112–116) [7, 8, 25, 33, 122, 133, 143, 144, 155, 249, 294, 315].

Abbildung 100

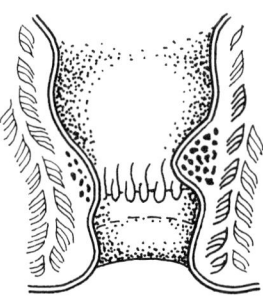

Ins Endoskop prolabierter Hämorrhoidalknoten (Stadium I).

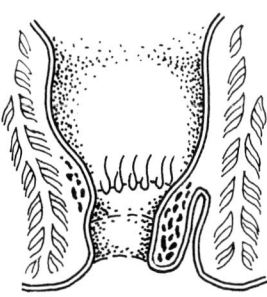

Nach außen prolabierter Hämorrhoidalknoten: Er retrahiert sich spontan (Stadium II).

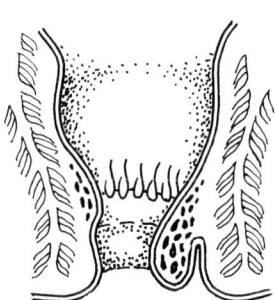

Er muß digital reponiert werden (Stadium III).

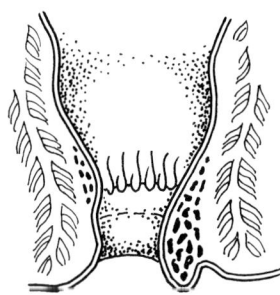

Prolabierter und fixierter Hämorrhoidalknoten (Stadium IV).

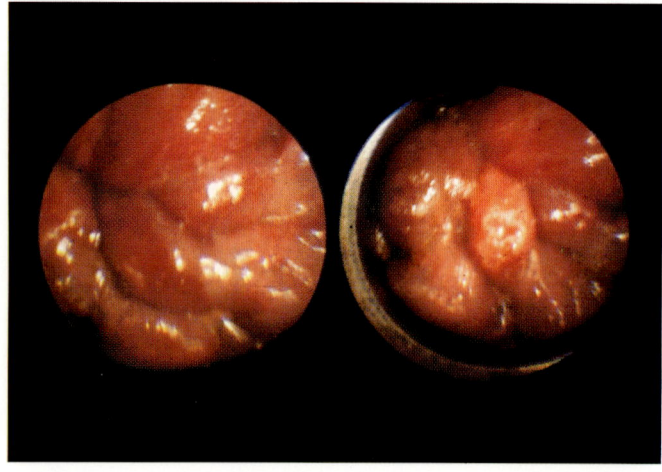

Abbildung 101
Ins Proktoskop prolabierende Hämor-
rhoiden (Stadium I).

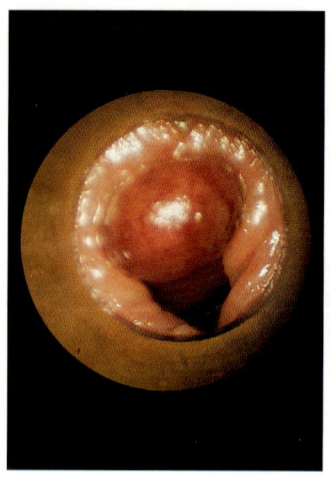
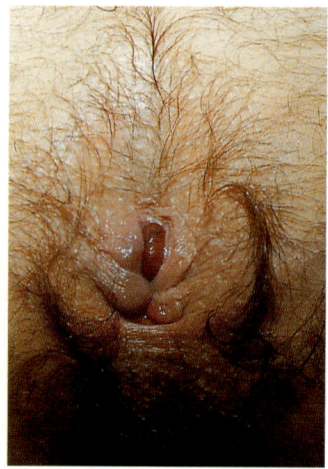

Abbildung 102a
Kleiner Hämorrhoidalprolaps
(Stadium II): Im Proktoskop und in
Aufsicht.
Tritt nach Pressenlassen aus und
retrahiert sich spontan.

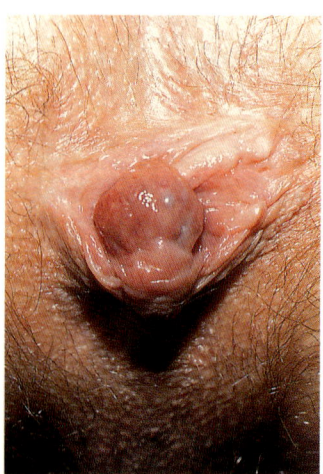
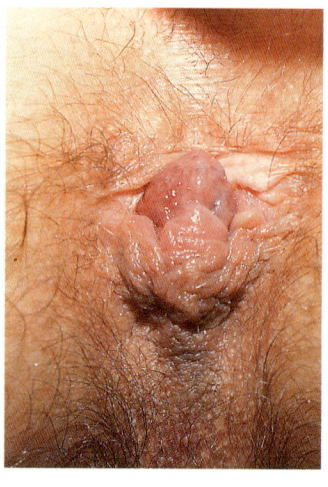

Abbildung 102b
Nach Defäkation ist der
Hämorrhoidalprolaps links deutlich
vorgetreten. Er zieht sich anschliessend
nur unvollständig zurück (Stadium III).

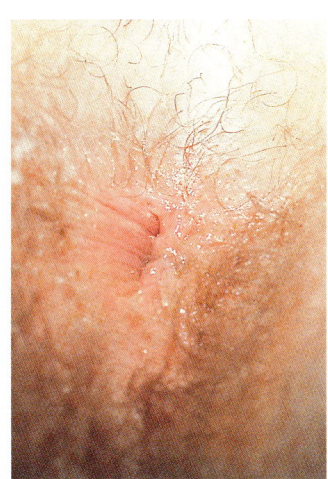

Abbildung 103
Hämorrhoidalprolaps, der digital
zurückgeschoben werden muss
(Stadium III).

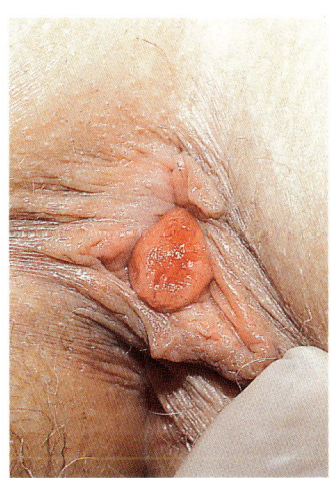
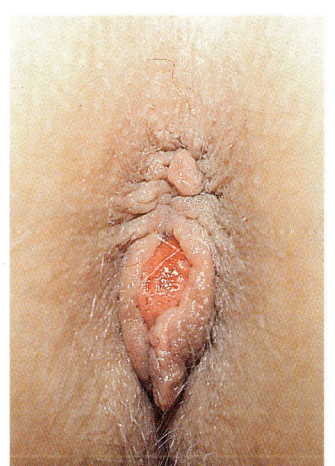

Abbildung 104
Hämorrhoidalprolaps, retrahiert sich
spontan nur teilweise. Er muss digital
reponiert werden (Stadium III).

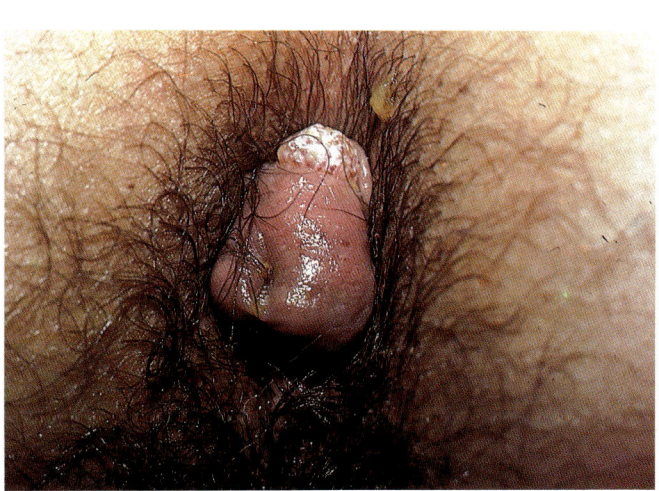

Abbildung 105
Prolabierter, außen fixierter,
digital nicht reponierbarer
Hämorrhoidalprolaps (Stadium IV).

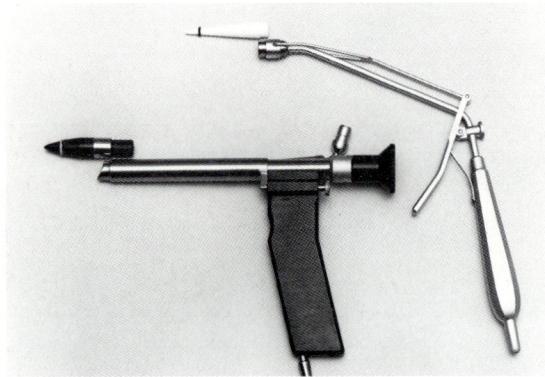

Abbildung 106
Geräte für elastische Ligatur prol. Hämorrhoiden.
Konus zum Aufziehen der Gummiringe.
Aspirations-Ligaturgerät und Vakuum-Ligatur-
Anoskop
(Treier Endokopie AG, CH-6215 Beromünster).

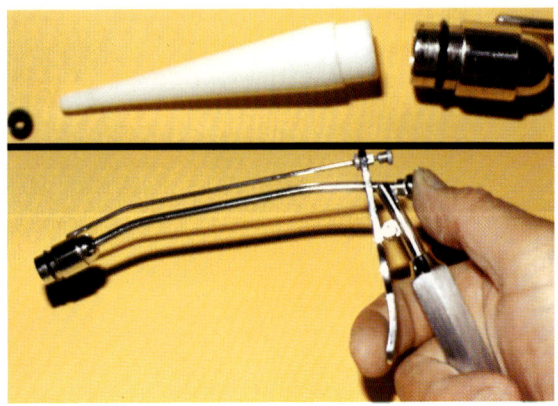

Abbildung 107
Der Gummiring wird über den weißen Teflon-
konus auf den Metallzylinder gespannt.
Mit dem Daumen wird das Ventil verschlossen.
Mit dem Zeigefinger wird der Gummiring
mit dem Schiebemechanismus vorgeschoben.

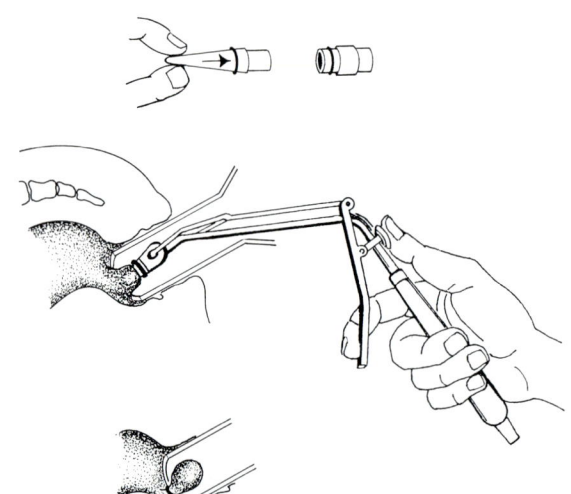

Abbildung 108
Der prolabierende Knoten wird durch Unterdruck
in den Metallzylinder gesogen und der
Gummiring, wie bei Abbildung 107 beschrieben,
übergestülpt.
Unten: Ligierter Hämorrhoidalknoten.

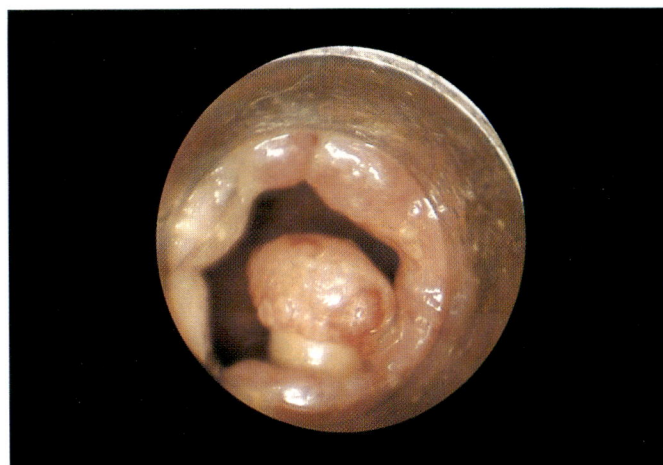

Abbildung 109
Ligierter Hämorrhoidalknoten: An der
Basis ist die Gummiligatur sichtbar.

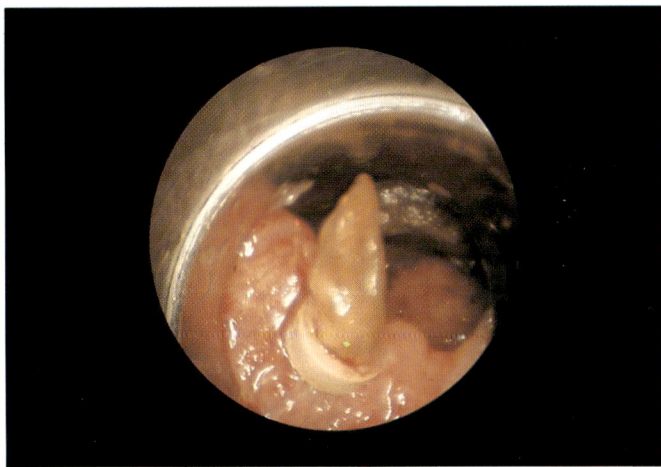

Abbildung 110
Nekrotischer Hämorrhoidalknoten
7 Tage nach Anlegen der Ligatur.

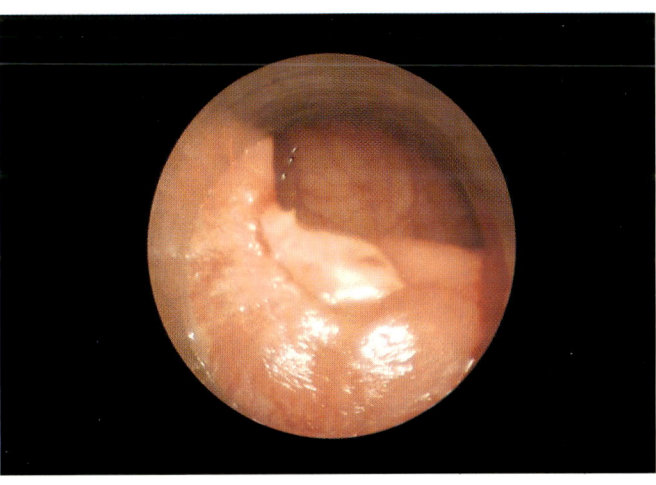

Abbildung 111
Weißliche Narbe nach Abfallen des
ligierten Knotens.

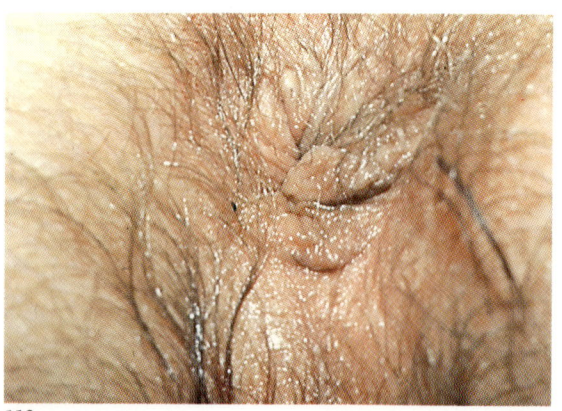
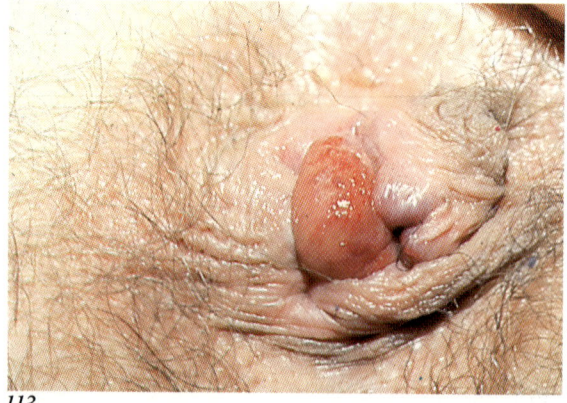

112

113

Abbildung 112 + 113
Rötlicher, walnußgroßer Knoten, der nach der Bauchpresse vortritt (Prolapsstadium II) und von außen ligiert werden kann.

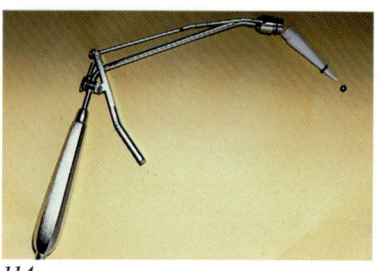
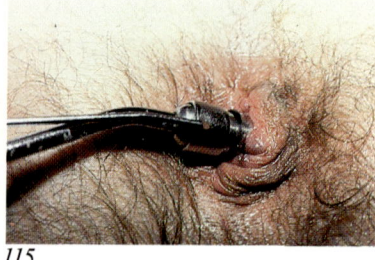
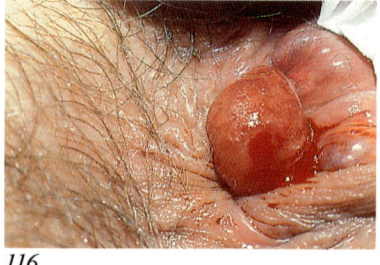

114

115

116

Abbildung 114–116
Aspirationsligaturgerät mit Metallzylinder am distalen Ende. Mit dem weißen Teflonkonus wird der Gummiring auf den Zylinder aufgezogen. Der prolabierte Hämorrhoidalknoten wird in den Metallzylinder gesogen. Anschließend wird der auf dem Zylinder aufgespannte Gummiring durch den Vorschiebe-mechanismus über den Knoten gestülpt, der ihn an seiner Basis stranguliert.

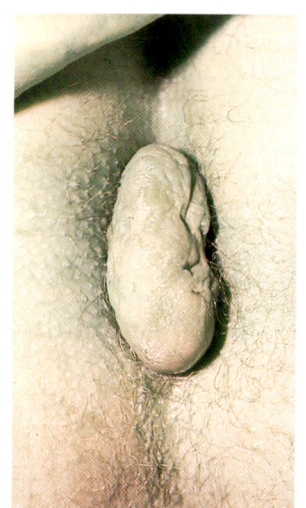
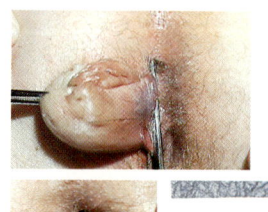
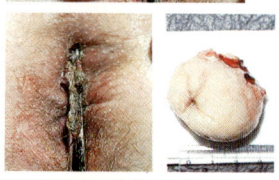
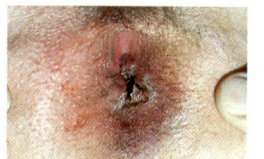

Abbildung 117
Prolabierter Hämorrhoidalknoten (Stadium IV).
Vor der Analöffnung liegt ein pflaumengroßer, glatter Knoten, der von Außenhaut bedeckt ist. Der Knoten wird chirurgisch entfernt, indem er an seiner Basis mit einer Kocherklemme abgeklemmt wird. Über der Klemme wird der Knoten mit der Schere abgetragen und die Abtragungsstelle bei liegender Klemme zur Blutstillung mit dem Infra-rotkoagulator verschorft.
Die entstandene Wunde wird durch Auftragen einer Wundsalbe wie Bepanthen-Plus-Crème nachbehandelt.

Chirurgische Behandlung

Ausgedehnt prolabierende oder aussen fixiert prolabierte Hämorrhoiden werden chirurgisch, meist nach der Dreizipfelmethode von MILLIGAN und MORGAN oder nach der Methode von PARKS angegangen [33, 79, 83, 133, 137, 172, 189, 276].

Dagegen sollte die zirkuläre Hämorrhoidektomie nach WHITEHEAD nicht mehr durchgeführt werden, da sie zu narbiger Stenosierung (Abbildung Nr. 123) oder Inkontinenz mit Mukosaprolaps führen kann (Abbildung Nr. 124–126). Die Operation mit Laserstrahl an Stelle des Messers soll eine raschere Narbenheilung bewirken [42, 50, 215, 249, 265].

Dagegen führt die Kryotherapie zu starker Ödembildung mit anschließender für die Patienten sehr lästiger Sekretion [43, 119, 214, 278].

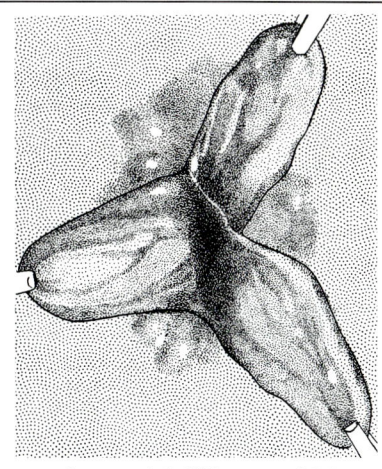

Abbildung 119
Hämorrhoidaloperation nach Milligan und Morgan (Knie-Brust-Lage). Mit drei Klemmen werden die drei Hauptknoten bei 2, 5 und 9 Uhr gefaßt und nach außen gezogen.

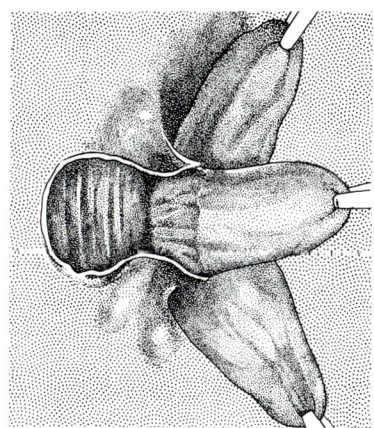

Abbildung 120
Jeder Knoten wird nach medial gezogen und durch einen halbkreisförmigen Schnitt im Perianalgebiet abgetragen und bis zu seinem Gefäßstiel im Analkanal freipräpariert, anschließend Umstechungsligatur und Abtragung.

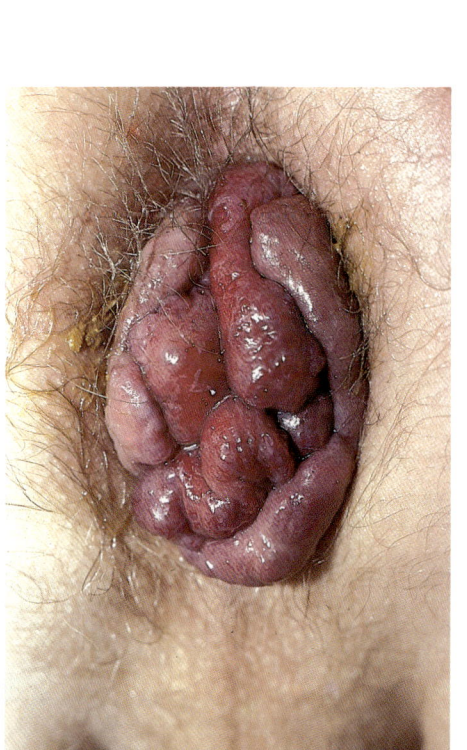

Abbildung 118
Ausgedehnt prolabierende Hämorrhoiden: Indikation für chirurgische Therapie.

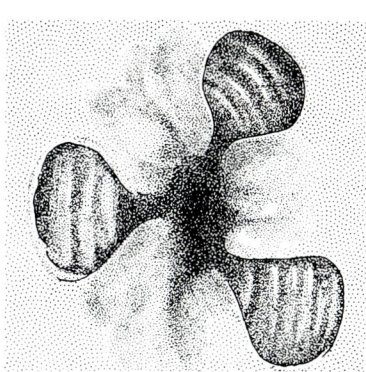

Abbildung 121
Zustand nach Abtragung der drei Hauptknoten mit drei Hautbrücken und dargestellter Sphinktermuskulatur.

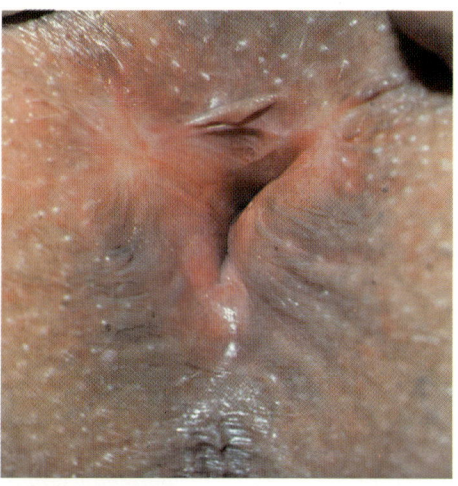

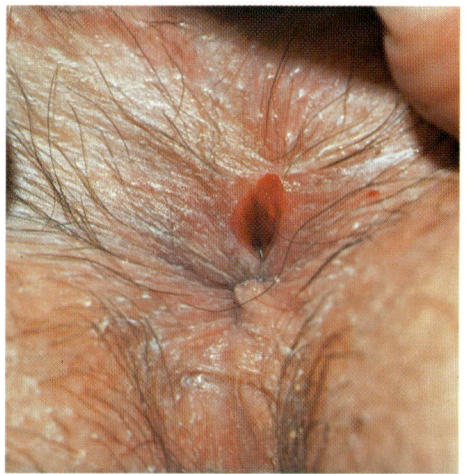

Abbildung 122
*Status nach Milligan-Morgan Operation: Nach
Abheilung sind die reizlosen Narben bei 2, 5 und
9 Uhr sichtbar. Dazwischen liegen die erhaltenen
Schleimhautbrücken.*

Abbildung 123
Narbige Stenose nach Whitehead-Operation.

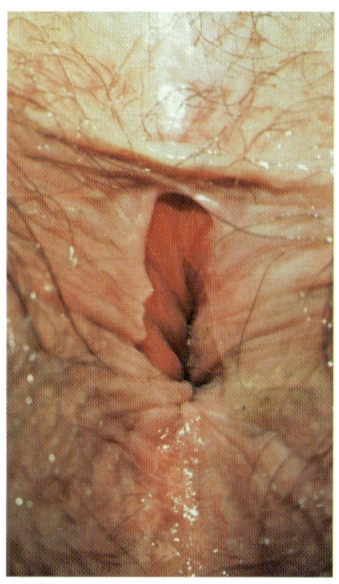

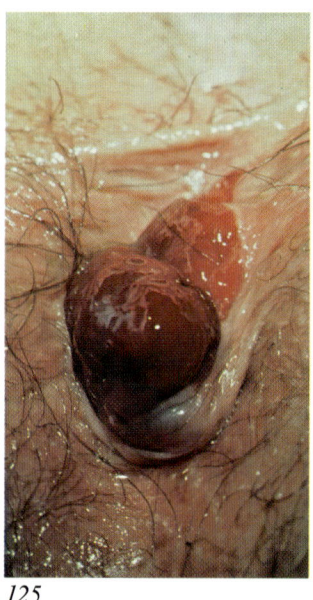

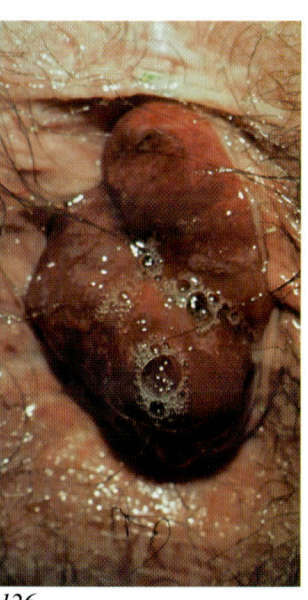

124   125   126

Abbildung 124 – 126
*Schleimhautprolaps nach Whitehead-Operation: Nach zirkulärer Exzision der Hämorrhoiden ist
die Schleimhaut mit der Perianalhaut vernäht worden. Beim Pressen tritt die Rektalschleimhaut
zuerst links ventral und dann rechts dorsal nach außen.*

Begleiterkrankungen der Hämorrhoiden

Entzündliche Prozesse der inneren Hämorrhoiden können auf die Umgebung übergreifen und zu einer *Anitis* mit Hyperämie der Schleimhaut, Reizung der Proctodealdrüsen mit Hypersekretion und Schleimabgang aus dem Anus führen. Dadurch kann eine *Perianitis* oder ein *Analekzem* entstehen.

Über marginale Gefäße können sich die entzündlichen Prozesse der inneren Hämorrhoiden auf den subkutanten äußeren Plexus ausdehnen und dort eine Thrombophlebitis verursachen. Es entsteht das Bild des schmerzhaften *perianalen Hämatoms.*

Dieses hinterläßt nach Spontanabheilung oft einen Hautwulst, M a r i s k e genannt, unter welchem sich die Analschleimhaut durch Retention von Stuhlpartikeln entzünden und

bei der Stuhlpassage einreißen kann. Es entsteht eine *Fissur.*

Entzündliche Veränderungen im Analkanal können auf Papillen und Krypten übergreifen und so eine *Papillitis* und *Kryptitis* hervorrufen. Wenn die Entzündung in den Krypten fortschreitet, kann sich eine *Fistel* oder ein *Abszeß* bilden.

Anitis
Perianitis
Kryptitis
Papillitis
Perianales Hämatom
Analfissur
Analfistel
Analabszeß

Anitis

Durch Übergreifen entzündlicher Prozesse der Hämorrhoiden auf die Analschleimhaut entsteht eine Anitis.

Symptome: Juckreiz, besonders bei der Defäkation, und seröse Sekretion durch lokale Hyperämie mit Anregung der Schleimdrüsen, was zum Verschmutzen der Unterwäsche führt. Das *endoskopische Bild* zeigt im Analkanal eine vermehrt gerötete oder rotviolette Schleimhaut, erweiterte Gefäße, zeitweilig oberflächliche Schleimhautabrasionen oder sogar Ulzerationen. Als begünstigende Faktoren kommen in Frage: Scharfe Gewürze, Kaffee, Schokolade, Alkoholabusus [312], Laxantien, Verstopfung oder Durchfälle. Bei Abgang von Eiter oder Schleim muß an eine spezifische Infektion mit Gonokokken oder Chlamydien gedacht werden. Die Diagnose wird durch den Nachweis der Erreger im Direktausstrich oder durch Kultur gesichert [41, 133, 249].

Die *Therapie* der unspezifischen Anitis besteht neben Ausschaltung exogener Noxen in Applikationen von Hämorrhoidalsalben und

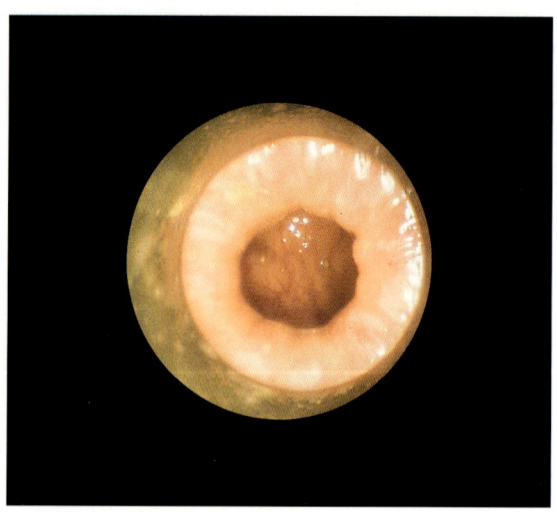

Abbildung 127
Normale Analschleimhaut von rosaroter Farbe.

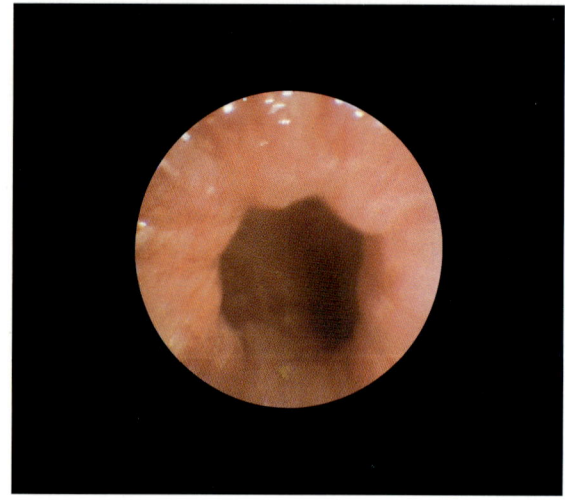

Abbildung 128
Anitis: Ödematös verdickte und stark gerötete Schleimhaut.

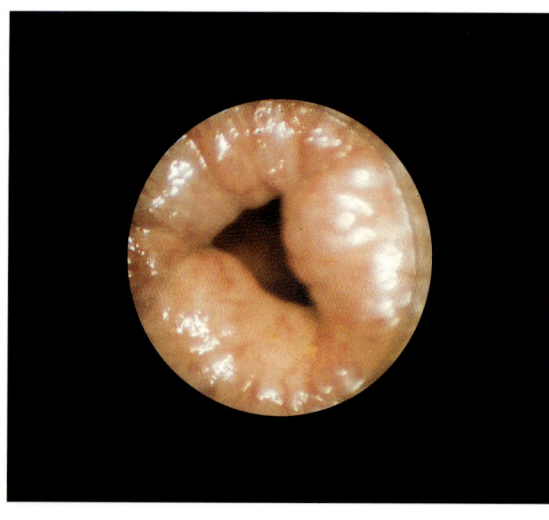

Abbildung 129
Anitis: Rotviolette Schleimhaut mit oberflächlicher Abrasion und Blutung bei 4–5 Uhr.

-suppositorien. Sie bringen in der Regel rasch Linderung. Ebenfalls entzündungshemmend wirkt lokale Unterkühlung mit dem Zeroid®-Kältestift [248], der Glykollösung enthält, die im Tiefkühlfach des Kühlschrankes abgekühlt wird. Der Stift wird mit einer Hämorrhoidalsalbe bestrichen und mehrmals täglich während fünf Minuten in den Analkanal eingeführt. In einzelnen Fällen kann die Unterkühlung einen schmerzhaften Sphinkterspasmus auslösen. Neuerdings bieten sich für die lokale antiphlogistische Behandlung von unspezifischen Entzündungen im Anal- und Rektalbereich die Mesalazin-Suppositorien (z.B. Salofalk® Supp.) an [317].

Bei der gonorrhoischen Anitis ist eine Behandlung mit Penicillin nötig. Bei Vorliegen von Chlamydien ist die Gabe von Tetra- oder Oxytetracylin angezeigt (siehe Kapitel sexuell übertragene Erkrankungen).

Perianitis

Die bei der Anitis auftretende Sekretion führt meist zu entzündlichen Veränderungen der Perianalhaut. Auslösend wirken können auch exogene Faktoren wie Gebrauch von Zeitungspapier zur Analreinigung, Nahrungsmittelallergien, Oxyuriasis, Diabetes mellitus, Antibiotika, Seifen und Waschmittel. Relativ häufig liegt eine Mykose vor.

Symptome: Jucken, Nässen und zeitweilige Blutspuren am Reinigungspapier.

Bei der *Inspektion* findet man eine gerötete, nässende, indurierte Perianalhaut, die oft oberflächliche Ulzerationen aufweist.

Die *Therapie* ist kausal, indem man die Anitis mit Hämorrhoidalsalben, Hämorrhoidalsuppositorien oder Verödungsbehandlung beseitigt, exogene Noxen ausschaltet und bei Mykosen antimykotische Salben appliziert [41, 106, 160, 256, 257]. (Vgl. Kapitel Ekzem.)

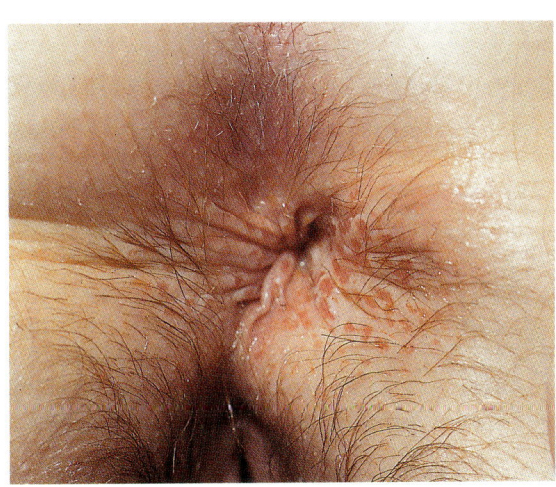

Abbildung 130
Erosive Perianitis mit geröteter
Perianalhaut und oberflächlichen
Erosionen.

Kryptitis, Papillitis

Die proximalen Ausläufer des Analepithels bilden durch Prominieren die Analpapillen, die sich nach oben in Schleimhautwülste, die Columnae rectales, fortsetzen. Zwischen den Papillen ist das Analepithel gefaltet und bildet Taschen, die Morgagnischen Krypten. Auf ihrem Grund liegen perianale Drüsen. Krypten und Papillen sind gegen Traumen und Infektionen sehr anfällig. Ätzender, flüssiger Stuhl bei Durchfall oder nach Laxantien, können zur Entzündung führen.

Normale Analpapillen sind kaum sichtbar, entzündete hypertrophieren und können prolabieren. Histologisch handelt es sich um fibröse Polypen.

Symptome: dumpfer Schmerz im Anus, gesteigert durch die Defäkation.

Bei der *Endoskopie* stellt man ein Ödem, Erythem, Blutungstendenz und Schmerzhaftigkeit bei der Palpation mit der Sonde fest. Finden sich Eitertröpfchen in der Krypte, sollte eine Kultur angesetzt werden.

Therapie: Lassen sich Gonokokken nachweisen, ist eine Antibiotikabehandlung erforderlich (s. S. 143). Andernfalls spaltet man die Krypte mit dem Sichelmesser (Abbildung 137) nach außen zu und betupft die Spitzen der hypertrophierten Papillen mit Silbernitrat. Nachbehandlung mit Hämorrhoidalsuppositorien. Große, prolabierende Papillenhypertrophien werden in Lokalanästhesie abgetragen [41, 47, 50, 68, 133, 166, 249].

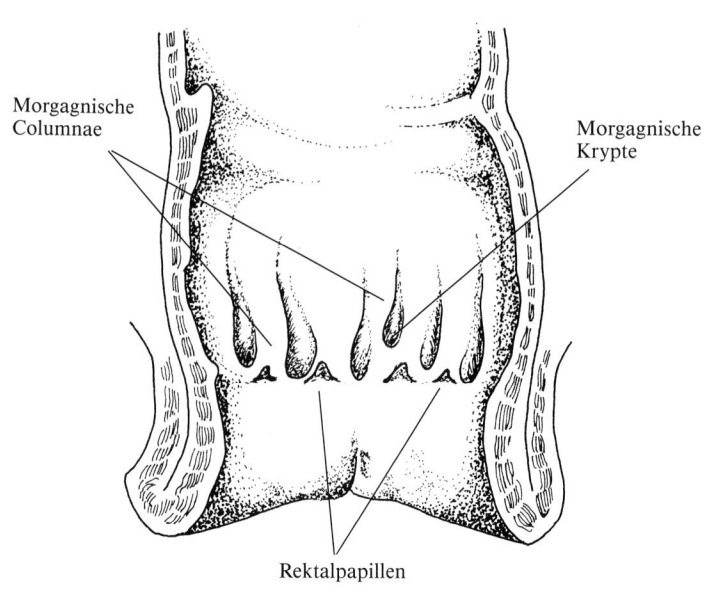

Morgagnische Columnae

Morgagnische Krypte

Rektalpapillen

Abbildung 131
Anatomie des Anus und Rektums.

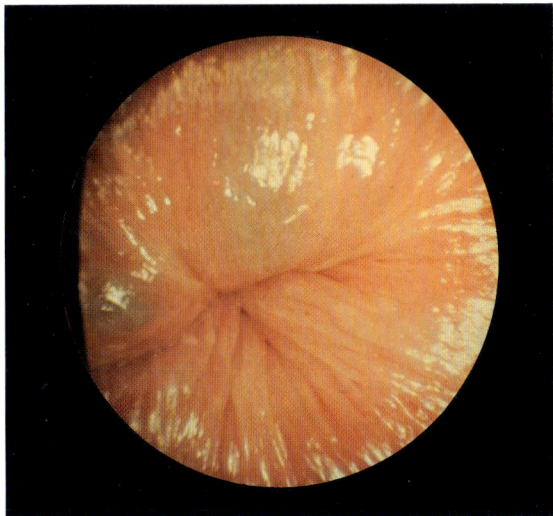

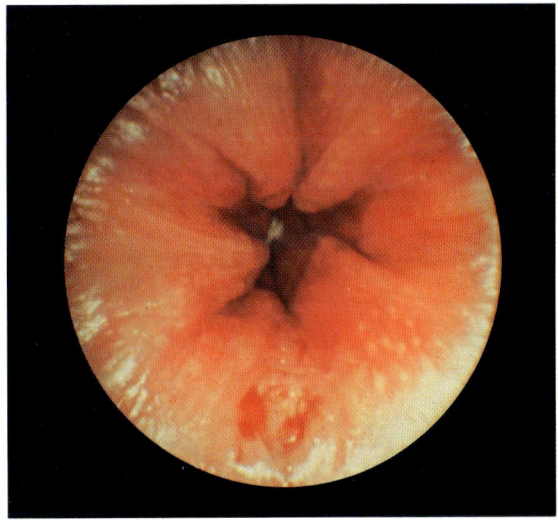

Abbildung 132
Kryptitis: Normale Schleimhaut von blaß rosaroter Farbe und mit einer reiskorngroßen Hämorrhoidalthrombose bei 9 Uhr.

Abbildung 133
Gleicher Fall: Beim Vorschieben des Proktoskopes
wird bei 6 Uhr eine rote Krypte sichtbar, die beim
Berühren schmerzhaft ist.

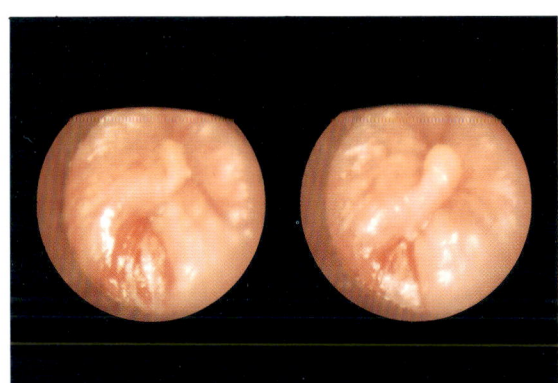

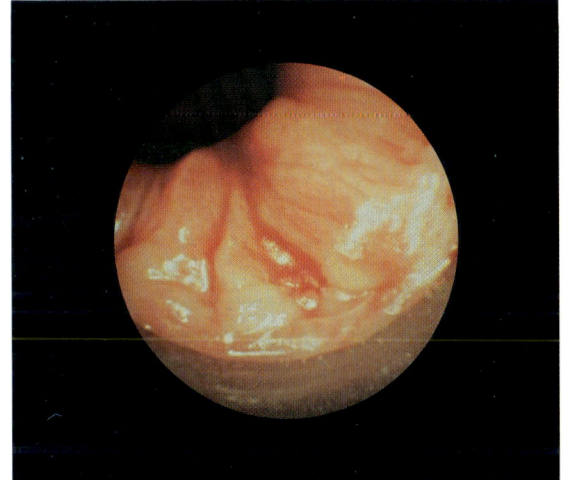

Abbildung 134
Gerötete, schmerzhafte Krypte neben einer
Papillenhypertrophie an der ventralen Kommissur.

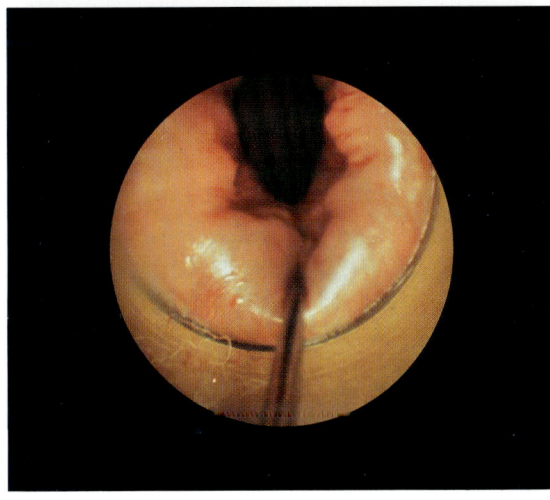

Abbildung 135 + 136   ▶
Gerötete druckschmerzhafte Krypte im Analkanal.
Mit der umgebogenen Knopfsonde kann in der
Krypte eine innere Fistelöffnung sondiert werden.

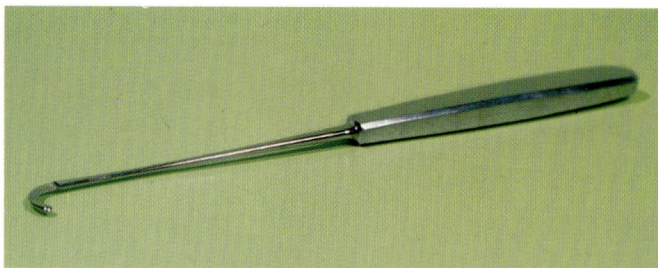

Abbildung 137
Sichelmesser zum Spalten von ent-
zündeten Krypten.

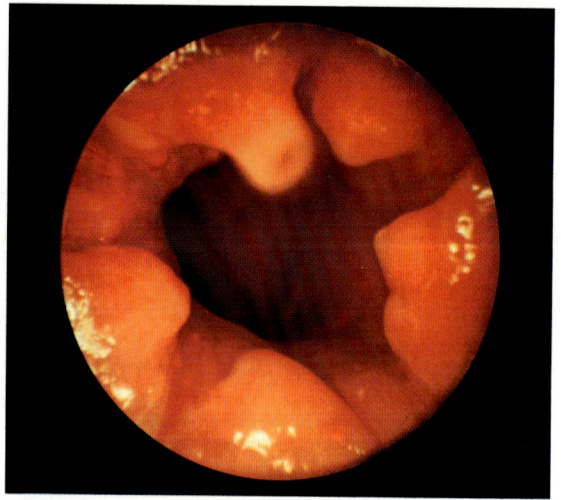

Abbildung 138
Papillen-Hypertrophien: Akut entzündete,
ödematös verdickte Papillen.

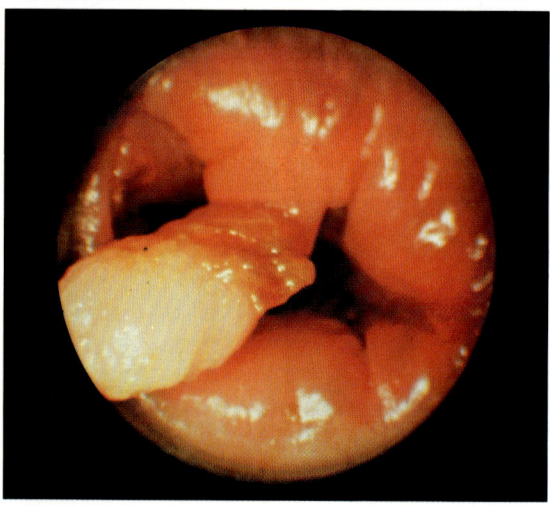

Abbildung 139
Eine hyperkeratotisch veränderte, nach außen
prolabierende Papille.

Abbildung 140
Ödematös geschwollene und vergrößerte Papillen
bei Anitis mit Papillitis (Papillenhypertrophien).

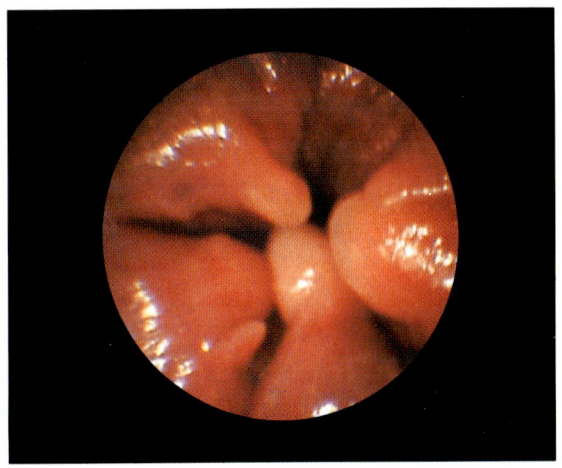

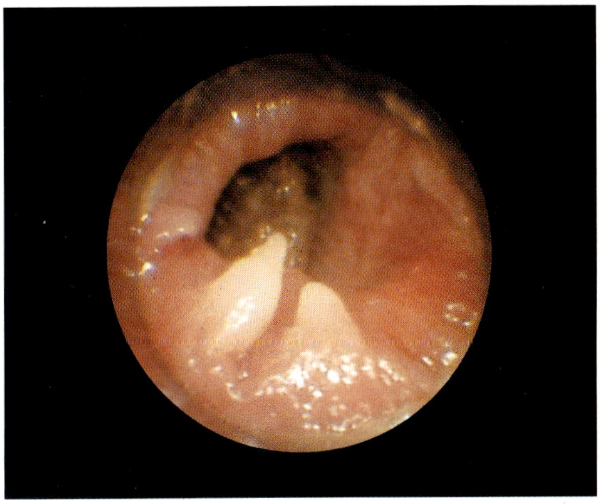

Abbildung 141
Chronische Papillitis mit weißlichen, hyperkerato-
tisch veränderten Papillenspitzen (Katzenzähne).

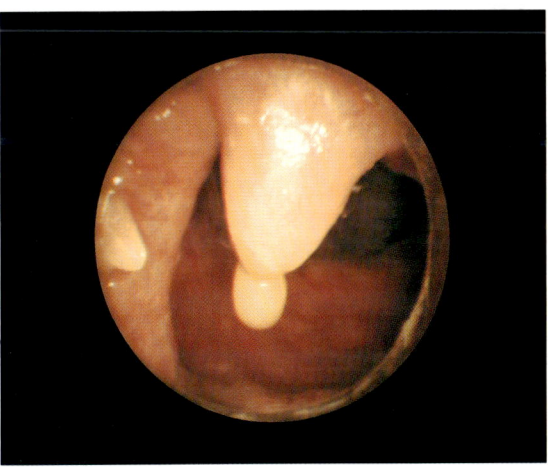

Abbildung 142
Papillenhypertrophie (oft fälschlich als
Hämorrhoiden getastet).

**Perianales Hämatom
(akute Hämorrhoidalthrombose)**

Entzündliche Veränderungen im Analkanal können sich über die marginalen Gefäße auf den subkutanen äußeren Venenplexus ausdehnen und hier zu einer intravasalen Thrombose führen. Ferner kann es bei Drucksteigerung im Abdomen wie durch Pressen bei Obstipation, bei Heben von Gewicht, Husten und Nießen oder bei Diarrhoe zur Ruptur der Venenwand kommen. Das Blut gerinnt dann z.T. extravasal mit Bildung eines perianalen Hämatoms [34, 41].

Symptome: Knotenbildung mit Druck- und Spannungsgefühl.

Die *Inspektion/Palpation* ergibt einen bläulichen Knoten, der prallelastisch anzufühlen und schmerzhaft ist.

Therapie: Bei geringen Schmerzen Auftragen einer heparinhaltigen Salbe [250]. Bei starken Schmerzen können mit oder ohne Lokalanästhesie kleine Knoten abgetragen und bei ausgedehnter Thrombosierung das koagulierte Blut durch radiäre Inzision entleert wer-

den. Wegen der Möglichkeit einer Nachthrombosierung wird eine heparinhaltige Salbe verschrieben. Die Inzision soll in den ersten 72 Stunden durchgeführt werden. Später geht die Thrombose in Organisation über und wird besser konservativ behandelt.

Ausgedehnte Thrombosierungen können chirurgisch nach der Einzipfelmethode abgetragen werden.

In seltenen Fällen entleert sich das Hämatom spontan. Aus konservativ oder nicht behandelten Hämorrhoidalthrombosen resultieren oft Hautwülste, Mariske oder Wachtposten genannt. Diese können sich durch Reiben an der Unterwäsche oder durch Abgang vom dünnem Stuhl entzünden, ödematös anschwellen und Schmerzen bereiten. Behandlung mit Kamillenumschlägen oder Wundsalbe bringt meist rasch Linderung. Ansonsten werden sie in Lokalanästhesie abgetragen. Nicht selten behindern die Mariske die Analhygiene. In ihren Falten können Stuhlpartikel haften bleiben und zu Mazeration der Haut mit Ekzem- und Fissurbildung führen.

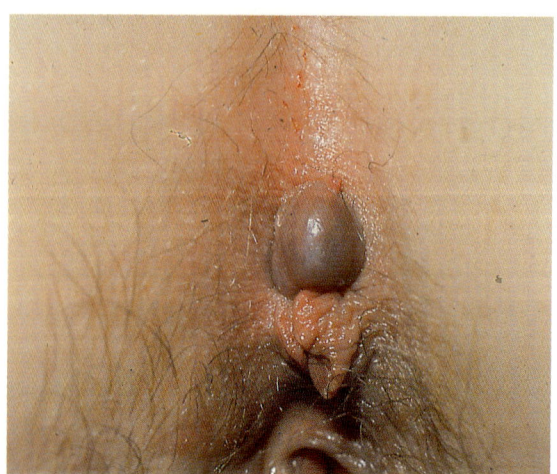

*Abbildung 143
Perianales Hämatom.*

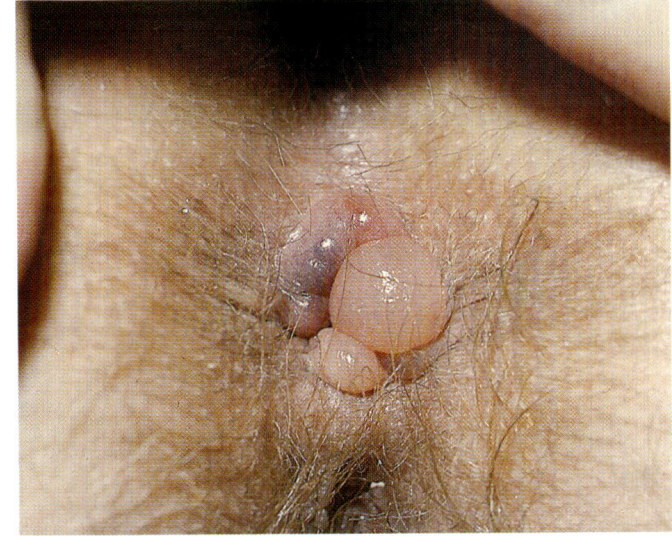

Abbildung 144
Perianales Hämatom mit ödematöser
Schwellung der Perianalhaut.
Zwei reiskorngroße bläuliche Vor-
wölbungen links.
Rechts prallelastische ödematöse
Schwellung der Perianalhaut.

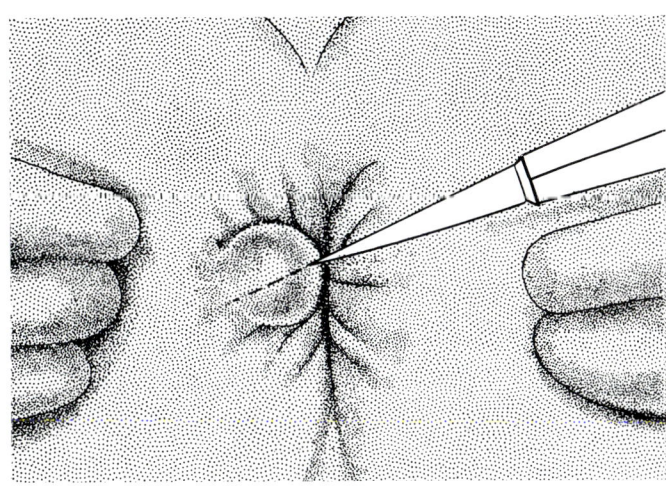

Abbildung 145
Radiäre Inzision des Hämatoms.

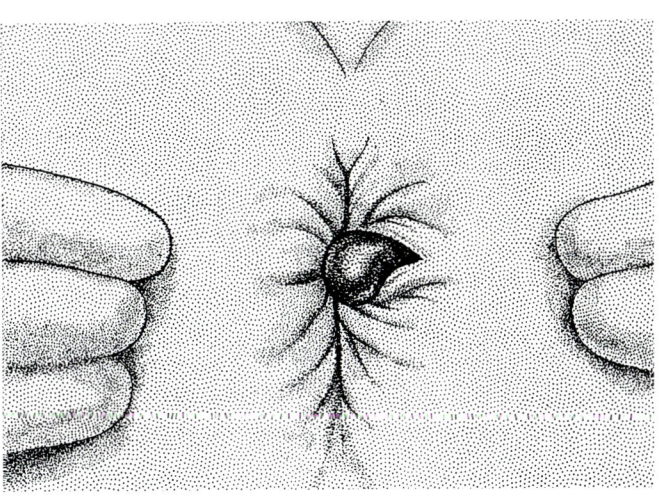

Abbildung 146
Spontanes Vortreten des Blutgerinnsels
aus der Inzisionsöffnung.

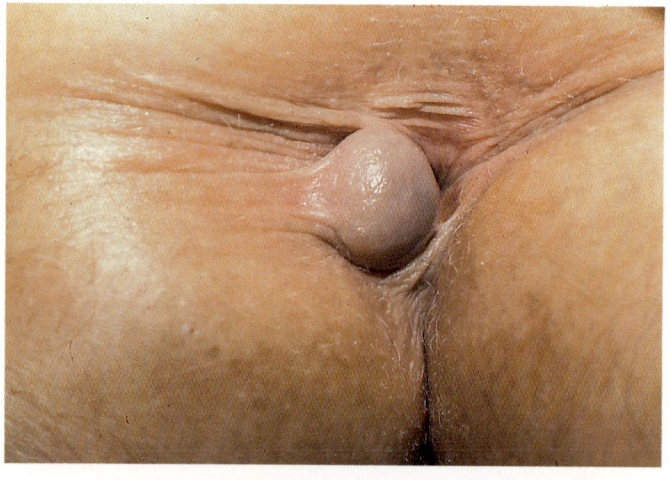

Abbildung 147
Perianales Hämatom links.

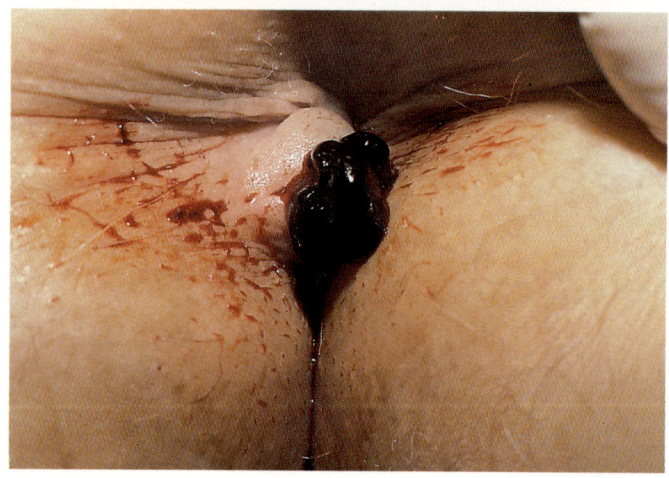

Abbildung 148
Nach radiärer Inzision.

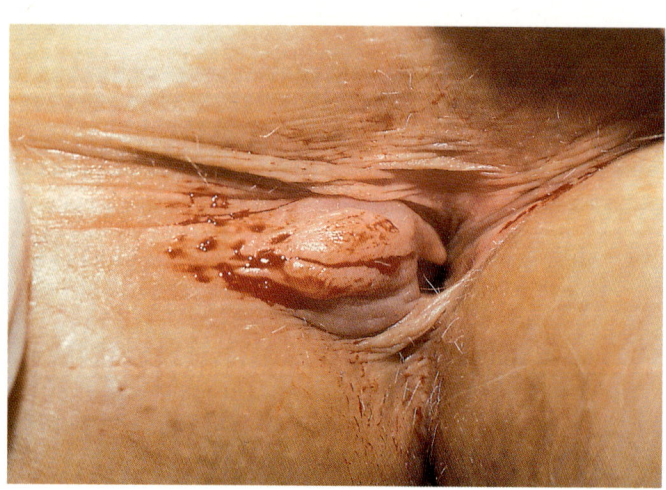

Abbildung 149
Nach Entleerung.

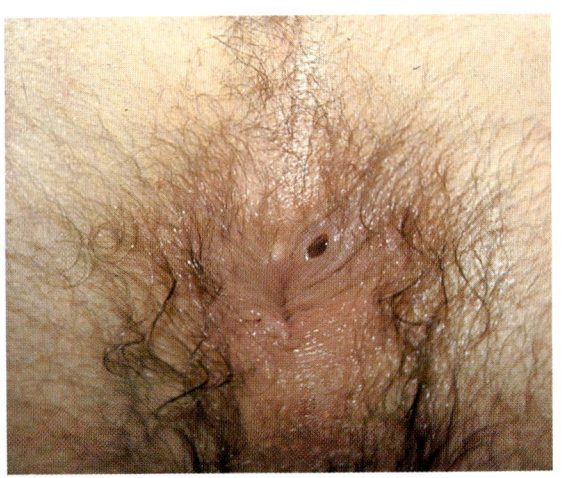

Abbildung 150
Spontan entleertes Hämatom an der
dorsalen Kommissur rechts bei 1 Uhr.

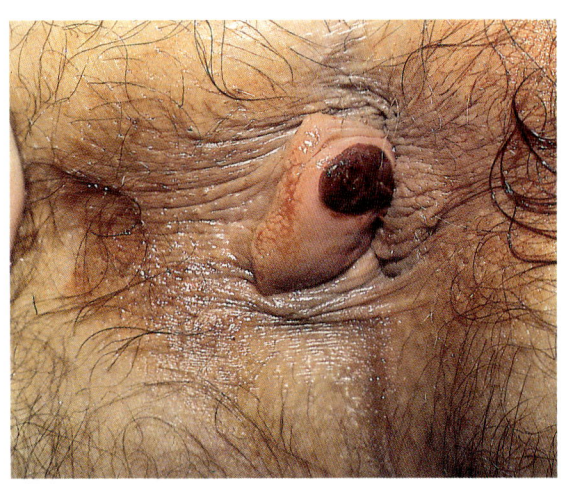

Abbildung 151
Spontan exulzeriertes Hämatom mit Hautwulst.

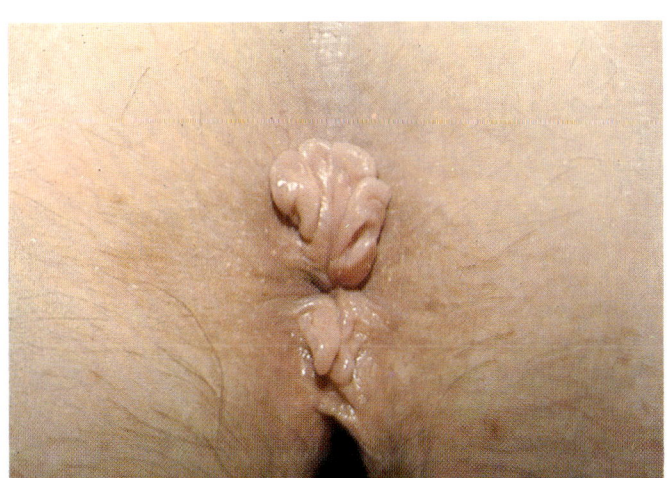

Abbildung 152
Hautwulst nach spontan abgeheilter Hämorrhoidalthrombose: Mariske, Wachtposten.

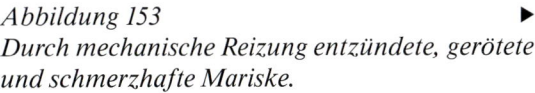

Abbildung 153   ▶
Durch mechanische Reizung entzündete, gerötete
und schmerzhafte Mariske.

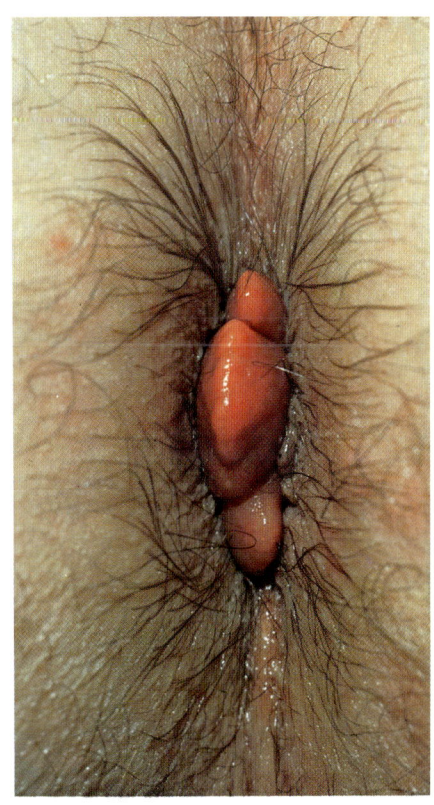

Analfissur

Die Analfissur ist ein Riß im Anoderm, der bis auf die Fasern des M. sphincter internus reichen kann. Das Einreißen erfolgt an den schwächsten Stellen, den Kommissuren [249], z.B. beim Durchtritt harter Kotballen. Eine Analfissur kann auch vaskulär durch Exulzeration einer kleinen Hämorrhoidalthrombose zustande kommen [9, 48, 220].

Die *Symptomatik* ist gekennzeichnet durch die Trias: Schmerz, Blutung, Sphinkterkrampf. Der Schmerz tritt mit oder einige Minuten nach der Defäkation auf und hält oft stundenlang an. Angst vor der Defäkation führt sekundär nicht selten zu Obstipation, die mit Heilung der Fissur rasch verschwindet. Der Schmerz kann sich ins Unerträgliche steigern und in Harnblase, Uterus, Prostata und Oberschenkel ausstrahlen. Er tritt auch nach Gehen, Anstrengung oder Husten auf und ist zuweilen mit Miktionsstörungen verbunden. Eine vorwiegend nach der Stuhlpassage auftretende Blutung erfolgt tropfend oder fließend. Der Sphinkterkrampf ist häufig so intensiv, daß die digitale Untersuchung erst nach Unterspritzen der Fissur mit einem Lokalanästhetikum (1% Lidocain-Lösung) möglich ist.

Analfissuren finden sich bis zu 75% der Fälle an der dorsalen Kommissur. Häufig sind sie unter einer Mariske versteckt. *Frische Fissuren* sehen wie eine Erosion aus. Sie sind von gesunder Analhaut umgeben und lassen auf dem Grund rötliche zarte Muskelfasern erkennen. *Chronische Fissuren* zeigen verdickte, oft unterminierte Ränder. Ihr weißlicher Grund – früher als «Pektenband» bezeichnet – besteht aus querverlaufenden, fibrotisch veränderten Fasern des M. sphincter internus. Distal ist die chronische Fissur in vielen Fällen durch eine Mariske begrenzt, während sich am proximalen Ende eine polypöse Schleimhautverdickung bilden kann (Papillenhypertrophie). Bei der Palpation erweist sich die Fissur als druckdolent und kann diskret bluten.

Therapie

Besser als Schmerztabletten wirkt Unterspritzen der Fissur mit einem Lokalanästhetikum. Dadurch wird der Schmerz unterbrochen und der Sphinkterspasmus gelöst. Frische Fissuren, die nur einige Wochen bestehen, können hierauf rasch abheilen. Begünstigend wirkt ein Anfrischen des äusseren Fissurrandes, auftragen einer anästesierenden Salbe und aufbougieren des Analkanals mit Dilatatoren (vergleiche Abb. 73a) [304, 331, 332]. Chronische Fissuren werden nach Lokalanästhesie mit der Schere oder dem elektrischen Messer dreieckförmig exidiert, mit breiter Basis nach außen, damit das Wundsekret frei abfließen kann. Gleichzeitig wird die entzündlich veränderte Analhaut der Fissurumgebung unter Mitnahme einer evtl. vorhandenen Mariske oder Papillenhypertrophie exidiert (Abbildung 166). Bei ausgesprochenem Sphinkterspasmus empfiehlt sich zusätzlich eine partielle laterale Sphinkterotomie, die ebenfalls in Lokalanästhesie durchgeführt werden kann [133]. Die Nachbehandlung besteht in Sitzbädern mit Kamille, lokaler Applikation einer Wundsalbe, Sphinkerdehnung und in der Stuhlregelung.

Bei stark induriertem Gewebe ist die operative Exzision in Narkose mit oder ohne Sphinkterotomie angezeigt oder die digitale Sphinkterdehnung nach LORD [120].

Differentialdiagnose

Atypische, flache Fissuren mit unscharfen Rändern, die auffallend indolent sind, wecken den Verdacht auf einen luischen Primäraffekt. Der mikroskopische Nachweis der Spirochaeta pallida im Reizserum bei der Untersuchung im Dunkelfeldmikroskop sichert die Diagnose. Die serologischen Reaktionen sind im Frühstadium häufig negativ. Neben der Penicillinbehandlung werden lokal einfache Wundsalben appliziert. Flächenhafte, beim Berühren indolente Ulzerationen mit weichem Grund und ödematös verdickten Rändern, sind verdächtig für das Vorliegen eines Morbus Crohn, besonders wenn zusätzlich noch Fisteln vorliegen. Die Behandlung des Grundleidens steht im Vordergrund, von einer Exzision der Ulzera ist abzuraten, da die Wundheilung bei floridem Morbus Crohn äußerst schlecht ist. Lokal werden Umschläge mit Kamille und Wundsalben verschrieben [13, 25, 41, 47, 50, 128, 163, 222, 233, 234, 249, 279]. (Siehe Abb. 172, 305–311 und 372.)

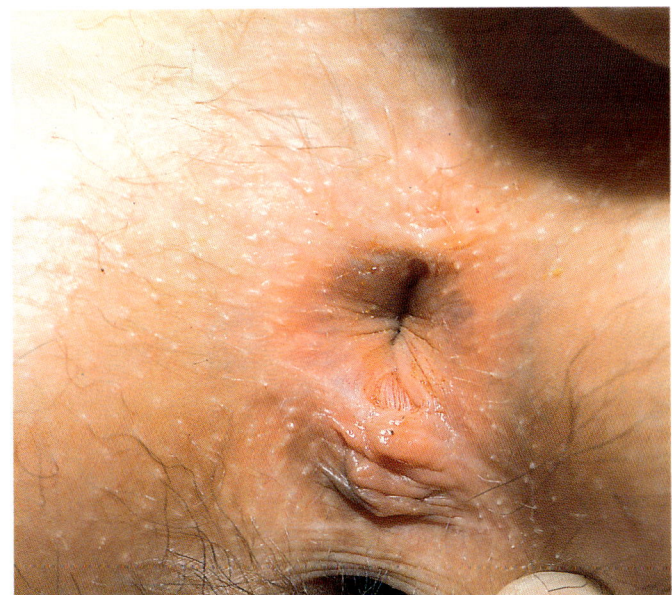

Abbildung 154
An der ventralen Kommissur findet sich
eine etwa 5 mm lange, beim Berühren
sehr stark druckdolente frische Fissur.

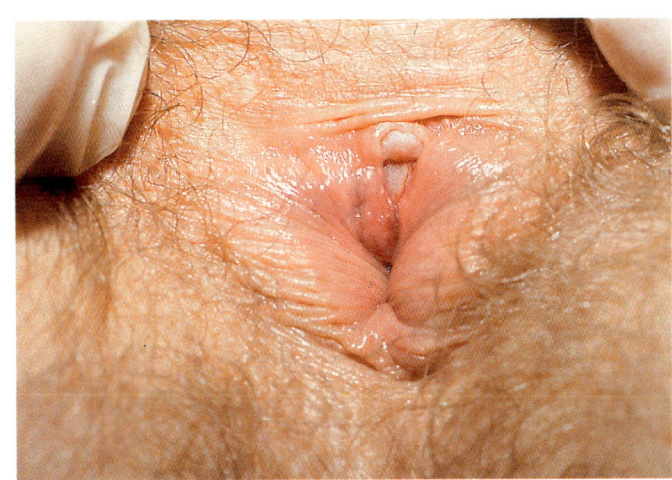

Abbildung 155
Analfissur an der dorsalen Kommissur,
durch starkes Spreizen sichtbar gemacht.
Weißlicher Grund durch sklerotisch
veränderte Muskelfasern des M. sphincter
ani internus: Chronische Fissur.

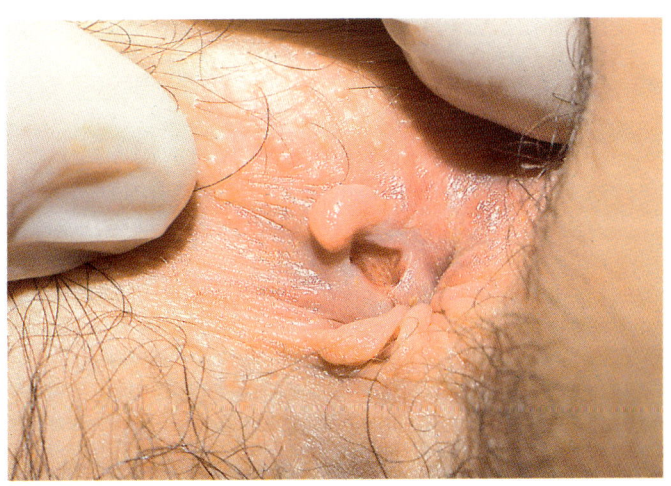

Abbildung 156
Unter einem Wachtposten liegende
Fissur, sichtbar gemacht durch Spreizen
der Analhaut.

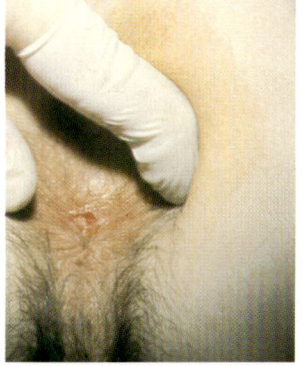
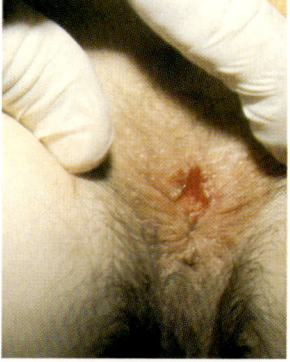

Abbildung 157
Links: Frische Fissur; rechts: Zustand nach
Anfrischen des äußeren Fissurrands
durch Abtragen des querlaufenden Narben-
bändchens mit der Schere.

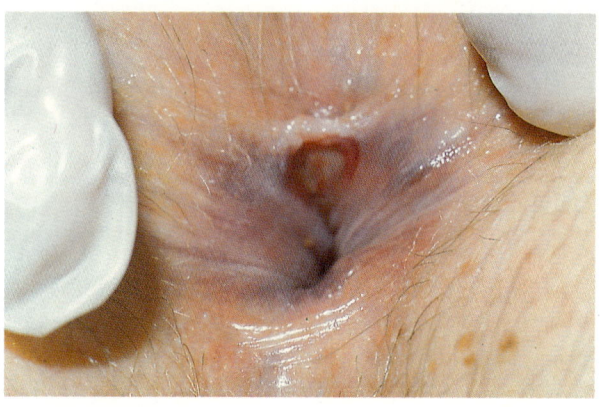

Abbildung 158
Chronische Fissur mit unterminierten
Rändern und sklerotisch veränderte Muskel-
fasern des M. sphincter ani internus auf
dem Ulkusgrund.

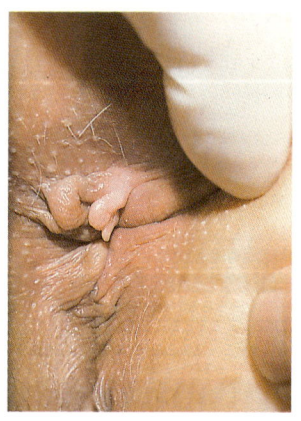
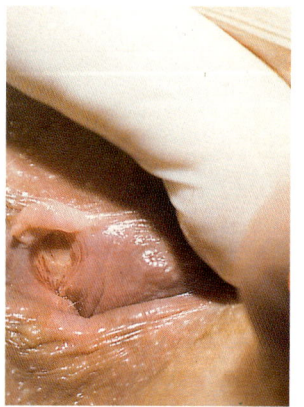

Abbildung 159
Wachtposten an der dorsalen Kommissur.

Abbildung 160
Nach Spreizen wird die Fissur sichtbar.

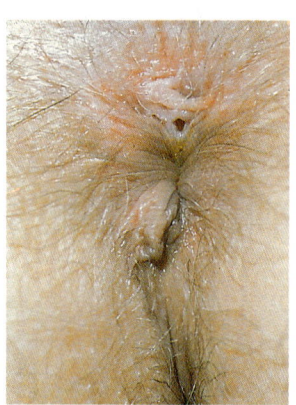
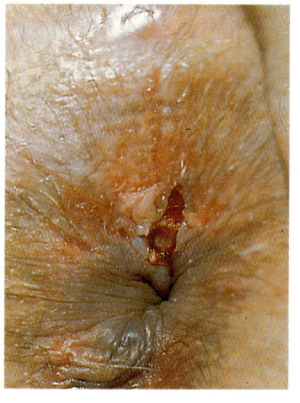

Abbildung 161 a + b
a: Fissur mit Taschenbildung; an der dorsa-
len Kommissur eine kleine rundliche Öff-
nung wie bei einer Fistel.
b: Nach Durchtrennen einer Hautbrücke
wird die Fissur sichtbar.

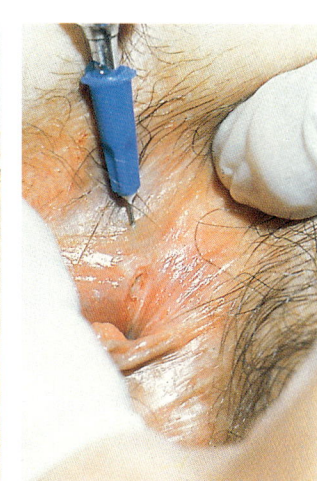

Abbildung 162
Subfissuräre Injektion eines Lokal-
anästhetikums bei frischer Fissur.

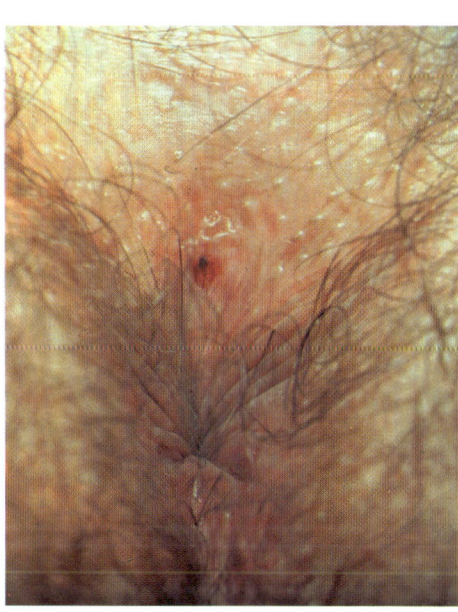

Abbildung 163
Mikrothrombose an der dorsalen
Kommissur.

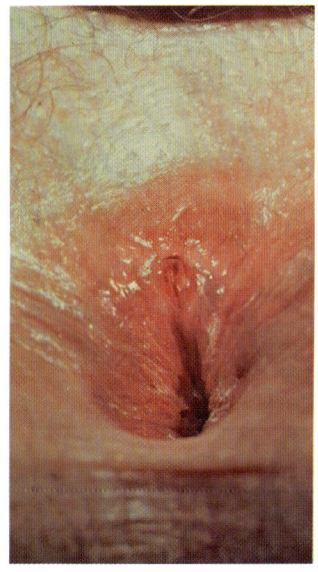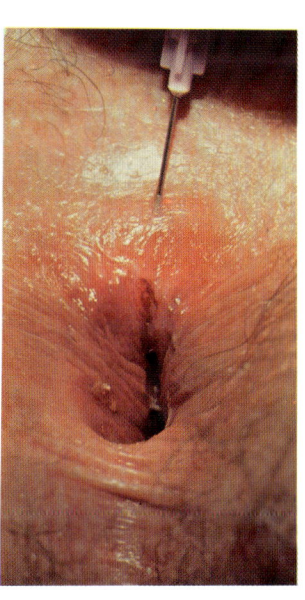

Abbildung 164
Nach drei Tagen hat sich an dieser Stelle
eine Fissur entwickelt.

Abbildung 165
Durch subfissuräre Lokalanästhesie
wird die Fissur zur Abheilung gebracht.

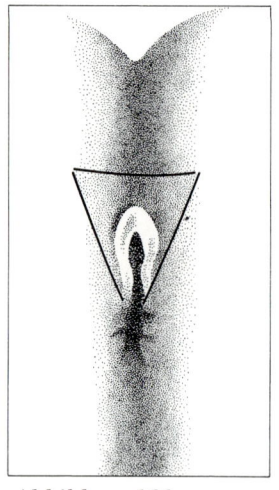
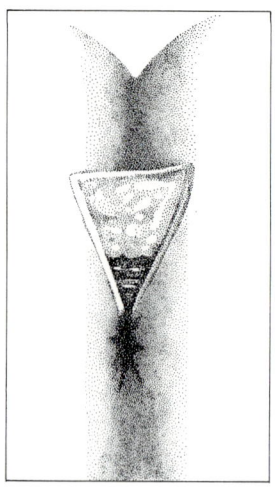

Abbildung 166
Dreieckförmiges Ausschneiden der Fissur mit breiter Basis nach aussen, damit der Sekretabfluß erleichtert wird. Gleichzeitig werden Marisken und Narbengewebe mitentfernt.

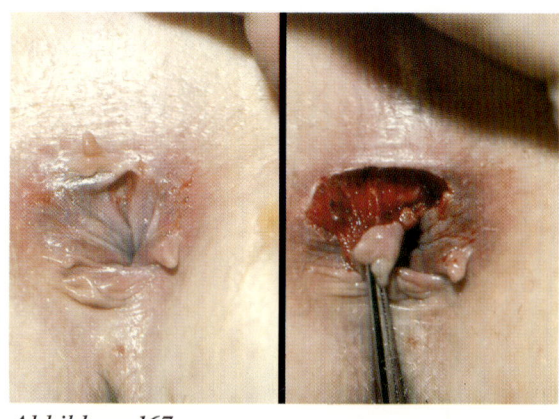

Abbildung 167
Links: Fissur an der dorsalen Kommissur, außen begrenzt durch einen unterminierten Narbenwulst; rechts: Zustand, nachdem der Narbenwulst mit einer Zange gefaßt und alles Narbengewebe – zirkulär, gegen den Analkanal hin – mit dem elektrischen Messer abgetragen wurde.

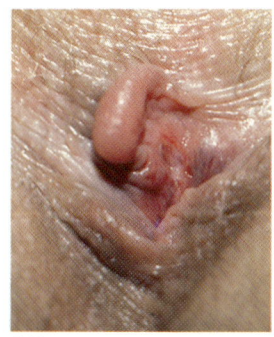
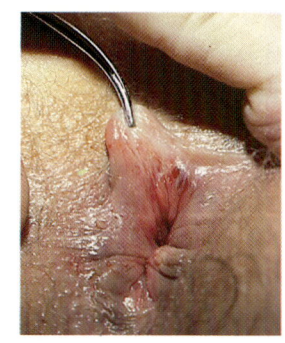
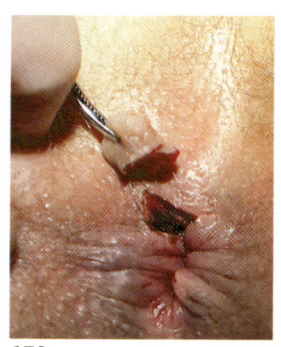
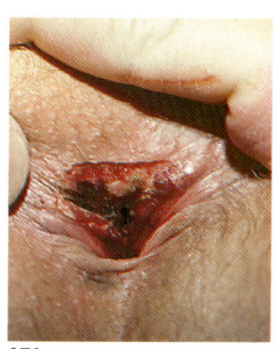

168   169   170   171

Abbildung 168–171
Mariske und Fissur. An der dorsalen Kommissur links findet sich ein Hautwulst und rechts davon in der Mittellinie ein Einriß im Anoderm: Fissur. Bei der Palpation fühlt sich die Mariske als weicher Hautlappen an. Die Fissur ist beim Berühren mit einem Wattetupfer sehr schmerzhaft und blutet leicht. Nach der Lokalanästhesie wird die Mariske mit einer Klemme hochgehoben und die Fissur besser sichtbar gemacht. Hierauf wird die Mariske mit dem elektrischen Messer abgetragen, die Fissur dreieckförmig exzidiert und die Blutung durch Elektrokoagulation gestillt.

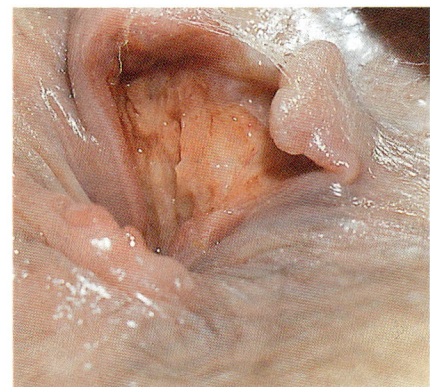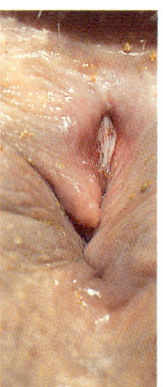

Abbildung 172
Ulkus bei Morbus Crohn: Es ist im Gegensatz zur Fissur (rechtes Bild) flach und nicht schmerzhaft. Die Diagnose wird durch den Nachweis des Morbus Crohn im Verdauungstrakt gesichert. (Vgl. Kapitel anale und perianale Veränderungen bei Morbus Crohn, S. 114–119).

Analfistel

Der Fisteltrakt entsteht, wenn aus einem Eiterherd, welcher meist von einer Analdrüse in der Morgagnischen Krypte ausgeht, der Eiter durchbricht. Findet sich nur eine einzige Fistelöffnung, spricht man von einer inkompletten oder blinden Fistel. Bei Fisteln muß man daran denken, daß möglicherweise eine Aktinomykose, Lues, Gonorrhoe, Enteritis, Morbus Crohn oder Colitis ulcerosa vorliegt. Die tuberkulöse Ätiologie ist heute äußerst selten geworden.

Symptome: Rezidivierendes Auftreten eines Perianaltumors mit Spannungsschmerz; spontaner Abgang von Sekret und Eiter. Die Fistelöffnung ist oft überhäutet und schlecht zu sehen. Am besten sucht man sofort bei Abgang von Sekret nach einer Fistelöffnung. Der Verlauf von Fisteln wird durch Injektion von Methylenblau oder Röntgenkontrastmittel wie durch transrektale Sonographie abgeklärt.

Bei der *Therapie* wird der Fistelgang zuerst mit einer Kanüle, die einen stumpfen oder spitzen Mandrin hat, sondiert. Bei inkompletten äußeren Fisteln ist eine Perforation mit dem spitzen Mandrin zur Krypte notwendig: Nach Vorschieben in den Analkanal wird der Mandrin entfernt und ein doppelter Nylonfaden durch die Kanüle und per anum nach außen geführt. Die Kanüle kann nun zurückgezogen und der Faden zur Drainage in situ belassen werden. Nach zwei bis drei Wochen haben sich Nebengänge geschlossen, die Sekretion kommt zum Stillstand. Liegt die Fistel submukös, subkutan, intrasphinkter, kann man sie nun mit einer durch den Fistelgang gezogenen Drahtschlinge elektrisch oder über einer eingelegten Sonde mit dem Thermokauter eröffnen.

Transphinkterisch verlaufende Fisteln und komplizierte Fistelsysteme werden chirurgisch saniert [25, 26, 41, 47, 50, 68, 129, 133, 190, 222, 232, 235, 249, 253, 269, 279].

Die Durchzugsmethode wurde wegen Kontinenzstörungen verlassen und wird neuerdings mit einem Spiraldraht wieder angewendet [313, 328].

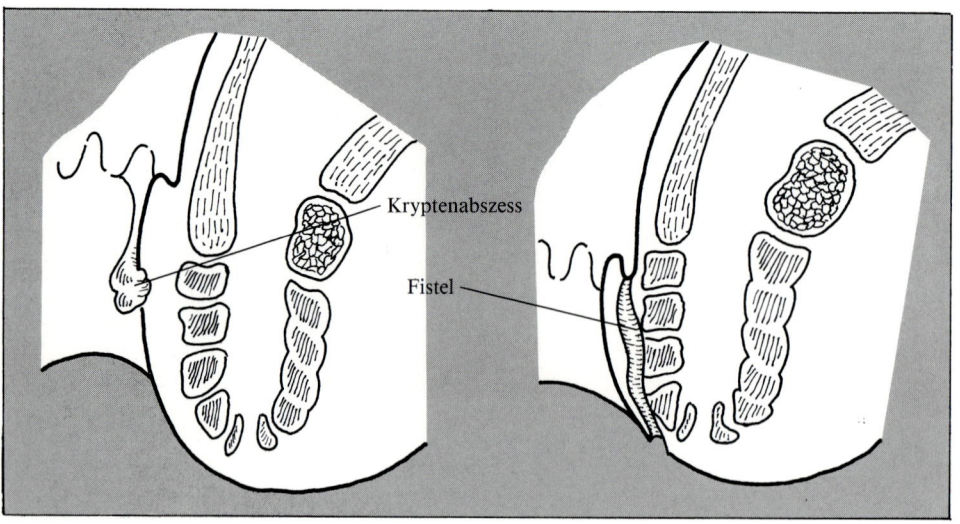

Abbildung 173
Schematische Darstellung der Fistelentstehung: Deszendierende Kryptitis hinterläßt
eine Fistel.

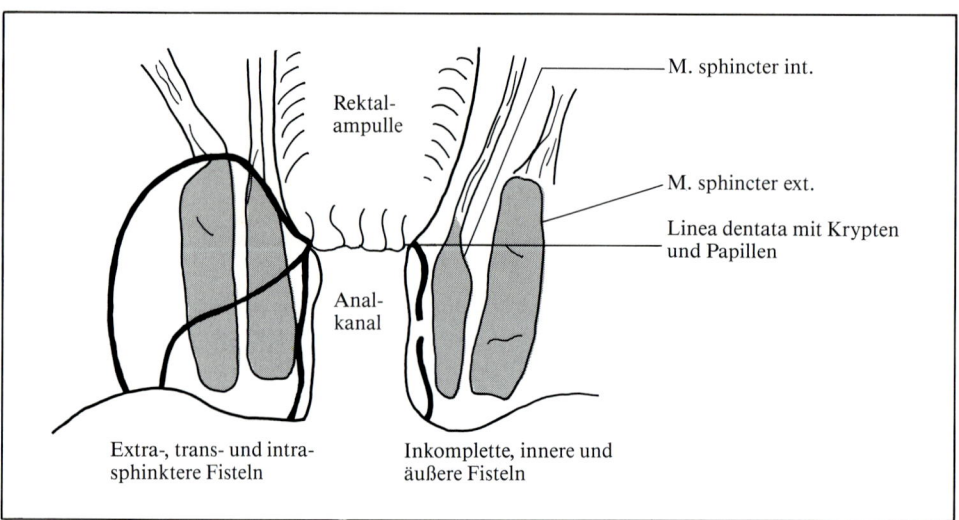

▲ *Abbildung 174*
   Schematische Darstellung der häufigsten
   Verlaufsformen von Fisteln.

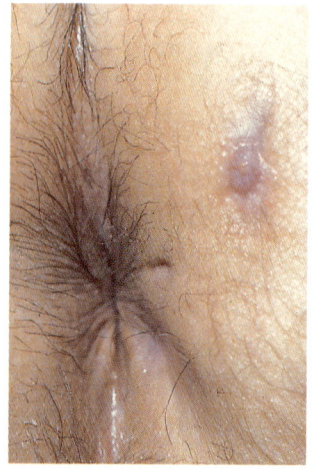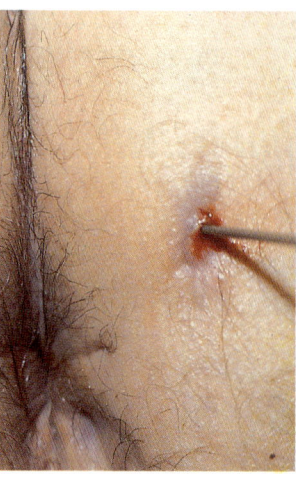

Abbildung 175 a + b
a: Verklebte Fistelöffnung in rechter Gesäßpartie.
b: In den Fistelgang eingelegte Sonde.

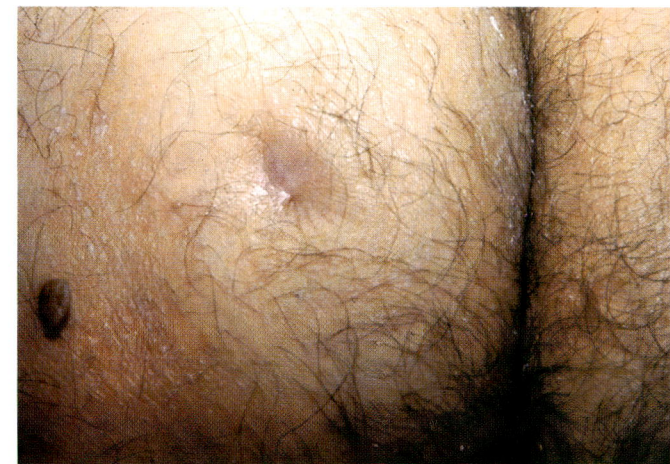

Abbildung 176
Überhäutete äußere Fistelöffnung
in linker Gesäßpartie.

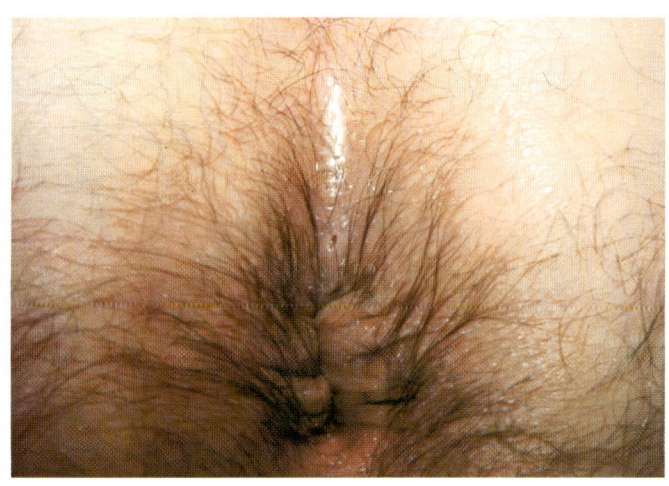

Abbildung 177
Fistelöffnung über der dorsalen
Kommissur in Rima ani.

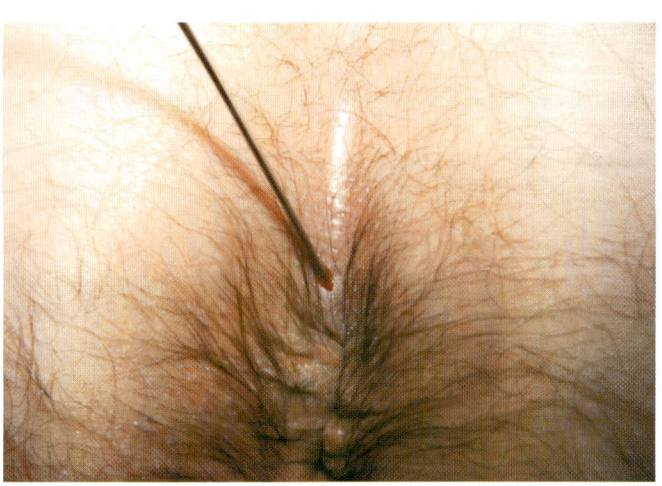

Abbildung 178
Sonde in Fistelöffnung (gleicher Fall
wie Abbildung 177).

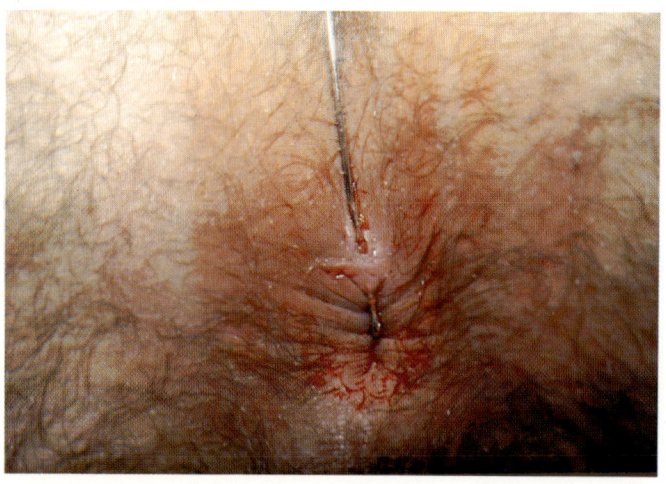

Abbildung 179
Eingelegte Knopfsonde in subkutan,
submukös intrasphinkter verlaufender
Fistel.

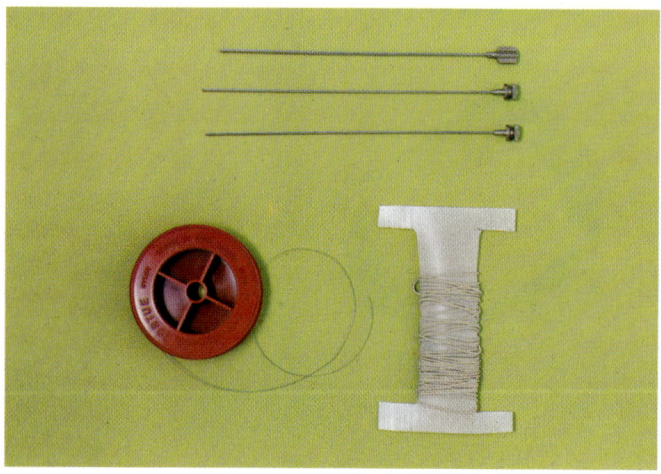

Abbildung 180
Instrumentarium zur Fisteldrainage:
Oben: Kanüle mit stumpfem und
dreikantig zugespitztem Mandrin zur
Perforation inkompletter Fisteln in
den Analkanal.
Unten: Nylon- und Zwirnfaden.

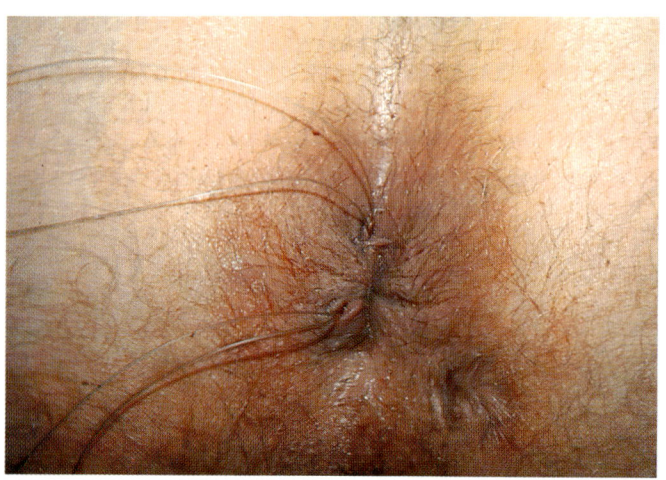

Abbildung 181
Mit doppeltem Nylonfaden drainierte
Fistel.

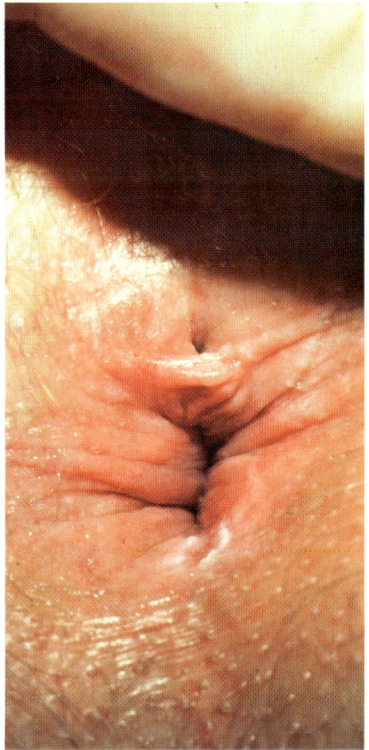 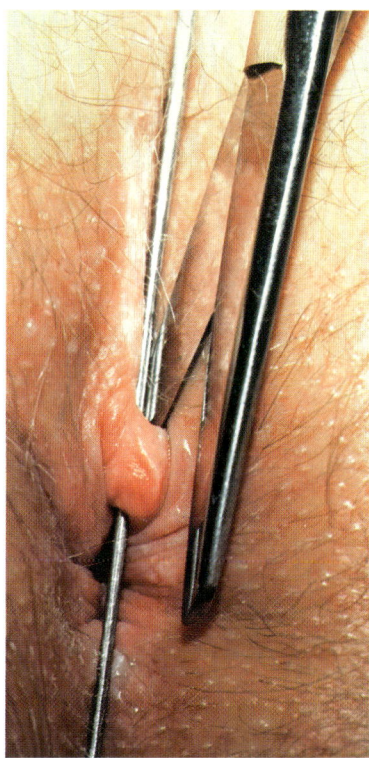 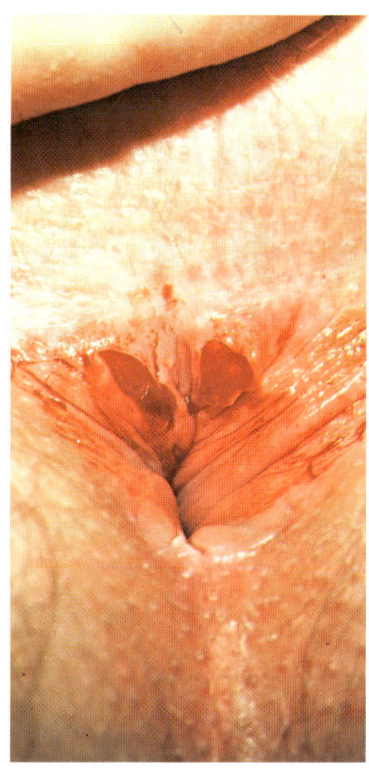

Abbildung 182–184
Fistelöffnung an der dorsalen Kommissur. Mit der Knopfsonde kann eine subkutan submukös intrasphinkter verlaufende Fistel sondiert und anschließend mit der Schere eröffnet werden.

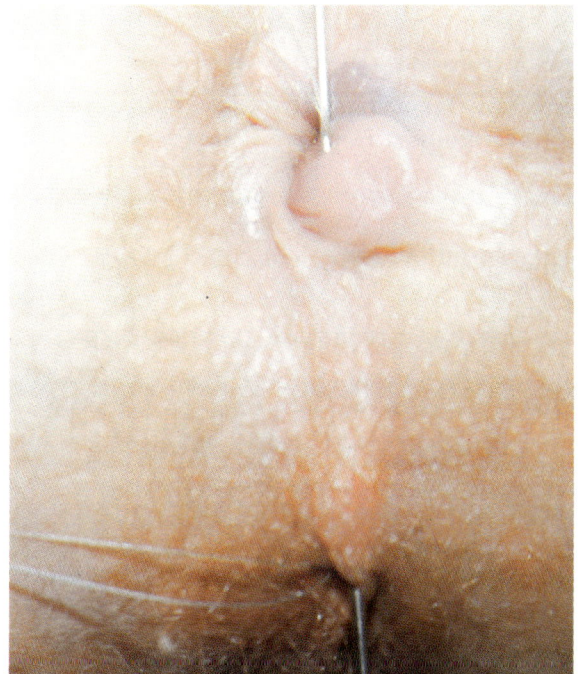 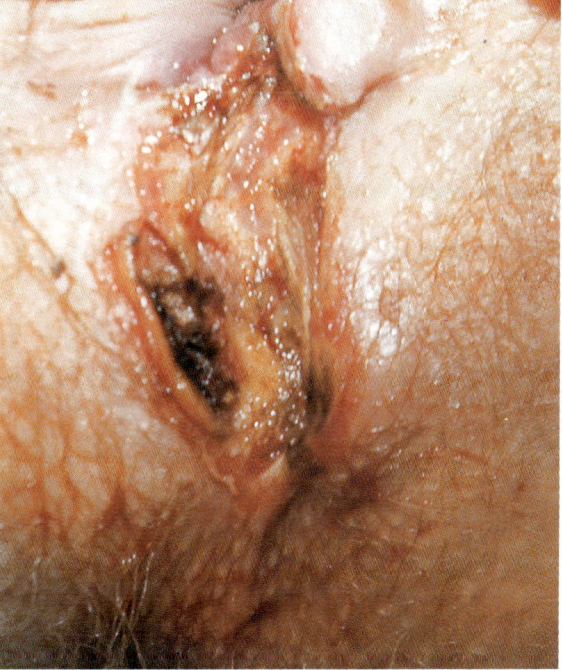

Abbildung 184 a + b
a: Sondierte und mit Faden drainierte extrasphinktere Fistel.
b: Gleicher Fall: Nach Eröffnen der Fistel mit dem elektrischen Messer.

Analabszess

Ein Analabszess geht meist descendierend von einer entzündeten Drüse der Morgagnischen Krypte aus und hinterlässt nach Durchbruch häufig einen Fistelgang. Der Abszess verursacht starke Schmerzen, zeitweilig auch Temperaturanstieg und Vorwölbung im Bereiche des Anus. Er ist meistens erkennbar an einer livid verfärbten, sehr druckschmerzhaften Vorwölbung der Perianalhaut. Die Diagnose wird durch die rektale Palpation, durch Probepunktion oder transanale Sonographie gesichert. Zur *Behandlung* wird der Abszess ohne Fluktuation abzuwarten, nach oberflächlicher Infiltrationsanästhesie oder Kälteanästhesie mit Chloräthyl, T- oder bogenförmig inzidiert. Zur Drainage wird eine Mèche eingelegt und zur Nachbehandlung Sitzbäder mit Kamille verschrieben. Bei ausgedehnten Abszessen kommt die chirurgische Ausräumung in Narkose in Frage [25, 26, 41, 133, 222, 234, 249].

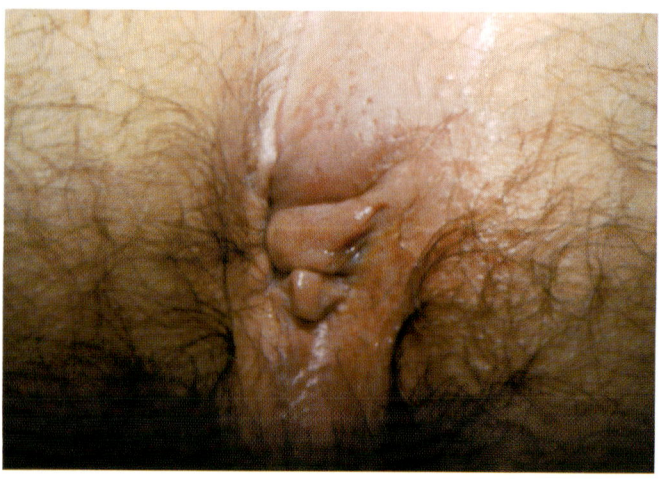

Abbildung 185
Livide Hautvorwölbung bei Analabszeß
an der dorsalen Kommissur rechts bei
1 Uhr.

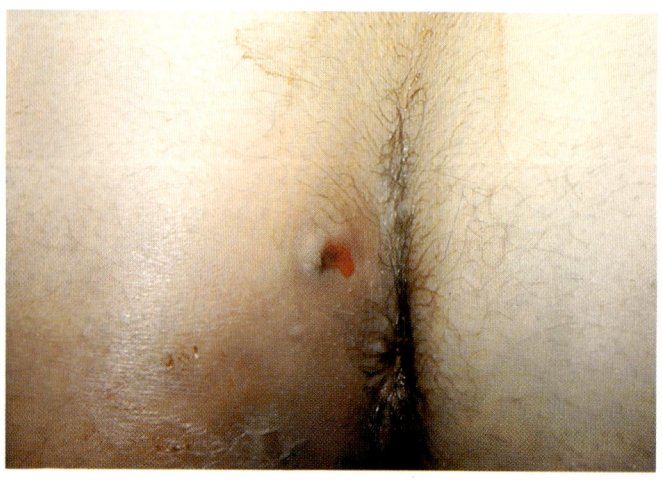

Abbildung 186
Phlegmone der linken Gesäßpartie mit
blutender Fistelöffnung.

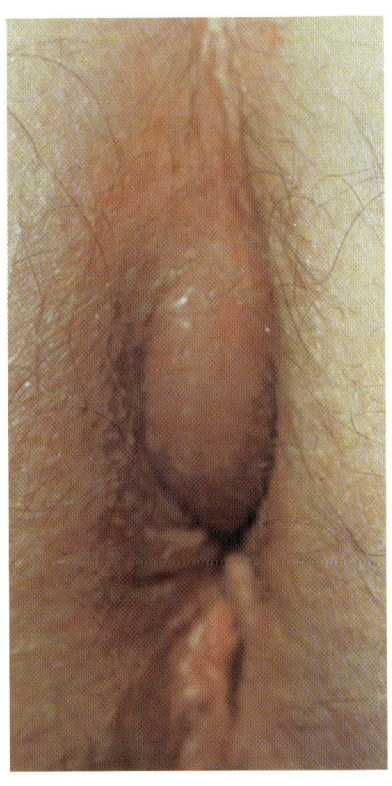

Abbildung 187
Gespannte druckschmerzhafte livid verfärbte Vorwölbung
an der dorsalen Kommissur bei Perianalabszeß.

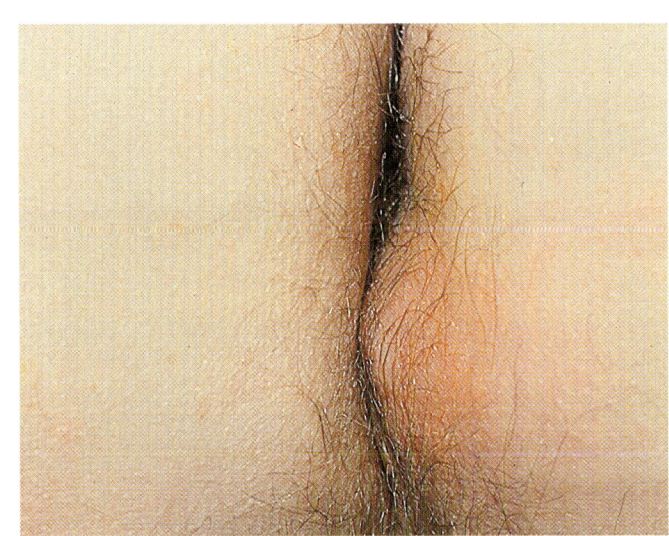

Abbildung 188
Perianalabszeß rechts

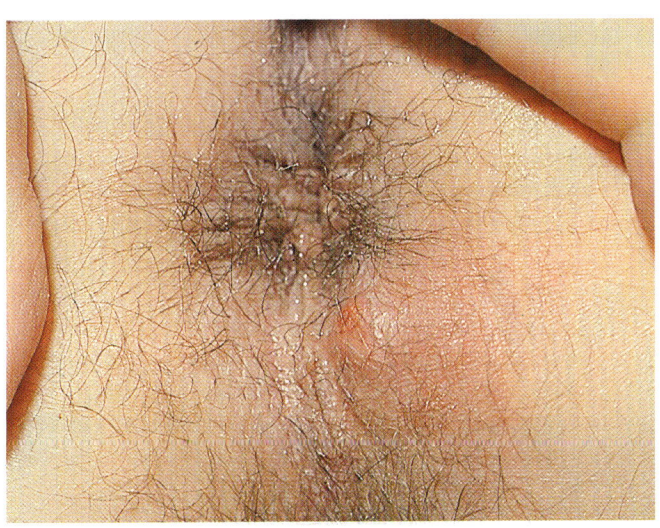

Abbildung 189
Nach Spreizen wird die Abszeß-
vorwölbung deutlich sichtbar.

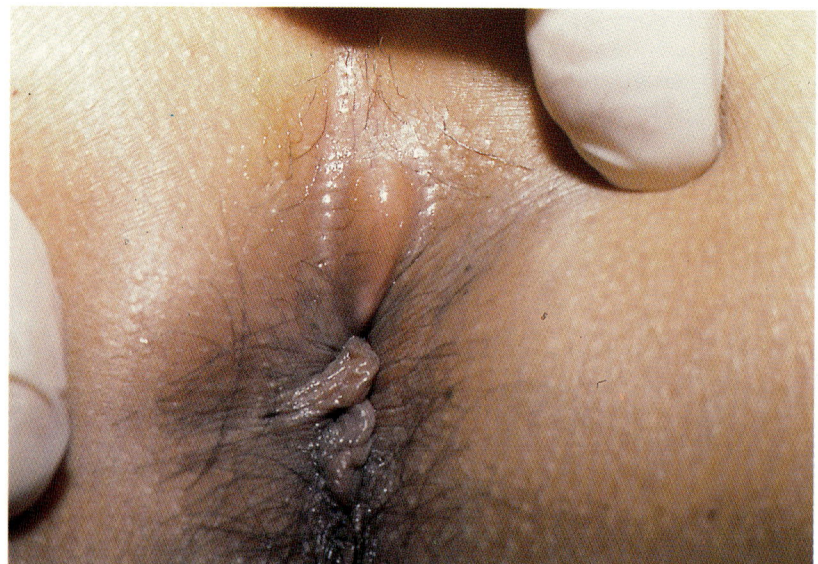

Abbildung 190
Walnußgroße, rötlich-
bläulich verfärbte Vorwöl-
bung an der dorsalen
Kommissur links.
Bei der Palpation findet sich
eine prallelastische Vorwöl-
bung, die sehr druckschmerz-
haft ist.

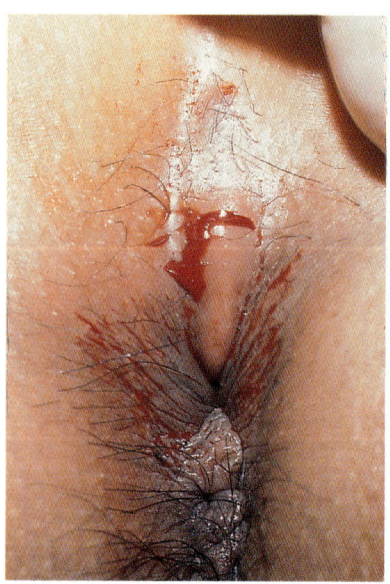

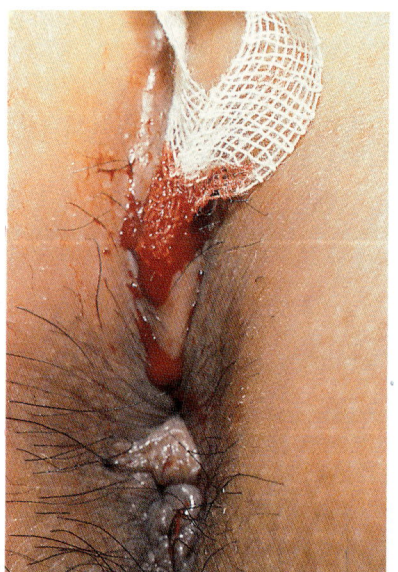

Abbildung 191
Gleicher Fall wie Abbildung 190:
Bogenförmige Inzision nach
Oberflächenanästhesie.
Es entleert sich reichlich gelber
Eiter.

Abbildung 192
Zur Drainage wird während zwei
bis vier Tagen eine Vioformmèche
eingelegt. Zusätzlich werden
Kamillekompressen oder Kamille-
sitzbäder verschrieben.

Weitere Erkrankungen im Analbereich

Analekzem

Analekzeme können akut und chronisch auftreten. Bei der akuten Form stehen Rötung und Nässen im Vordergrund, bei der chronischen ist die Haut verdickt, trocken und zuweilen schuppend. Beiden Formen gemeinsam ist der Juckreiz, der zum Kratzen veranlaßt. Blutige Exkoriationen fehlen daher fast nie. Häufig sind auch Rhagaden zu finden. Der Übergang zur gesunden Haut kann scharf oder fließend sein.

Ätiologisch kommen Hämorrhoiden in Frage, doch spielen in vielen Fällen exogene Faktoren die auslösende Rolle: z.B. Kontaktallergie auf Toilettenpapier, Medikamente (Hämorrhoidalsalben und -suppositorien, Abführmittel, oral verabreichte Antibiotika und Darmdesinfizientien, die die Darmflora stören und zu einer Zurückdrängung der Laktobazillen führen), Waschmittelreste in der Unterwäsche, Seifen, Körperpflegemittel usw. Häufig liegt eine Candidose vor. Auch Oxyuren kommen als Ursache in Frage. Seltener sind Sekretion bei Anitis, Hämorrhoidal- und Rektumprolaps so wie lang dauernde Durchfälle, insbesondere bei Kolitis, von kausaler Bedeutung.

Die *Therapie* richtet sich nach der Ursache. Kontaktallergene können durch die Allergieteste ermittelt und ausgeschaltet werden. Anitis und Prolapse lassen sich durch entsprechende Maßnahmen beheben. Nicht selten wirkt sich die Verödungsbehandlung innerer Hämorrhoiden günstig auf das Leiden aus. Lokal bringen kortikosteroidhaltige Salben rasche Linderung. Bei Wochen bis Monate langer Anwendung kann es zu einer potentiell irreversiblen Hautatrophie kommen.

Bei bakterieller Superinfektion muß mit antibakteriellen Salben behandelt werden. Candidabefall macht eine candidaspezifische Behandlung notwendig. Bei starker Entzündung der Haut sind Kliebäder von Vorteil. Adstringierend wirken Sitzbäder oder Kompressen mit Tannin (Lothanin Wolo), KMnO4 Lösung (1:10 000) oder von Hamamelidis aqua [339], Farbstoffe und UVA-Lichttherapie [160]. Wichtig ist eine sorgfältige Analhygiene mit Waschen ohne Seife, Reduktion von Süssigkeiten [41, 222, 256, 257, 339].

Bei über Monate bis Jahre bestehenden ekzematösen Hautveränderungen, die jeder Behandlung trotzen, muß an eine Veränderung wie Morbus Bowen oder Morbus Paget (vergl. S. 85) gedacht und eine Hautbiopsie zur histologischen Untersuchung durchgeführt werden [200] (vergl. Abb. 199, 202). Bei positivem Befund muß das erkrankte Hautgebiet exzidiert und der Defekt durch einen Verschiebelappen gedeckt werden. Ebenfalls zu den Präkanzerosen wird der Lichen sclerosus et atrophicus (Kraurosis vulvae) (Abb. 200) gezählt, der vorwiegend nach der Menopause auftritt und häufig zu quälendem Juckreiz führt. Es kommt zu fortschreitender Schrumpfung und Atrophisierung aller Teile der Vulva und Perianalhaut. Bei der Untersuchung findet sich eine rissige und pergamentartige Haut. Zum Ausschluß einer Präkanzerose empfiehlt sich eine histologische Kontrolle. Die Behandlung besteht in lokaler und evtl. allgemeiner Hormontherapie mit Östrogen.

Differentialdiagnostisch spielt auch die *Psoriasis* eine Rolle. Ein alleiniger Befall der Perianalregion als Erstmanifestation ist selten. Die Prädilektionsstellen der Psoriasis liegen an den Ellbogen, Kniestreckseiten, der Kopfhaut und erst sekundär perianal. Die Psoriasis der Haut besteht in erythrosquamösen Herden, die aus einem roten, sich rasch mit Schuppen bedeckenden Fleck hervorgehen und beim Kratzen durch positives Kerzenfleckphänomen und blutigen Tau charakterisiert sind. Bei

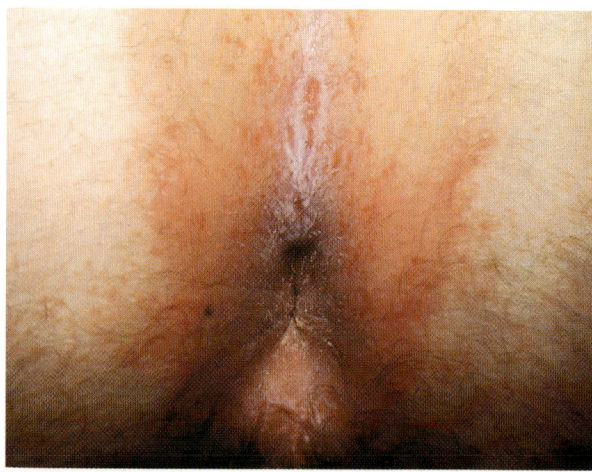

perianalem Befall fehlt häufig die Schuppung. Gleichzeitig bestehende Hautherde erleichtern die Diagnose einer perianalen Psoriasis. (Siehe Abb. 203, 204). Die Lokalbehandlung besteht in doppeltfluorierter Steroidsalbe über 1 Woche alternierend mit einem nicht steroidhaltigen Keratolytikum oder mit der altbewährten Solutio Castellani oder durch UVA-Lichttherapie.

Abbildung 193
Akutes Analekzem mit Rhagaden und
Exkoriationen.

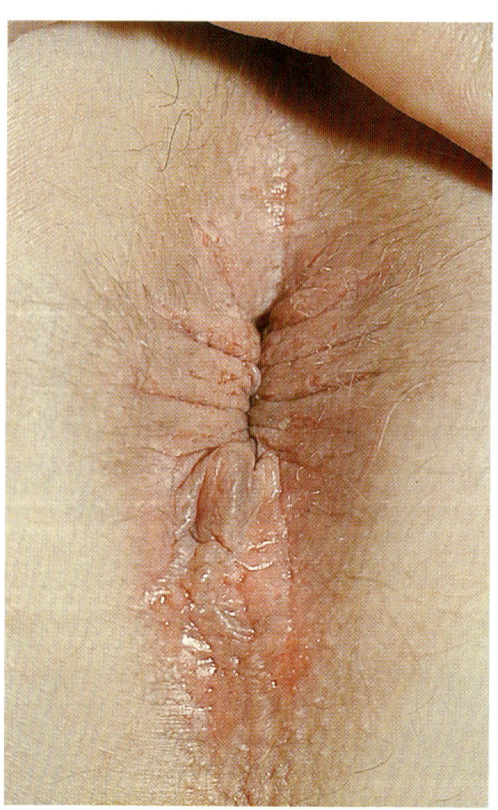

Abbildung 194
Chronisches Analekzem.
Die Perianalhaut ist induriert, zum Teil lichen-
infiziert und weist zahlreiche radiär verlaufende,
leicht näßende Rhagaden auf.

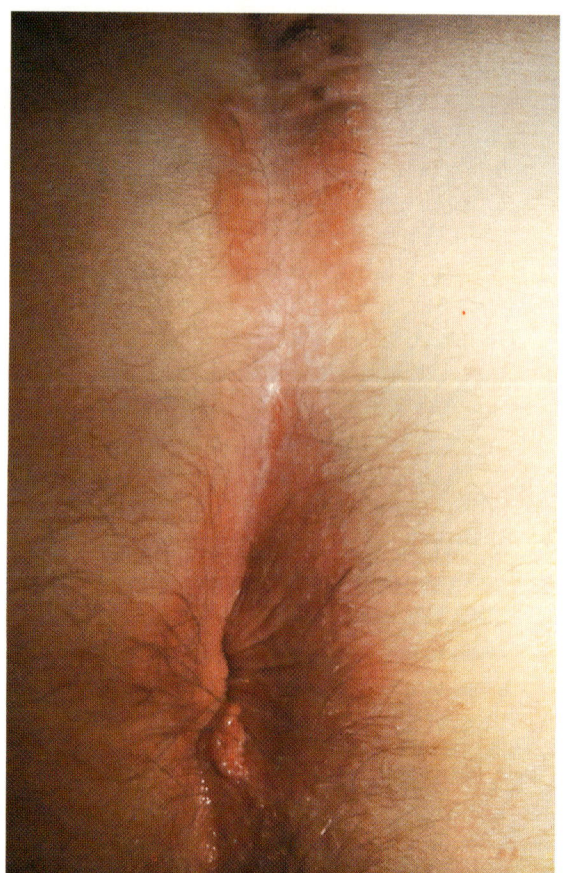

Abbildung 195
Exazerbation eines seit Jahren bestehenden
Analekzems mit Rhagaden.

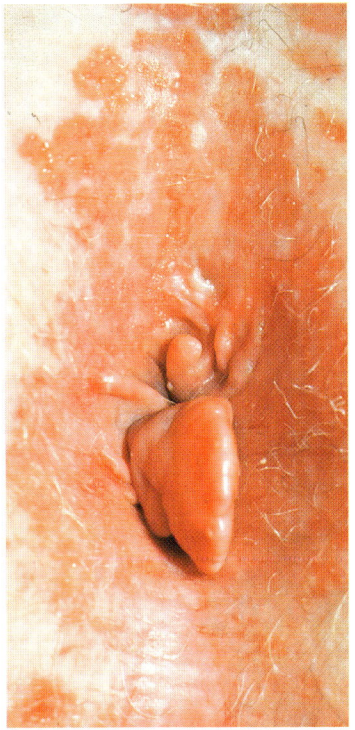

Abbildung 196
Mariske mit akutem Ekzem.

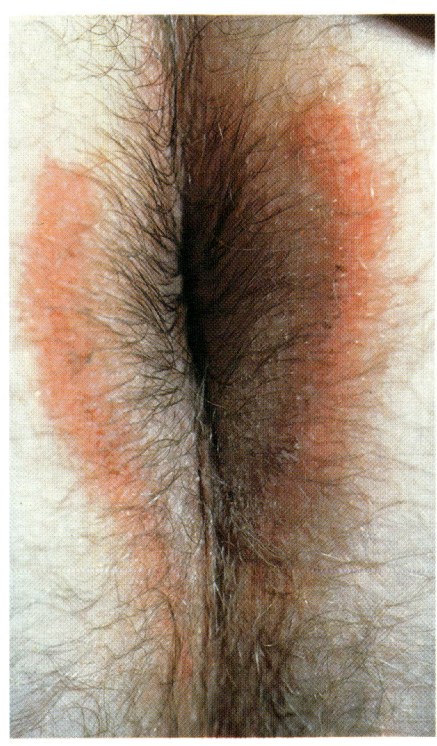

Abbildung 197
Ekzema marginatum bei Candida-
Infektion.

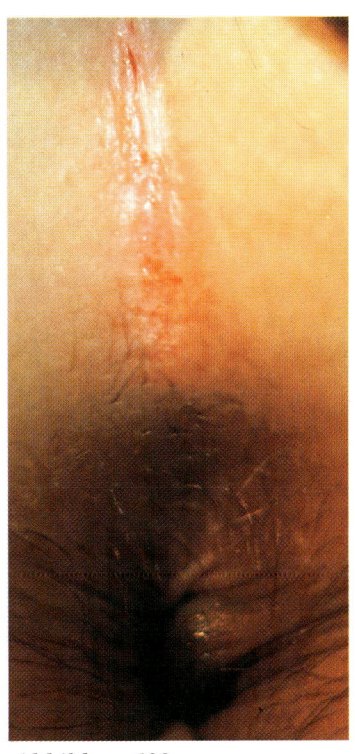

Abbildung 198
Näßender Intertrigo in
der Rima ani bei starkem
Schwitzen.

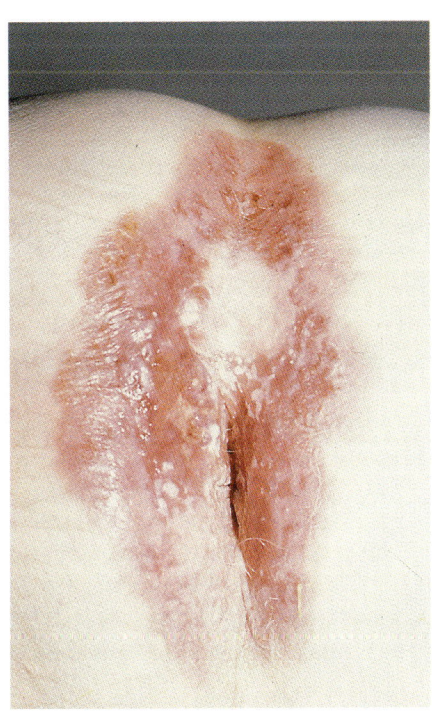

Abbildung 199
Morbus Paget: Der Patient wurde während
Monaten erfolglos wegen Ekzem behandelt.

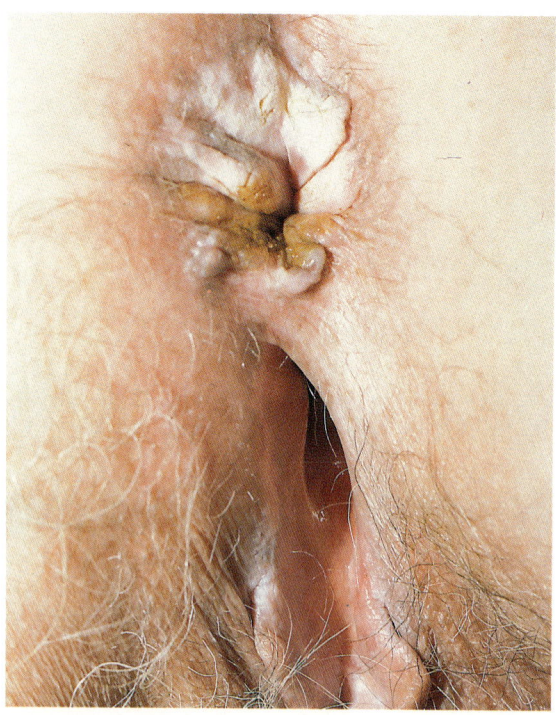

Abbildung 200
Craurosis vulvale.

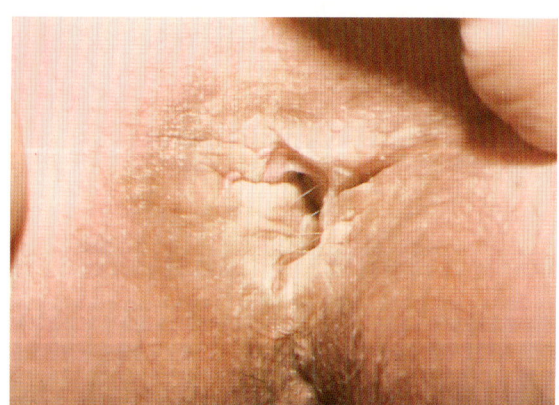

Abbildung 201
Perianale entzündliche Infiltration mit Rhagaden-
bildung bei Morbus Crohn.

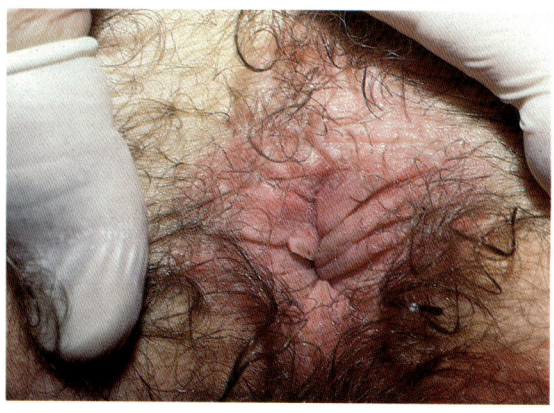

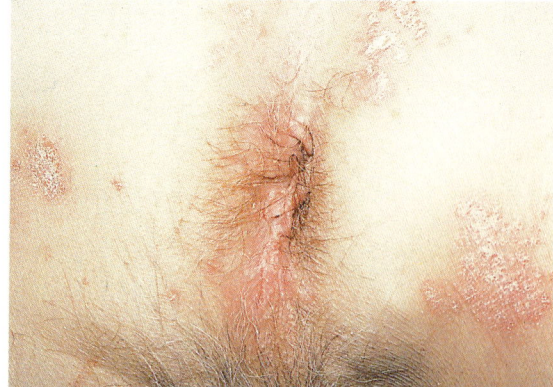

Abbildung 203
Perianale Psoriasis.

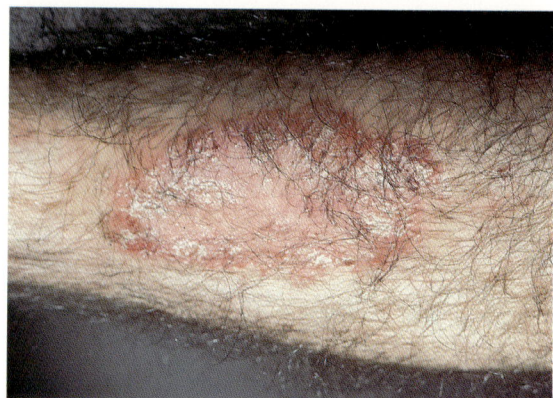

Abbildung 204
Psoriasis an Vorderarm (gleicher Fall).

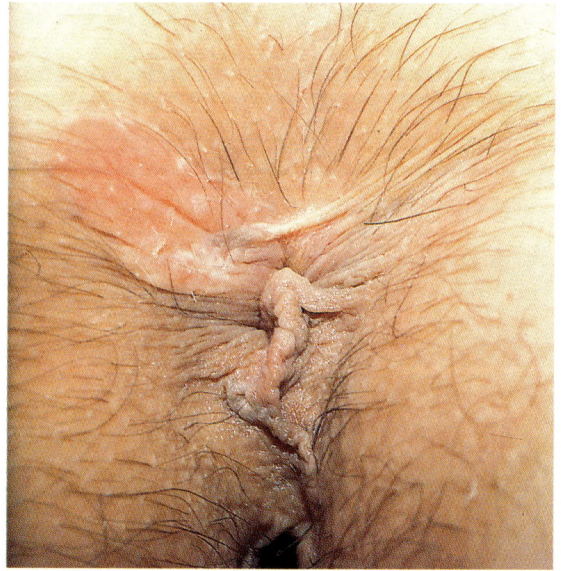

▲ *Abbildung 205   Basaliom.*

◄ *Abbildung 202*
Morbus Bowen (vgl. Abb. 211 a).

Pilodinalsinus (Sakraldermoid)

Das Sakraldermoid ist ein Hautbalg über dem Os sacrum, der mit der Hautoberfläche durch einen feinen, epithelisierten Kanal verbunden ist und in der Mittellinie dorsal vom Anus mündet. Zeitweilig finden sich auch Nebengänge. Infektionen führen zu Rötung, Schwellung und Schmerz.

Die *Therapie* ist chirurgisch durch Exzision des Hautbalges. Ein möglicher Abszeß wird gespalten, die Exzision des Hautbalges erfolgt

zwei bis drei Wochen später. In einzelnen Fällen kann eine Abheilung durch Kürettieren des Hautbalges oder Reinigen desselben mit einer feinen Bürste erzielt werden [133, 333].

Ein ähnliches Bild kann die sehr selten vorkommende perianale Hidrosadenitis suppurativa (Verneuilsche Krankheit, Abb. 322b) machen mit epidermalen Invaginationen und mit trichterförmigen Narben. Häufig finden sich weitere Lokalisationen, inguinalskrotal, inguinal, axillär und retroaurikulär. Die Therapie ist chirurgisch [41, 234, 249, 258, 271, 288].

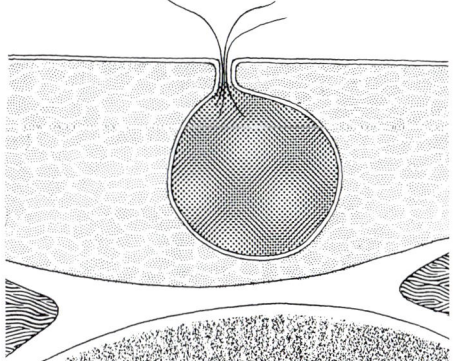

Abbildung 206
Pilodinalsinus (Sakraldermoid).

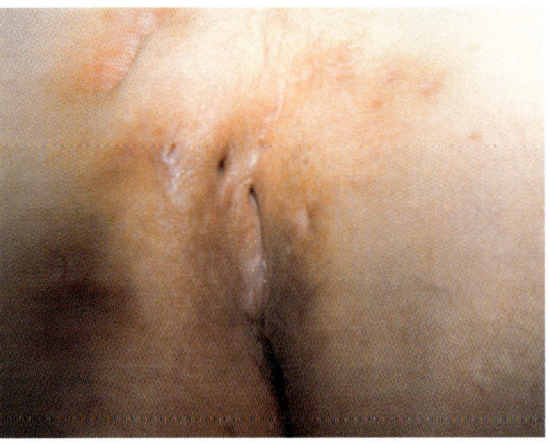

Abbildung 207
Mehrere epithelisierte Öffnungen bei Pilonidalsinus oberhalb des Anus über dem Os sacrum.

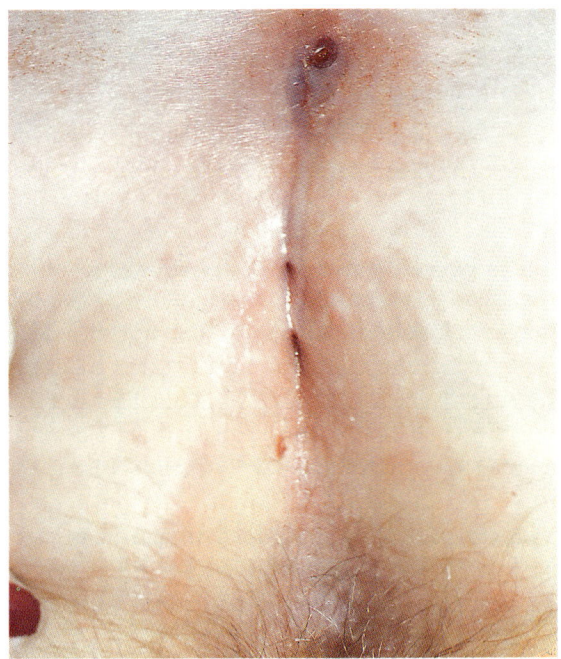

Abbildung 208
Narbige Veränderungen über dem Sakrum mit Fistelöffnungen, vom Anus weit entfernt: Pilodinalsinus.

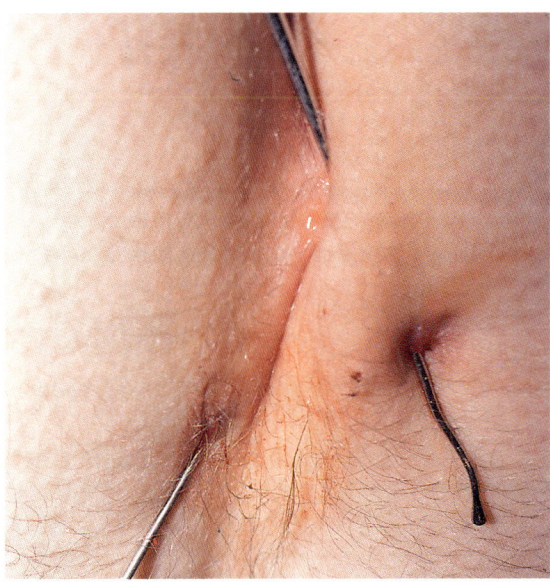

Abbildung 209
Pilodinalsinus. Sondiertes Fistelgangsystem

Proctalgia fugax
(anorektale Neuralgie, Proctalgia nocturna)

Es handelt sich um ein harmloses Leiden, das die Patienten jedoch sehr belästigen kann. Typisch sind anfallsweise auftretende Schmerzen tief im Rektum, nicht oberflächlich im Analbereich. Sie treten blitzartig, krampfartig oder in Form eines schmerzhaften Druckgefühles auf und werden durch Änderung der Körperlage zum Verschwinden gebracht. Typisch ist ihr Auftreten gegen Morgen, so daß die Patienten aus dem Schlaf geweckt werden. Die Schmerzen sind kurzdauernd, Sekunden bis zu 15 Minuten, und können von falschem Stuhldrang, zeitweilig von Nausea, Brechreiz, Schweißausbruch, Schwindelanfall bis Kollaps begleitet sein. Die Proktalgie tritt bei Frauen zwischen 30 und 50 Jahren zweimal häufiger auf als bei Männern. Ätiologisch werden Gefäßspasmen, häufig in Koinzidenz mit Migräne, oder Kontraktionen der Beckenbodenmuskulatur in Betracht gezogen. Differentialdiagnostisch kommen Kokzygodynie, ein Kauda-Syndrom, tabische Krisen, ein Herpes simplex, Analfissur, perianales Hämatom, Kryptitiden oder ein Abszeß in Frage, besonders wenn die Beschwerden lange, d.h. über Stunden andauern. Die *Diagnose* läßt sich auf Grund der geklagten Beschwerden stellen und wird durch die proktologische Untersuchung mit normalem Befund gesichert. Eine *Behandlung* der Proctalgia fugax ist meist unnötig, da die Beschwerden nur während Sekunden oder Minuten andauern. Durch Veränderung der Körperlage können die Beschwerden verschwinden, ebenso geschieht dies durch Druck auf den Damm oder durch Einführen eines Fingers in das Rektum oder durch die Defäkation. Lokale Wärmeapplikation mit Wärmebeutel auf Bauch und Dammbereich oder ein warmes Sitz- oder Vollbad führen meist rasch zum Abklingen der Schmerzen. Medikamente wie Spasmolytika oder Neuroleptika wirken meist erst, wenn die Schmerzen bereits spontan abgeklungen sind mit Ausnahme von sublingual applizierten Nitroglycerinpräparaten. Ein abends verabreichtes Sedativum kann die Anfallsbereitschaft der nächtlichen Proktalgie herabsetzen. Andererseits steigern Eingriffe im Analbereich wie Verödungsinjektionen oder Ligaturbehandlung von inneren Hämorrhoiden die Bereitschaft für die Schmerzanfälle [89, 168].

Pruritus ani

Der Analpruritus ist der häufigste aller lokalisierten Juckreize der Haut. Es handelt sich um eine subjektive Empfindung, die durch Reizung feiner verzweigter, sensibler Nervenendigungen in der dermoepidermalen Grenzfläche entsteht und häufig zum Kratzen zwingt.

Ein leichtes Brennen in der Analregion dürfte wohl jedermann ab und zu verspüren. Wird der Juckreiz intensiv empfunden, und tritt er in Form von lästigen Anfällen auf, kann er zu Schmerzempfindungen führen und für die Betroffenen eine wirkliche Krankheit bedeuten. Oft kann zwischen Jucken und Schmerz nicht mehr unterschieden werden. Dies um so mehr als die Reizschwelle für beides sehr individuell ist. Sensible Menschen können einen geringen Analreiz als äußerst unangenehm empfinden, während sich andere selbst über erhebliche Lokalveränderungen wie Prolaps oder Fissur kaum beklagen. Kratzen provoziert die Freisetzung bzw. Bildung von Gewebshormonen wie Histamin, Proteasen und Prostaglandine. Diese können ihrerseits in kleinsten Mengen die sensiblen Rezeptoren reizen, die gerade im Analbereich sehr zahlreich vorhanden sind. Der Reiz wird von diesen über periphere Nervenfasern und das Rückenmark dem Zentralnervensystem übermittelt. Die Wahrnehmung kann dann erneut den Kratzreflex auslösen. Kratzen schädigt darüber hinaus das Epithel, wodurch die natürliche Barriere gegen saprophytische Bakterien und Pilze verlorengeht und der Weg für eine Dermatitis frei wird. Werden die primär reizenden Substanzen beseitigt, läßt der Pruritus in der Regel nach. Er kann aber bei psychischer Belastung und Streßsituationen unter Umständen noch über längere Zeit andauern, ohne daß ein auslösendes Agens oder histologische Veränderungen an den Nervenendigungen nachweisbar sind, wie dies nach durchgemachtem Herpes zoster der Fall ist.

Die Analregion ist wegen ihrer hochsensiblen erogenen Sphäre und ihrer Anatomie wie Trichterform des Anus, gefaltete Perianalhaut und der Nachbarschaft zu Darm und Vagina eine Prädilektionsstelle für Pruritus. Stuhl, Schweiß und Vaginalsekret können die sensible Analhaut reizen und einen Pruritus auslösen. Durch Retention von Stuhlpartikeln in den Hautfalten wird die Haut mazeriert und dadurch eine mikrobielle Besiedlung erleichtert. Dünner Stuhl wie bei Colitis ulcerosa und Morbus Crohn reizt die Analschleimhaut und die darin gelegenen Proktodealdrüsen, die dadurch zu vermehrter Sekretbildung angeregt werden. In gleicher Weise kommt es durch einen Hämorrhoidal- oder Mukosaprolaps zu Sekretabgang, wodurch – wie bei Fluor vaginalis – die Analhaut gereizt wird und sich entzündet. Eine weitere Ursache können Darmparasitose, Krätze, ein Herpes genitalis und eine allgemeine Neigung zu erhöhtem Histamingehalt der Haut bei endogenen Ekzematikern sein. Als weitere Ursachen kommen in Frage Tragen von engen Hosen, Unterwäsche aus Synthetikmaterial und Unterwäsche, aus der die Waschseife ungenügend ausgespült ist. Ferner ein heißer Arbeitsplatz oder längeres Sitzen auf Plastikstühlen. Dann Kontaktallergene wie Seifen, Desodorantien, Salben, gefärbtes Klosett- und Zeitungspapier oder Antibiotika, wenn sie zu einer Änderung der Darmflora führen. Eine der häufigsten Ursachen des Pruritus ani dürfte ein ständig stuhlverschmutzter Anus wegen ungenügender Analhygiene sein. Scharfe Gewürze, Kaffee, Schokolade und Alkohol reizen die Analschleimhaut und sind ebenso häufig Ursache eines Pruritus ani.

Bei der *Abklärung* eines Analpruritus ist eine exakte *Inspektion* der Analregion und des Analkanals von ausschlaggebender Bedeutung. Ein subepidermales Ödem sowie kleinste oberflächliche Rhagaden, die der Ausdruck einer Dermatose sind, können sonst leicht übersehen werden. Ebenso wichtig ist eine genaue *Anamnese*. So kann eine mögliche Noxe durch gezieltes Befragen eruiert werden. Wichtig sind Fragen nach der Stuhlbeschaffenheit, nach Abgang von Schleim oder Blut und nach der Art und Weise der Analreini-

gung, ferner nach eingenommenen Medikamenten, nach einem möglichen Diabetes mellitus und nach bekannten Kontaktallergenen. Klagen über Störungen der Feinkontinenz sind ein wichtiger Hinweis für eine Sphinkterstörung, ebenso Klagen über eine nasse Analregion, über verschmutzte Unterwäsche und einen Darmvorfall. Ein ausschließlich nachts in der Bettwärme sich einstellender Analpruritus weist auf eine Oxyuriasis hin. Bei der Inspektion der Analregion müssen die Gesäßbacken kräftig voneinander abgehoben werden, damit jede Hautfalte genau inspiziert werden kann. Stuhlpartikel in den Hautfalten oder unter Mariske können leicht übersehen und besser durch Abtupfen mit Watte oder feinem Papier nachgewiesen werden. Bakterien und Pilze werden im Direktausstrich mit oder ohne Färbung oder durch Kulturen diagnostiziert. Unter Umständen muß der Stuhl mehrfach auf Parasiteneier, pathogene Bakterien und Pilze untersucht werden. Ein Fluor vaginalis und ein Lichen sclerosus et atrophicus (Craurosis vulvae) müssen gynäkologisch weiter abgeklärt werden. Die *digitale Austastung* des Analkanals gibt Aufschluß über eine relative Sphinkterhypotonie (Störung der Feinkontinenz) und über allfällig vorhandene Papillenhypertrophien oder Tumoren. Durch die anschließende *Proktoskopie* lassen sich Hämorrhoiden, eine Anitis, Kryptitis und Papillitis diagnostizieren. Die *Rektoskopie* gehört zu jeder proktologischen Untersuchung, um entzündliche oder tumoröse Prozesse im Rektum nicht zu übersehen. Erst dann erfolgt die Allgemeinuntersuchung, um einen Diabetes mellitus oder eine hämatologische Erkrankung wie Leukämie oder Morbus Hodgkin aufzudecken. Werden Allergene als Ursache vermutet, sind Epikutan- und Scratch-Tests durchzuführen.

Die *Behandlung* eines Pruritus ani ist einfach, wenn seine Ursache aufgedeckt ist. Die auslösenden Faktoren müssen beseitigt werden, so eine organische Veränderung wie Mariske, Fissur, Fistel, Hämorrhoidal- oder Mukosaprolaps, eine Darmparasitose, Fluor vaginalis oder ein Grundleiden wie Diabetes mellitus und vor allem dünner Stuhl. Der Analhygiene ist die größte Aufmerksamkeit zu schenken. Ein ständig verschmutzter Anus macht jede Behandlung eines Pruritus wirkungslos. So soll die Analregion durch Waschen oder Spülen mit lauwarmem Wasser peinlich sauber gehalten und anschließend durch Abtupfen – nicht durch Reiben – mit einem weichen Stofflappen oder weichem Papier (Kleenex, Papiertaschentücher) getrocknet werden. Zusätzlich wirken Sitzbäder oder Kompressen mit Kamille entzündungshemmend und solche mit Kaliumpermanganat oder Argentum nitricum adstringierend. Durch Einlegen von dünnem, saugkräftigem, weichem Papier (Kleenex oder Po mild) oder von einem Mulltüchlein kann die Analregion besonders bei starkem Schwitzen trocken gehalten werden. Das Tragen von engen Hosen und Unterwäsche aus Kunstfasern soll vermieden werden. Aus der Unterwäsche muß jeder Seifenrückstand gut ausgespült werden, da Seifenreste ein Ekzem unterhalten können. Kurze Bestrahlung durch Sonne oder Ultraviolettlicht regt die Heilung an.

Bei starkem Juckreiz kann eine steroidhaltige Salbe lindernd wirken, ebenso lokale Injektionen von Cortison. Bei Superinfektion mit Pilzen und Bakterien sind neben steroidhaltigen Crèmen, solche die zusätzlich Antimykotika und Antibiotika enthalten, angezeigt. Da Steroide bei längerem Gebrauch zu Hautatrophien führen, soll ihre Applikationsdauer limitiert werden. Antihistaminika sind höchstens bei einer Urtikaria wirksam. Eine Proteaseinhibitorenbehandlung und Prostaglandinsynthesehemmer können günstig wirken.

Tranquilizer, Sedative oder auch körperliche Betätigung können zusätzlich hilfreich sein. Bei Übergewicht und Trichteranus ist eine Gewichtssenkung anzustreben. Bei trockener Perianalhaut, wie sie besonders bei älteren Patienten auftreten kann, wirken neutrale fetthaltige Salben günstig. Eine Psychotherapie kann in einzelnen Fällen angezeigt sein [25, 47, 93, 133, 160, 168, 222, 249, 256, 257, 323, 339].

Tumoren der Analregion

Benigne Tumoren

Die häufigsten gutartigen Tumoren des distalen Analkanals sind die fibrösen Polypen (fibröse Hyperplasie der Analpapillen), Mariskèn (Hautfalten mit fibrosiertem Chorium), die häufig distal von Fissuren liegen, und Condylomata acuminata (Fibroepitheliome). In letzteren lassen sich verschiedene Typen des Papillomvirus (HPV) nachweisen. Auf die Rektalschleimhaut lokalisierte Formen finden sich besonders bei HIV-positiven Patienten. Die bowenoide Papulose gilt primär als gutartig, wird aber als ein mögliches Zeichen einer Risikoerhöhung für die Entstehung eines Analkarzinoms angesehen [340].

Häufigste gutartige Tumoren des *proximalen Analkanals* sind die hyperplastischen Polypen, die juvenilen (Retentions-)Polypen und die (tubulären, villösen, tubulo-villösen) Adenome. Seltener sind Hämangiome, Lipome, Myome.

Im Rektum gelegene Polypen können prolabieren und einen Tumor des Analkanals vortäuschen.

Symptome: Fremdkörpergefühl, Behinderung der Analhygiene, Sekretion, Verschmutzung der Unterwäsche und Blutspuren am Reinigungspapier.

Diagnose: Inspektion der Analregion, Palpation und Biopsie zur histologischen Untersuchung.

Therapie: Abtragung der Tumoren und histologische Untersuchung [73, 74, 115, 162, 230, 235, 249]. Spitze Kondylome werden entweder chirurgisch abgetragen, vereist und abgekratzt oder lokal durch mehrmaliges Betupfen mit 15 bis 20%iger Podophyllin-Lösung oder halbprozentiger Lösung von Podophyllotoxin in Aethanol behandelt. Wichtig ist Spülen mit Wasser nach 5 bis 6 Stunden, da das Podophyllin die Haut verätzen kann.

Bei therapieresistenten Fällen und Rezidiven kommt Interferon in Frage, topisch als Gel, durch intraläsionale Injektionen, die schmerzhaft, zeitaufwendig und mit Rezidiven belastet sind, oder parenteral wie auch als Zusatztherapie zur chirurgischen Behandlung [347]. Bei HIV-positiven Patienten ist das Risiko der malignen Entartung erhöht [336].

Maligne Tumoren

Am häufigsten ist das Plattenepithelkarzinom, meist im distalen Bereich des Analkanals; selten ist das Basaliom, ein malignes Neoplasma, das infiltrativ-destruktiv wächst und eine nur sehr geringe Metastasierungstendenz zeigt, das maligne Melanom und der Morbus Paget, der als epidermotropes Karzinom gilt. Im Bereich der epithelialen Übergangszone, also im proximalen Analkanal, kommen Karzinome in situ wie der Morbus Bowen (intraepidermales Karzinom) und die basaloiden, plexiformen, muzinösen, mukoepidermoiden, plattenepithelialen und anaplastischen (kleinzelligen) Karzinome vor. Am anorektalen Übergang sind die Adenokarzinome am häufigsten. Mesenchymale Neoplasmen sind insgesamt sehr selten.

Als Präkanzerosen gelten Leukoplakien mit hochgradigen Dysplasien.

Symptome: Je nach Lokalisation können die Beschwerden unterschiedlich sein und bei den meisten Tumoren zu Beginn fehlen. Dann kommt es zu dumpfen kontinuierlichen Analschmerzen, die bei der Defäkation gesteigert werden, und oft zu blutig-serösen Abscheidungen.

Diagnose: Inspektion und Digitaluntersuchung sowie Biopsie mit histologischer Untersuchung.

Therapie: Meist chirurgisch mit Amputation oder weiter lokaler Exzision, seltener mit tiefer Elektrokoagulation, sowie durch Chemoradiotherapie. Der Strahlensensibilität der Plattenepithelkarzinome wegen kommt die Röntgenkontaktbestrahlung nach CHAOUL in Betracht [3, 12, 21, 61, 73, 133, 167, 186, 187, 188, 198, 199, 200, 205, 207, 229, 240, 249, 282, 283, 308, 322, 324, 343].

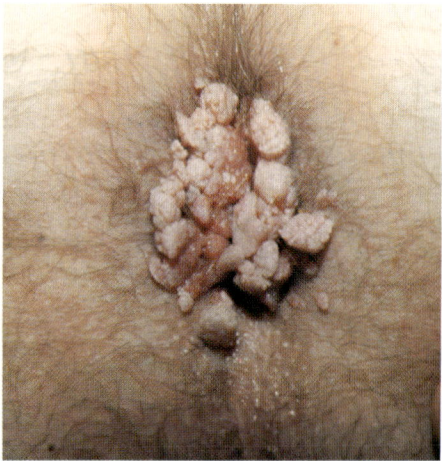

Abbildung 210
Spitze Kondylome.

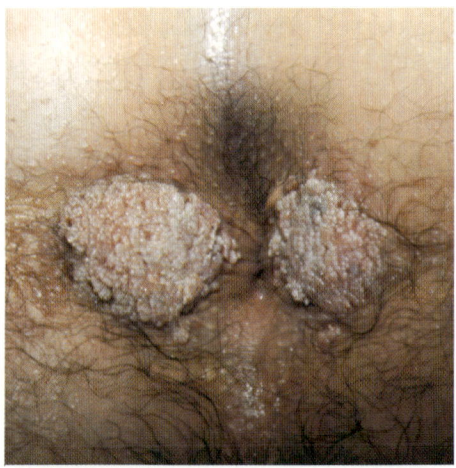

Abbildung 211
Spitze Kondylome, Abklatschform.

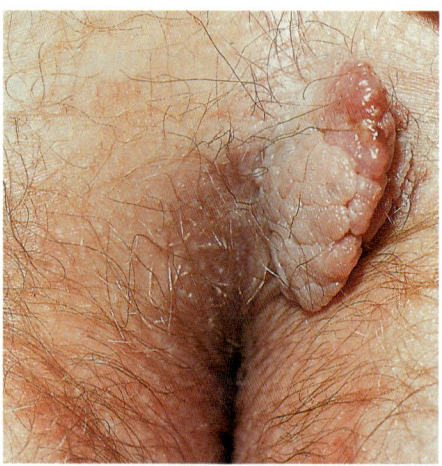

Abbildung 212
Spitze Kondylome.
Höckeriges Konvolut von Bohnengröße
an der dorsalen Kommissur rechts.

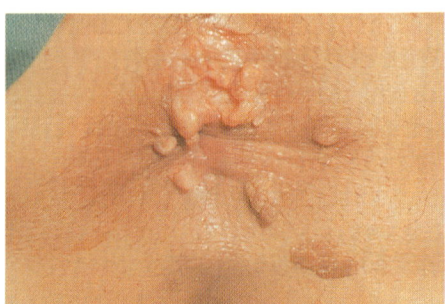

Abbildung 211 a
Morbus Bowen (vergl. Abb. 202)

(Abb. 211 a + 213 wurden freundlicherweise von
Herrn Prof. Dr. med. Akovbiantz, Chefarzt der
chir. Klinik am Waidspital Zürich, zur Verfügung
gestellt.)

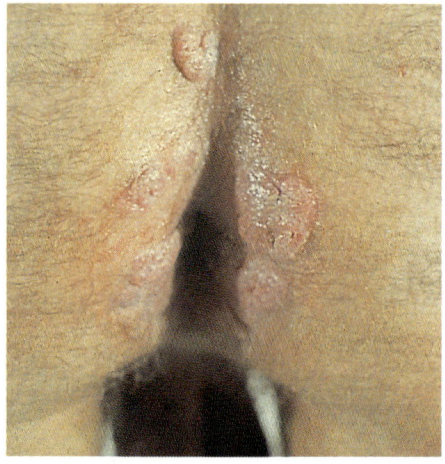

Abbildung 213
Breite Kondylome (Lues II. Positive
Seroreaktion, vgl. Abb. 370, 371).

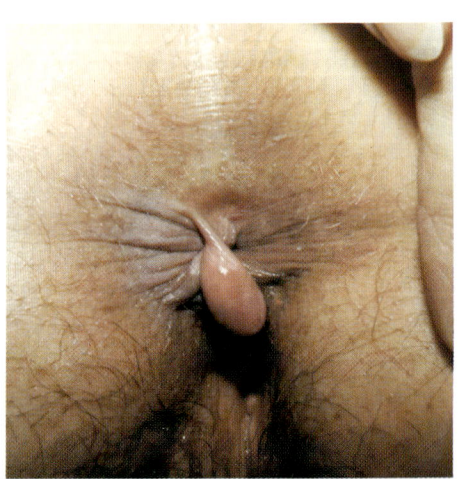

Abbildung 214
Gestieltes Lipom.

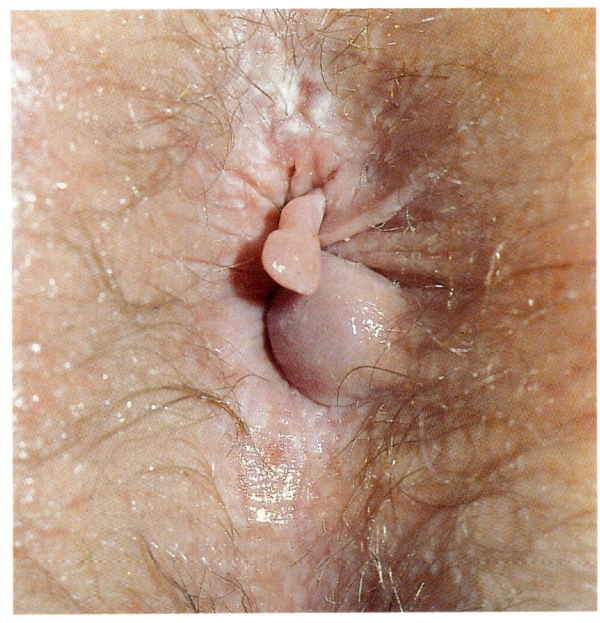

Abbildung 215
Perianales Fibrom und Hämatom.

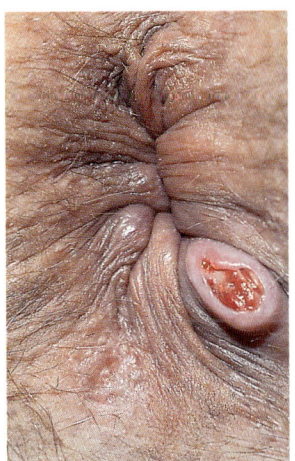
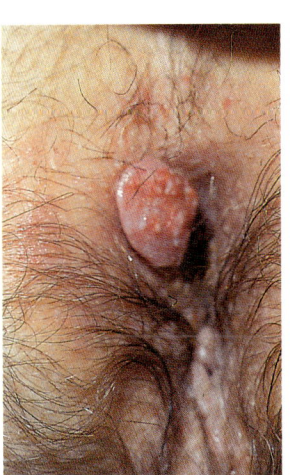

Abbildung 216 a+b
a: Exulziertes Hämatom
b: Gutartiges hyperkeratotisches
Akantopapillom.

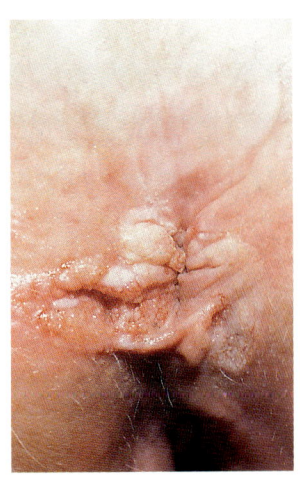
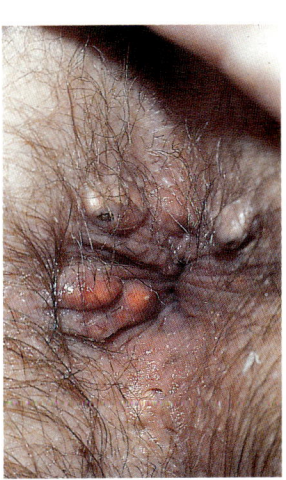

Abbildung 217 a+b
a: Akanthose
b: Komedone. Weißliche, reiskorngroße
Erhebungen; die Talkansammlungen lassen
sich auspressen.

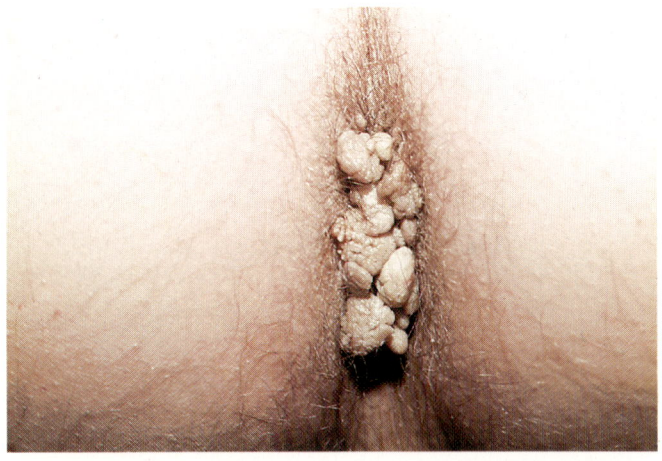

Abbildung 218
Spitze Kondylome. Multiple blumen-
kohlartige Knoten verdecken den Anus.

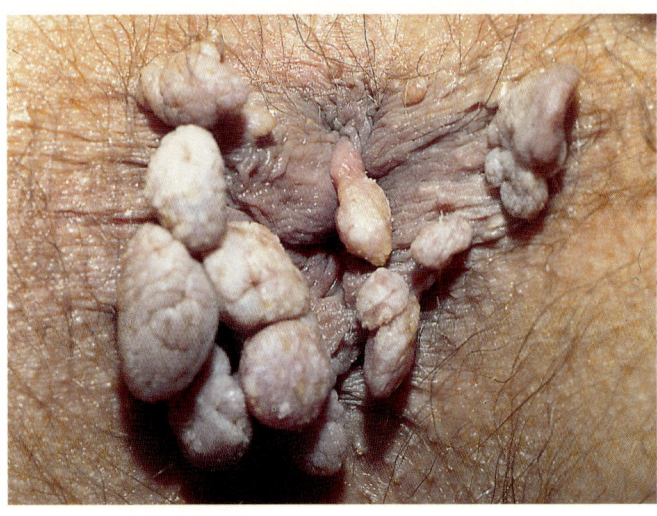

Abbildung 219
Beim Spreizen der Analregion sind die
einzelnen Knoten besser sichtbar. Sie
sind zum Teil gestielt und gehen von der
Perianalhaut aus.

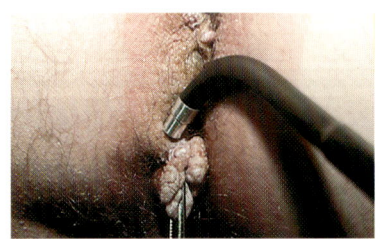
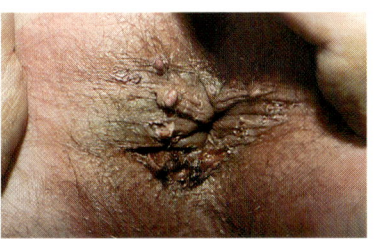

Abbildung 220
Die Kondylome werden nach Lokalanästhesie an
der Basis mit Infrarotlicht koaguliert und mit
der Schere abgetragen und die entfernten Tumor-
knoten zur histologischen Untersuchung einge-
schickt.

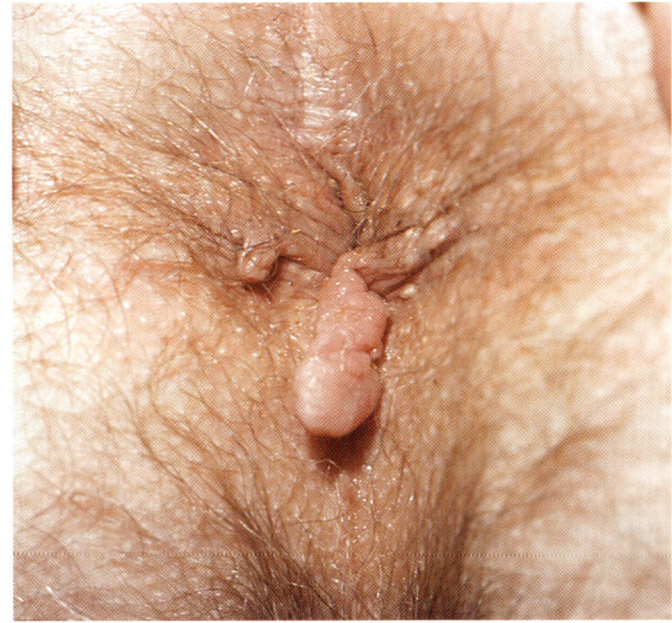

Abbildung 221
Zwei Fibrome:
Beide Tumoren sind beim Palpieren
derb und schmerzhaft. Sie gehören der
sensibel versorgten Haut an.

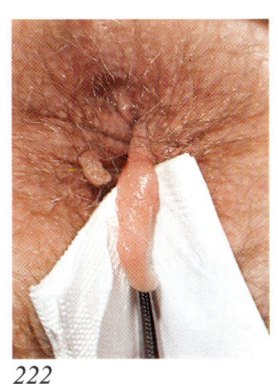

222

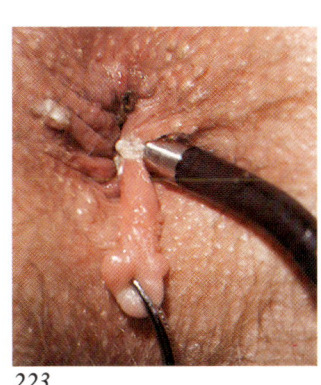

223

Abbildung 222–225
Abtragen des Tumors in Lokalanästhesie:
Der Tumor wird mit einer Klemme
gefaßt und nach außen gezogen (Abbildung 222). Hierauf wird er mit dem
Infrarotkoagulator an seiner Basis zirkulär demarkiert (Abbildung 223) und
mit der Schere abgetragen, ohne daß es
zu einer Nachblutung kommt
(Abbildung 224). Nachbehandlung mit
Bepanthen-Plus®-Crème und histologische Untersuchung des entfernten
Tumors (Abbildung 225): Fibrom.

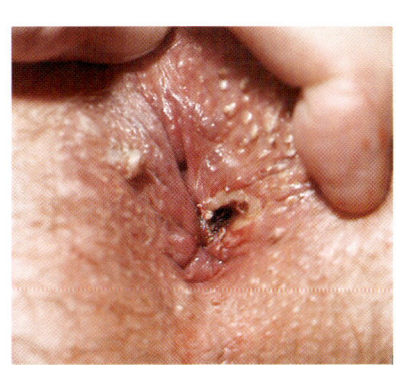

224

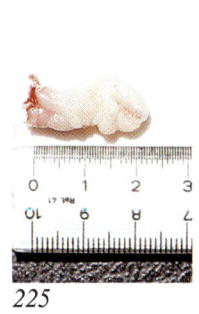

225

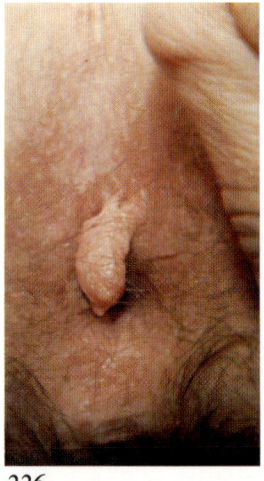
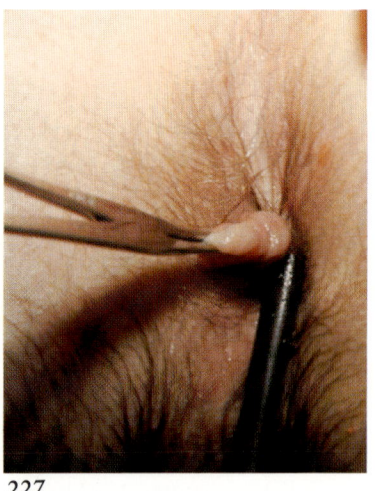

226   227

Abbildung 226 + 227
Fibrom, rechts mit Zange gefaßt und
Basis mit elektrischer Drahtschlinge
zum Abtragen umschlungen.

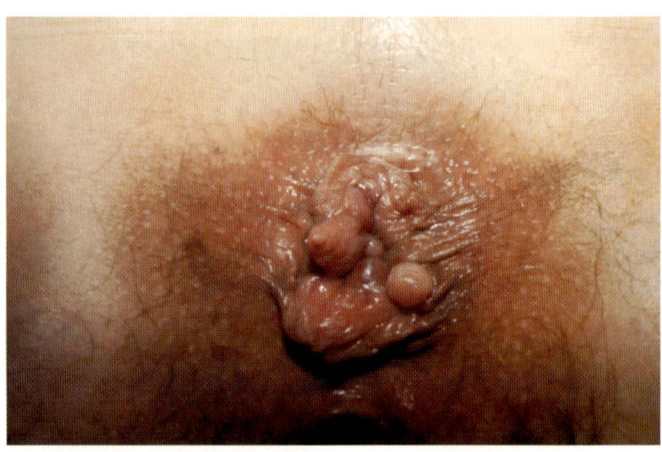

Abbildung 228
Aus dem Analkanal prolabierende
Tumoren: Links bei 9 Uhr prolabierende
Papillenhypertrophie, ventral prola-
bierender Hämorrhoidalknoten. Rechts
bei 4 Uhr ein prolabierender Analpolyp.

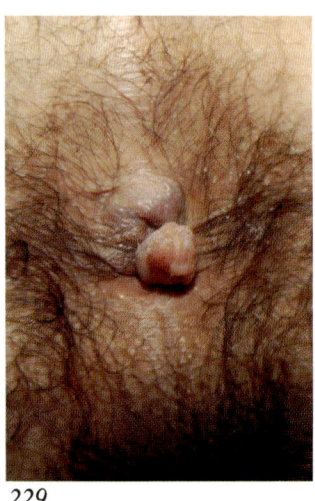
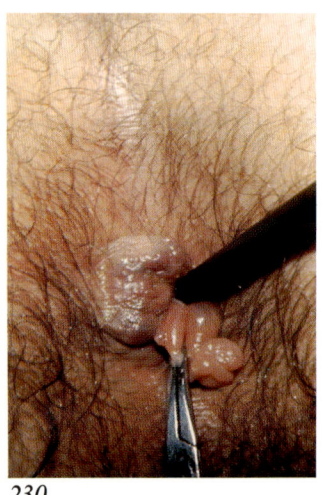

229   230

Abbildung 229 + 230
Aus dem Analkanal prolabierende
Papillenhypertrophie. Rechts mit Zange
gefaßt und mit elektrischer Schlinge
zum Abtragen umschlungen.

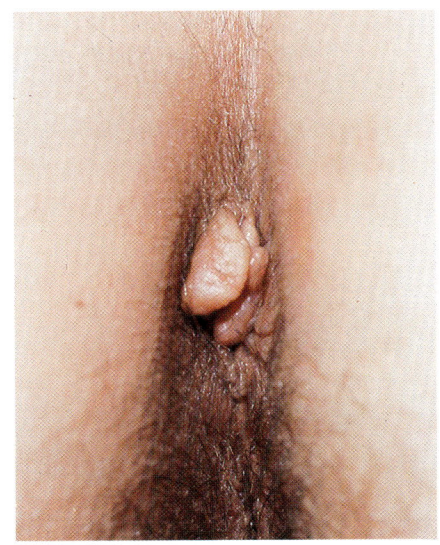

Abbildung 231
Marisken.
Perianal finden sich knotige Veränderungen.

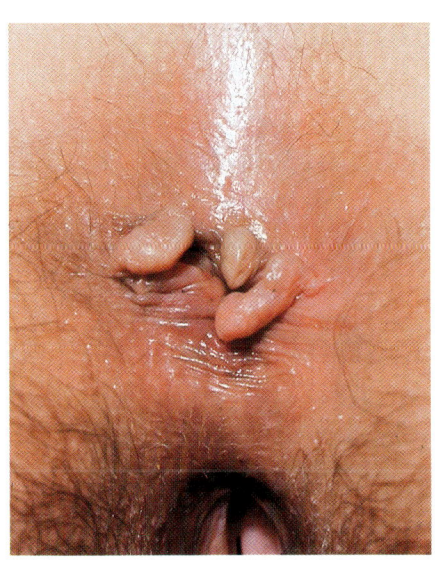

Abbildung 232
Nach Spreizen der Analregion werden drei hasel-
nußgroße Marisken (Hautfalten mit fibrosiertem
Korium) sichtbar.
Die einzelnen Knoten sind bei der Palpation als
weiche Hautlappen zu fühlen. Sie sind beim
Kneifen schmerzhaft und gehören demzufolge zur
sensibel versorgten Außenhaut.

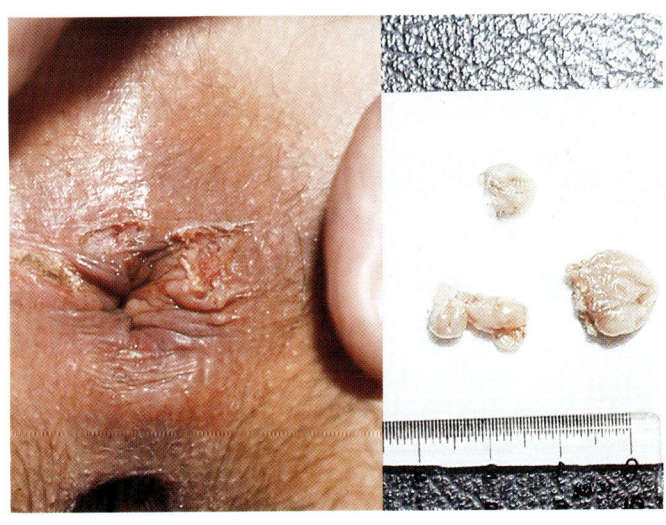

Abbildung 233
Die Analhygiene war durch die Marisken
behindert, weshalb sie in Lokal-
anästhesie mit dem elektrischen Messer
entfernt wurden (gleicher Fall wie
Abbildung 232).

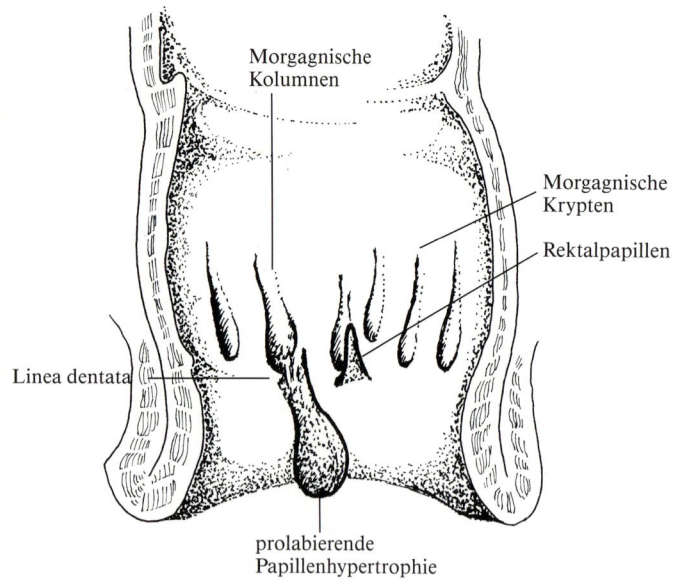

Morgagnische
Kolumnen

Morgagnische
Krypten

Rektalpapillen

Linea dentata

prolabierende
Papillenhypertrophie

Abbildung 234
Schematische Darstellung des eröffneten Anal-
kanals: Auf Höhe der Linea dentata liegen die
Morgagnischen Krypten und an ihrer Basis die
Papillen. Diese können im Zusammenhang mit
einer Anitis entzünden und hypertrophisch
werden (fibröse Hyperplasie).

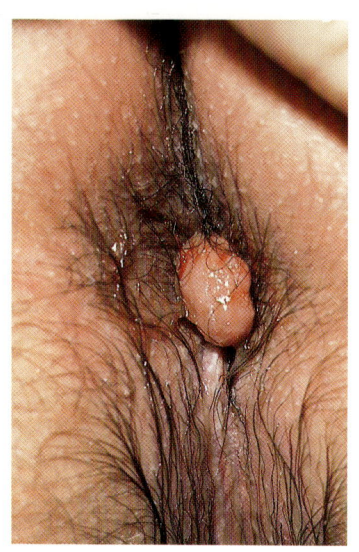

Abbildung 235
Prolabierende Papillenhypertrophie.
In der Analöffnung findet sich ein bohnengroßer,
weißlich-gelber Tumor von glatter Oberfläche.
Bei der Rektaluntersuchung läßt sich der Tumor in
den Analkanal zurückschieben, wo seine Basis
palpiert werden kann.

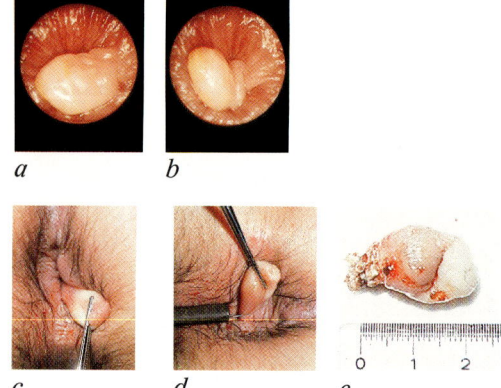

a   b

c   d   e

Abbildung 236 (a–e)
Endoskopische Ansicht der Papillenhypertrophie
(a + b) (gleicher Fall wie Abbildung 235).
Abtragen des Tumors nach Lokalanästhesie: Da
der Tumor ein Anhangsgebilde der äußeren Haut
und dadurch sensibel versorgt ist, ist eine vor-
gängige Lokalanästhesie notwendig.
Er wird hierauf mit einer Klemme gefaßt und
hochgehoben (c).
Danach wird er mit der Drahtschlinge umfahren
(d) und elektrisch abgetragen (e).

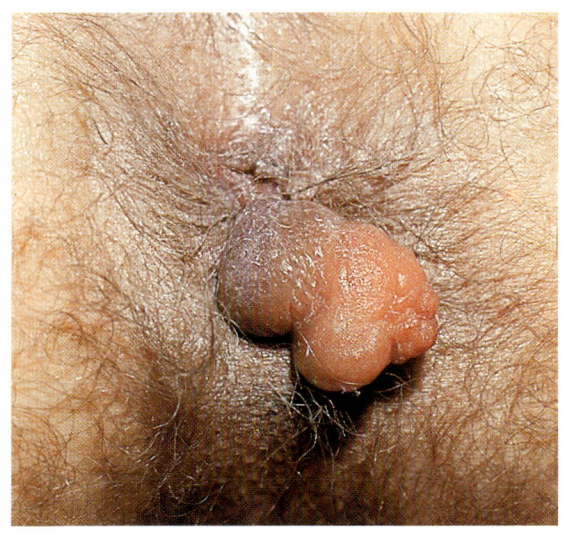

Abbildung 237
Partieller Mukosaprolaps.
Es findet sich rechts ein roter glatter Knoten,
der seine Basis an der rotbläulichen, eben-
falls leicht prolabierenden Analschleimhaut hat.
Er kann digital reponiert werden.

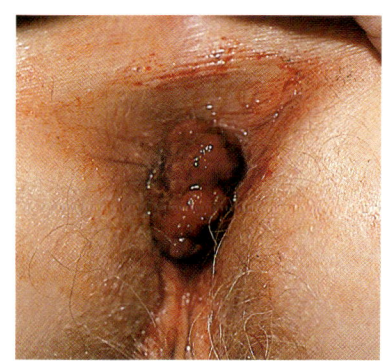

Abbildung 238
Prolabiertes tubuläres Adenom.
Vor der Analöffnung liegt ein pflaumengroßer,
feinhöckeriger, leicht blutender Tumor.

Abbildung 240 + 241
Der Tumor läßt sich nicht in den Darm zurück-
schieben.
Bei der rektalen Abtastung kann ein Stiel palpiert
und mit der elektrischen Schlinge umfahren und
der Tumor am Stiel abgetragen werden. Die Abla-
tiostelle findet sich bei der anschließenden Endo-
skopie knapp oberhalb des Analkanals.
Die histologische Diagnose lautet: Tubuläres
Adenom des Rektums
(Pathologisches Institut der Universität Bern).

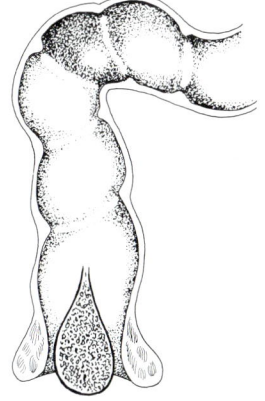

Abbildung 239
Schematische Darstellung des nach außen
prolabierten, gestielten Rektumtumors.

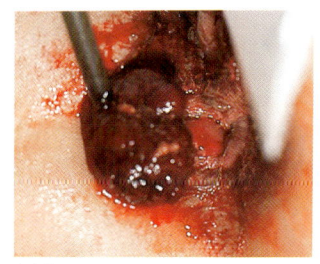

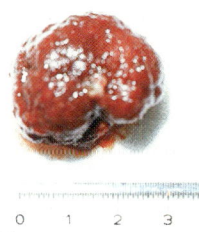

240   *241*

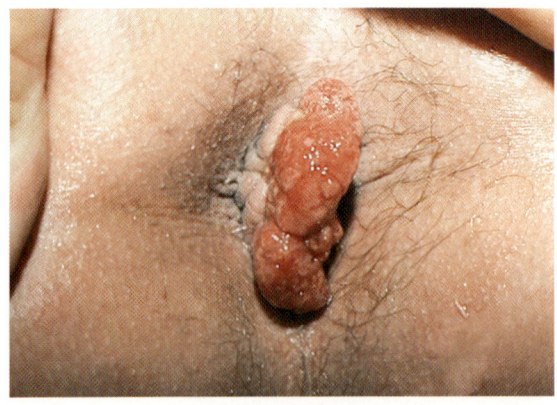

Abbildung 242
Prolabierendes tubulovillöses Adenom.
Palpatorisch fühlt sich eine weiche
tumoröse Masse an, die in den Anal-
kanal zurückgeschoben werden kann.

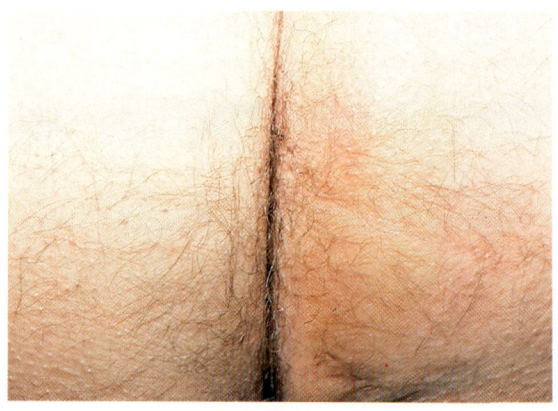

Abbildung 243
Das Adenom läßt sich digital ins Rektum
schieben. Sein Ursprung wird oberhalb des
Analkanals verspürt.

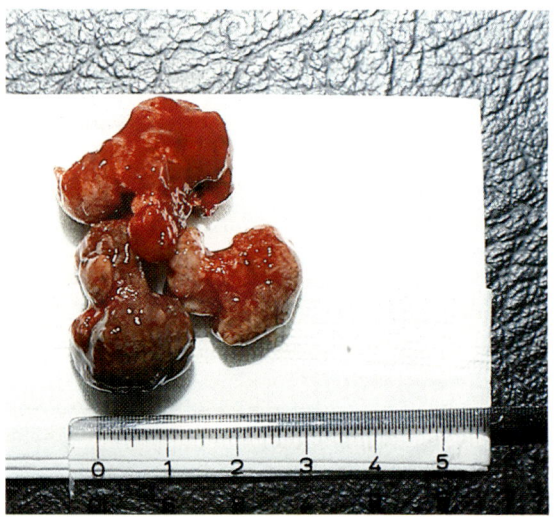

Abbildung 244
Endoskopisch hat die tumoröse Masse ihren
Ursprung direkt oberhalb des Analkanals links.
Diese wird mit der Drahtschlinge umfahren und
elektrisch abgetragen. Die histologische Unter-
suchung ergab ein tubulovillöses Adenom
(Pathologisches Institut der Universität Bern).

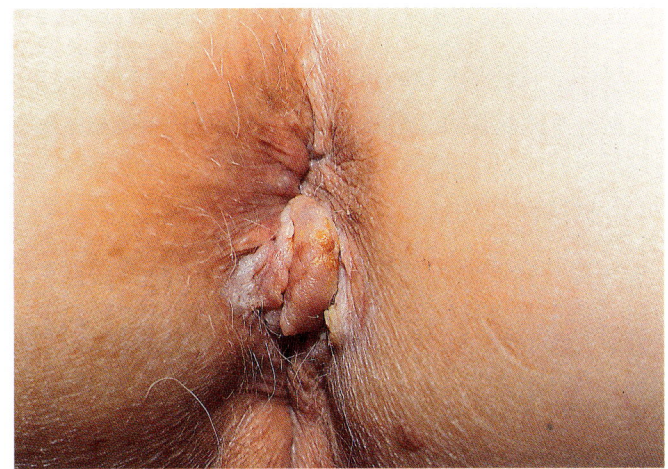

Abbildung 245
Bowenoide Papulose.

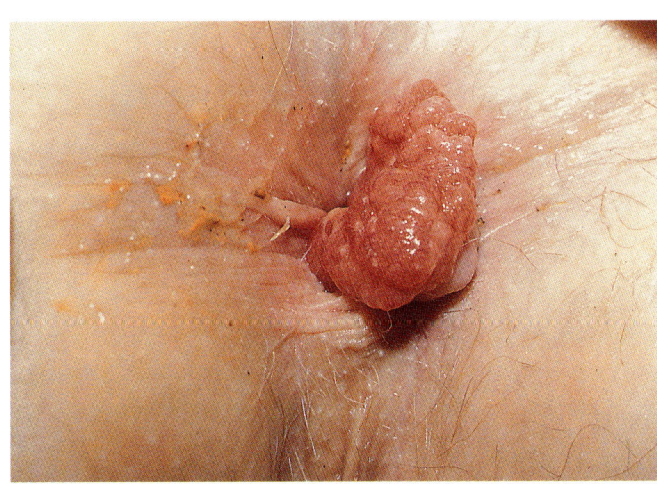

Abbildung 246
Prolabiertes Rektumkarzinom.

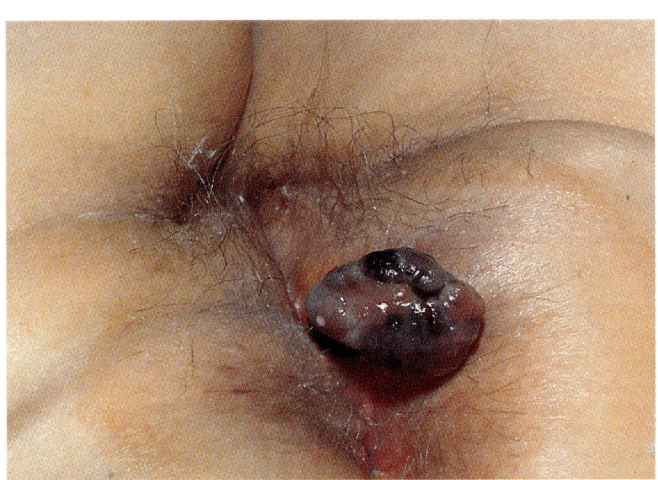

Abbildung 247
Malignes Melanom.

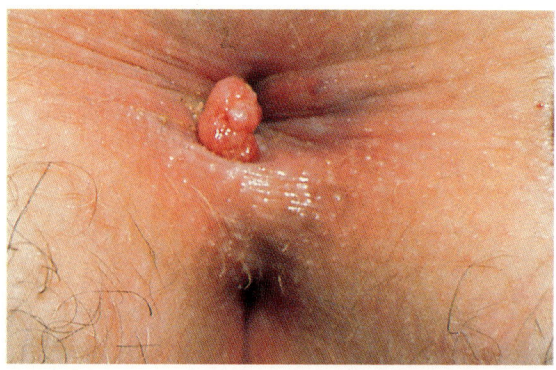

Abbildung 248
Adenokarzinom.
Palpatorisch höckerige derbe Infiltration des
Analkanals.
Therapie: Rektumamputation.

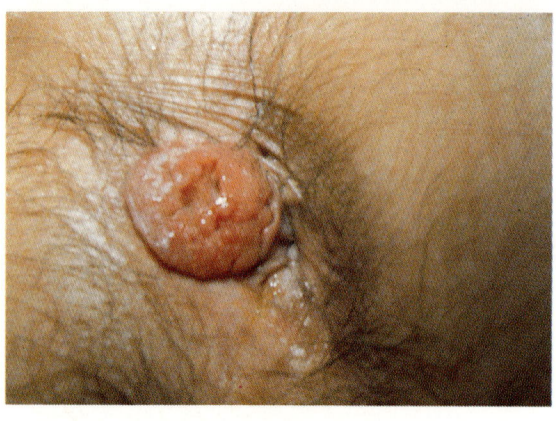

Abbildung 249 a
Plattenepithelkarzinom.

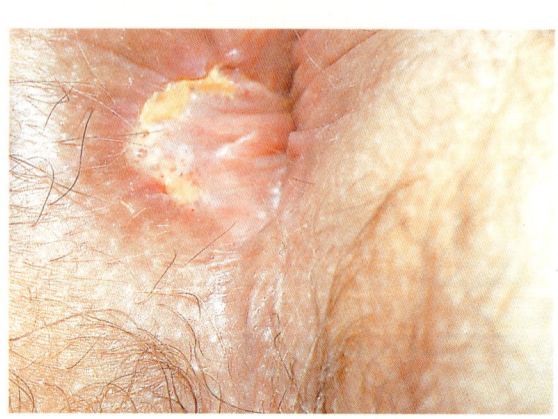

Abbildung 249 b
Gleicher Fall:
Durch Röntgenkontakt Bestrahlung nach Choaul
mit 3000 r ist der Tumor sterilisiert [283].

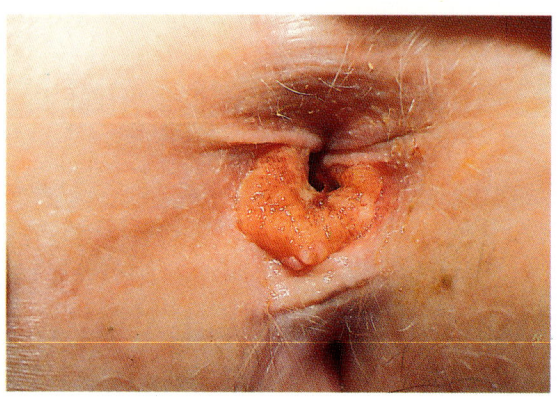

Abbildung 250
Analkarzinom

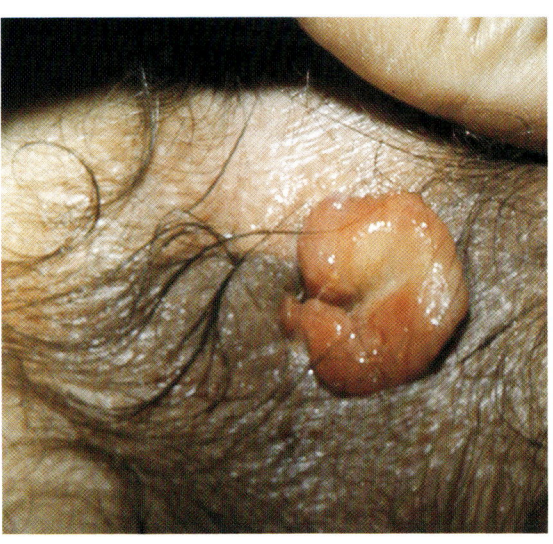

Abbildung 251
Mukoepidermoides Karzinom.
Kastanienförmiger, rötlicher Knoten am Darm-
ausgang.
Derber, nicht verschieblicher Knoten. Bei der
Austastung des Analkanals findet sich eine in die
Tiefe gehende derbe Infiltration innerhalb
des sichtbaren Knotens.

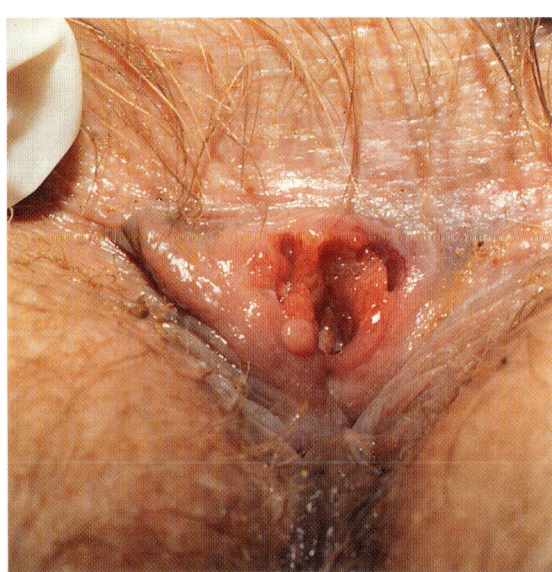

Abbildung 252
Mukoepidermoides Karzinom.

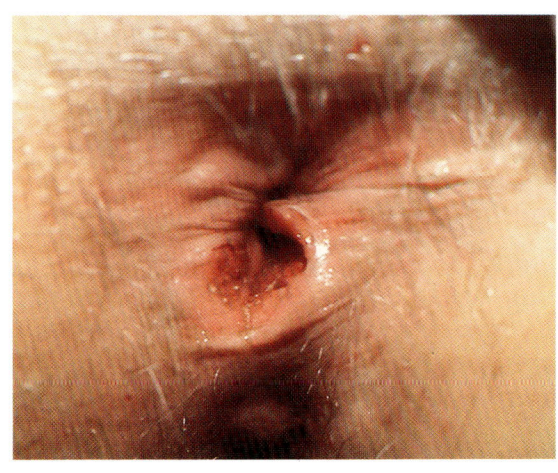

Abbildung 253
Plattenepithelkarzinom (Kloakogen).
An der ventralen Kommissur findet sich ein Ulkus
mit etwas höckerigem Grund.
Bei der Palpation ist der Ulkusgrund derb
infiltriert und druckschmerzhaft (Pathologisches
Institut der Universität Bern).
Therapie: Rektumamputation.

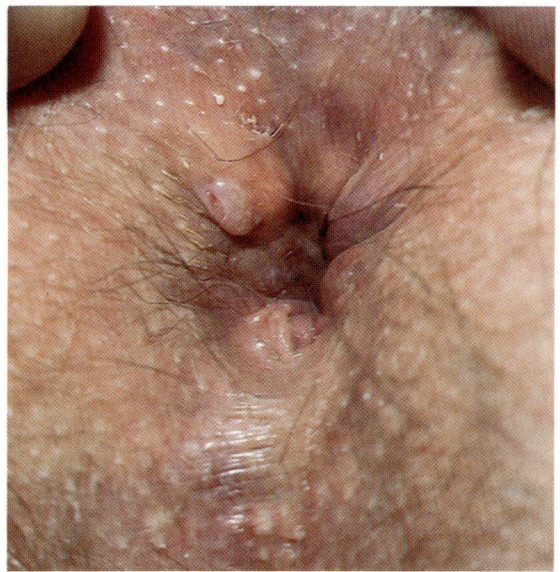

Abbildung 254
Muzinöses Adenokarzinom.
An der dorsalen Kommissur links bei 10 Uhr
findet sich ein Wulst, auf dessen Kuppe ein weiß-
liches Knötchen liegt.
Auf der Kuppe des Knötchens kann mit einer
Knopfsonde ein Fisteleingang in den Analkanal
hinein sondiert werden. Das Gewebe ist derb
infiltriert. Die Infiltration reicht bis in den Analkanal.
Therapie: Rektumamputation.

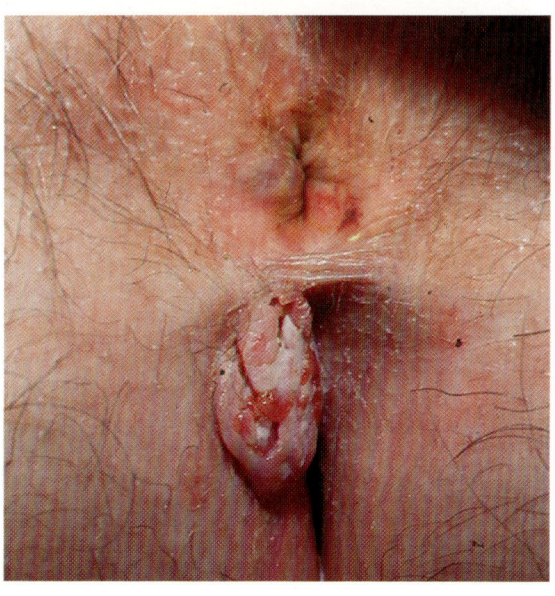

Abbildung 255
Plattenepithelkarzinom.
Auf dem Damm, gegen die Vagina gelegen, findet
sich links ein zirka walnußgroßer Tumor mit etwas
höckeriger Oberfläche, einzelnen Erosionen und
kleinen Blutungen.
Bei der Palpation ist der Tumor nicht schmerzhaft. Er läßt sich etwas derb anfühlen.

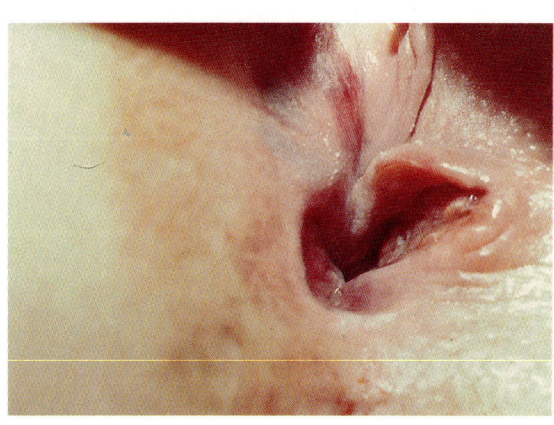

Abbildung 256
Plattenepithelkarzinom.
Therapie: Rektumamputation.

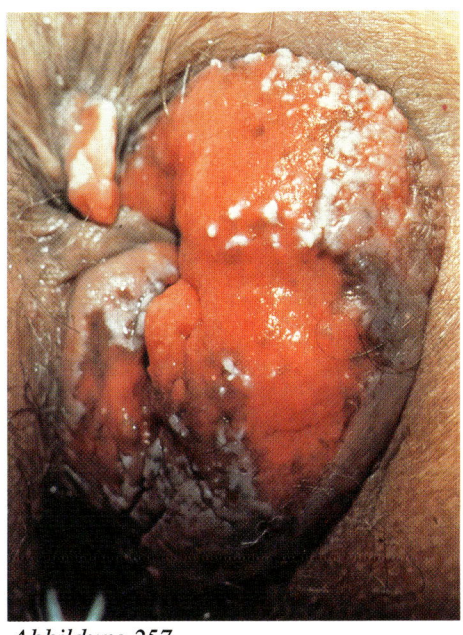

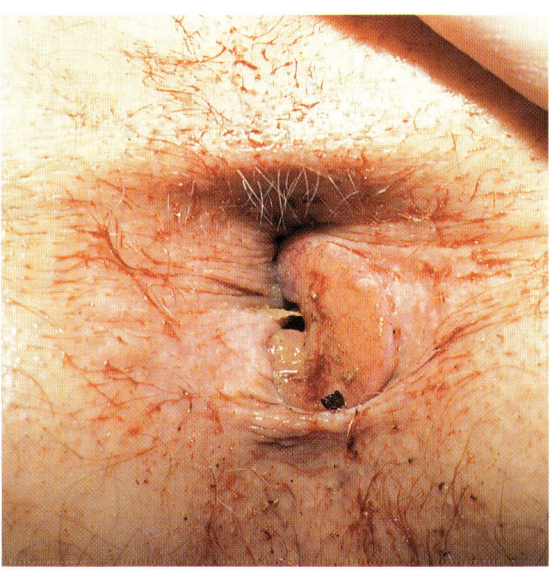

Abbildung 258
Plattenepithelkarzinom.

Abbildung 257
Großflächiges Ulkus rechts vom Anus von derber Konsistenz. Die Patientin glaubte, seit über einem halben Jahr an Hämorrhoiden zu leiden. Die mikroskopische Untersuchung ergab ein Plattenepithelkarzinom. (Pathologisches Institut der Universität Bern).

Abbildung 259 ▶
Vorfallendes Adenokarzinom.
Vor der Analöffnung liegt ein dunkelroter, feinhöckeriger Tumor.
Bei der Palpation fühlt sich dieser etwas derb an und läßt sich nicht in den Darm zurückschieben. Sein Ursprung kann direkt oberhalb des Analkanals palpiert werden.

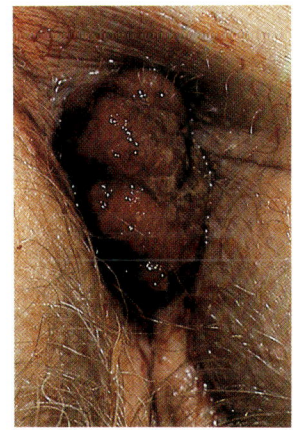

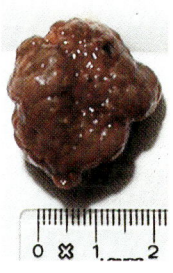

Abbildung 260 ▶▶
Der Tumor wurde an seiner Ansatzstelle mit der elektrischen Schlinge abgetragen und zur histologischen Untersuchung eingeschickt. Diese ergab ein Adenokarzinom des Rektums (Pathologisches Institut der Universität Bern). Anschließend Rektumamputation und Anlegen eines Anus praeters.

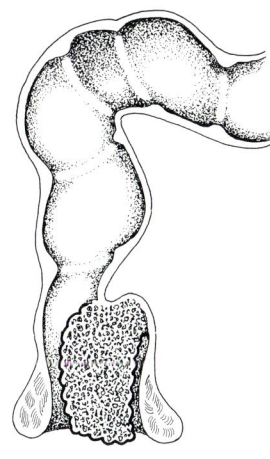

Abbildung 261
Schematische Darstellung des in den Analkanal prolabierten Rektumkarzinoms.

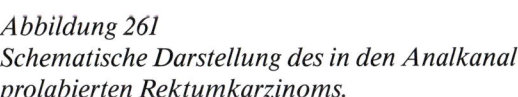

Prolaps

Unterschieden wird der *Mukosaprolaps,* bei welchem nur die Schleimhaut durch den Anus prolabiert und der *Rektumprolaps,* bei welchem alle Wandschichten vortreten. Letzterer wird in vier Stadien eingeteilt: Die unsichtbare Invagination; sichtbar, aber mit Spontanreposition; sichtbar, wobei der Prolaps manuell reponiert werden muß, und das Stadium, bei welchem das Rektum ständig wieder vorfällt. Anfangs erfolgt der Prolaps nur bei starkem Pressen, später bei jeder Defäkation oder sogar beim Stehen oder Gehen. Er verursacht Blutung, Sekretion und geht häufig mit einer Inkontinenz des Sphinkterapparates einher.

Der Mukosaprolaps zeigt radiäre Schleimhautfalten und fühlt sich bei der Palpation zwischen Zeigefinger und Daumen dünn an. Er wird durch prolabierende Hämorrhoiden oder Rektumpolypen begünstigt.

Die *Therapie* kleiner Mukosaprolapse besteht im Hochheften der Schleimhaut an die Rektumwand mit Hilfe der Sklerosierungsbehandlung oder durch die elastische Ligatur [13, 25, 131, 133, 155, 175, 235].

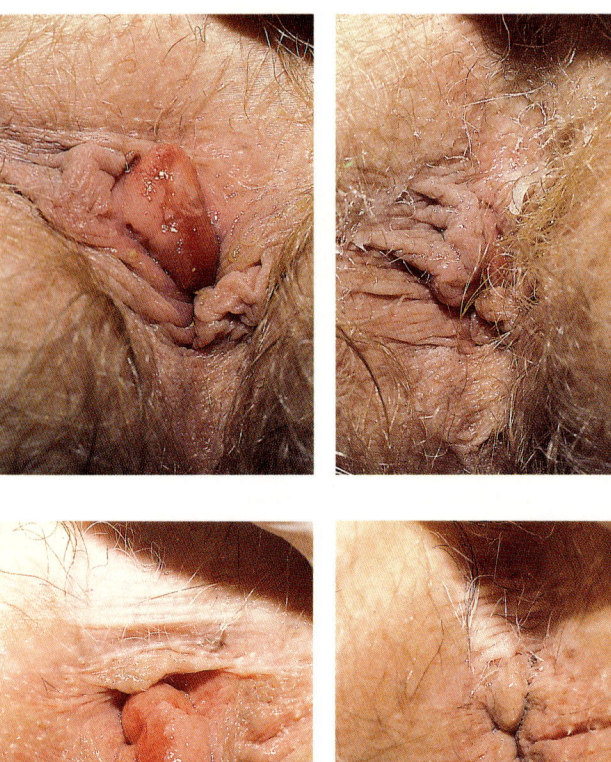

Abbildung 262
Partieller Mukosaprolaps vor und nach Reposition.

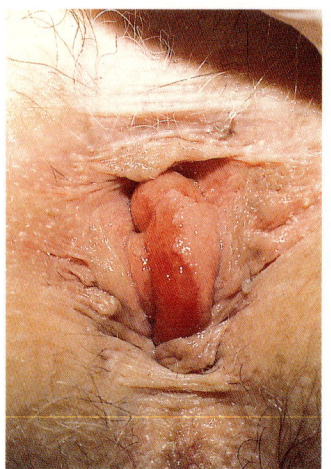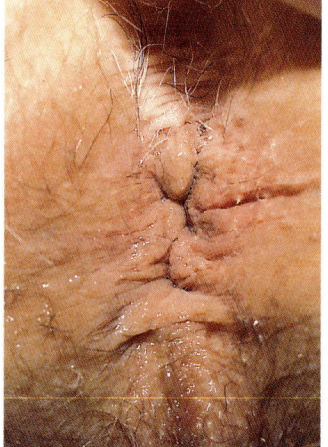

Abbildung 263
Ähnlicher Fall.

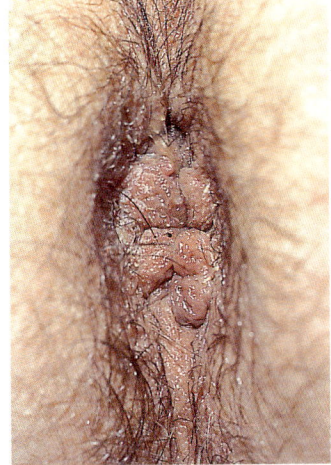
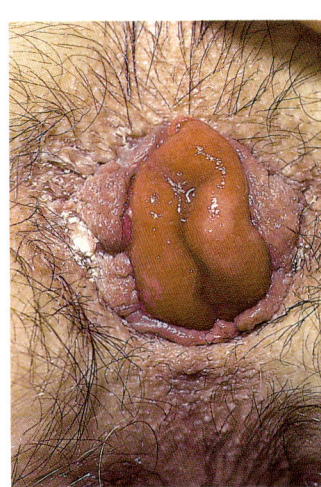

Abbildung 264
Bilateraler Mukosaprolaps, vor und
nach Pressen. Die Schleimhaut ist öde-
matös verdickt und stark gerötet.

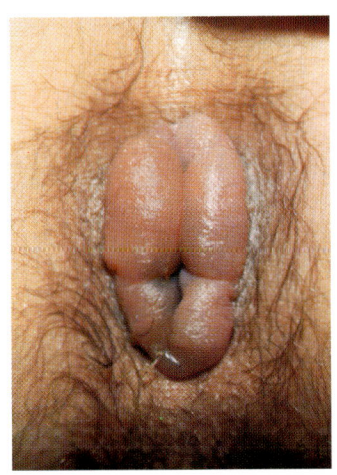
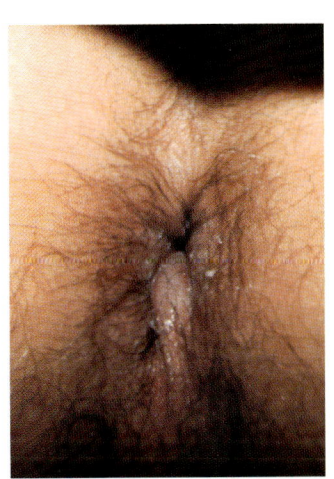

Abbildung 265
Zirkulärer Mukosaprolaps mit hellro-
tem Ödem, vor und nach digitaler Repo-
sition.

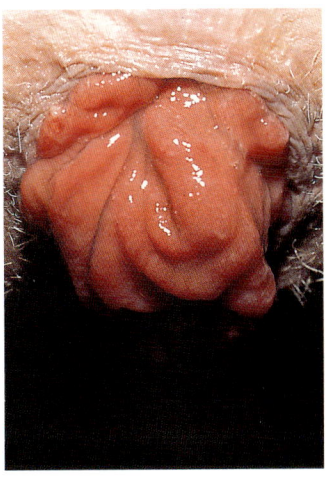
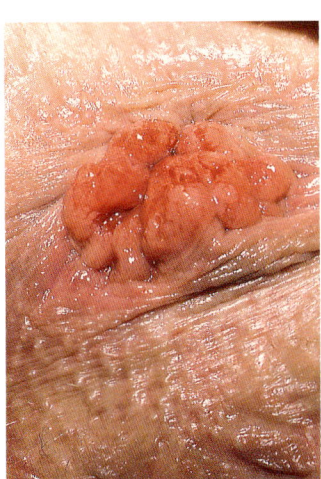

Abbildung 266
Circulärer Mukosaprolaps mit den
typischen radiären Schleimhautfalten
vor und nach spontaner Retraktion.

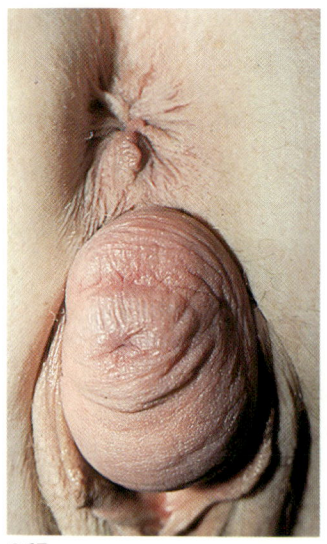
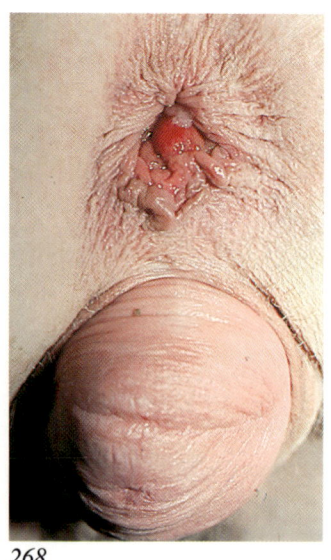

267   268

Abbildung 267
Portioprolaps bei Gebärmuttervorfall.

Abbildung 268
*Bei der Bauchpresse kommt es zusätz-
lich zu einem partiellen Mukosaprolaps.*

Inkarzerierter Prolaps

Hier handelt es sich um einen bisher reversi-
blen Prolaps, der im Anschluß an die Defäkation voluminös wird und sich nicht mehr re-
ponieren läßt. Innerhalb weniger Minuten
wird durch Sphinkterkrampf die Zirkulation
im prolabierten Gebilde abgedrosselt. Die
Schleimhaut schwillt mächtig an, und innerhalb von ein paar Stunden entwickelt sich ein
Ödem. Bei der Inspektion finden sich pralle
blaurote Hämorrhoidalknoten, umgeben von
hellroter ödematöser Schleimhaut.

Therapie: Ein Repositionsversuch darf nur
vorgenommen werden, wenn das umgebende
Ödem noch weich und elastisch ist. Leichtes
Auftragen eines Kortikoids kann das Ödem
verringern. Mit reichlich Vaseline oder kortiko-

steroidhaltigen Salben wird der Prolaps unter
langsam steigendem Druck vorsichtig reponiert. Eine Sphinkteranästhesie ist nicht emp-
fehlenswert, da nach der Reposition die
Sphinkterspannung notwendig ist, um ein er-
neutes Prolabieren zu verhindern. Nach er-
folgter Reposition soll der Patient eine Viertel-
stunde auf dem Bauch liegen bleiben. Zur
Stuhlregelung bekommt der Patient ein mildes
Abführmittel.

Bei einem bereits mehrere Stunden dauern-
den, bläulich-schwärzlich verfärbten Prolaps
mit hartem Ödem darf kein Repositionsversuch mehr unternommen werden. Die Behandlung besteht in Bettruhe, am besten in Bauch-
lage, kalten Kompressen, der Sorge für flüssige
Darmentleerung, Verabreichung von Antiphlo-
gistika, Analgetika, oder einer Sakralanästhesie.

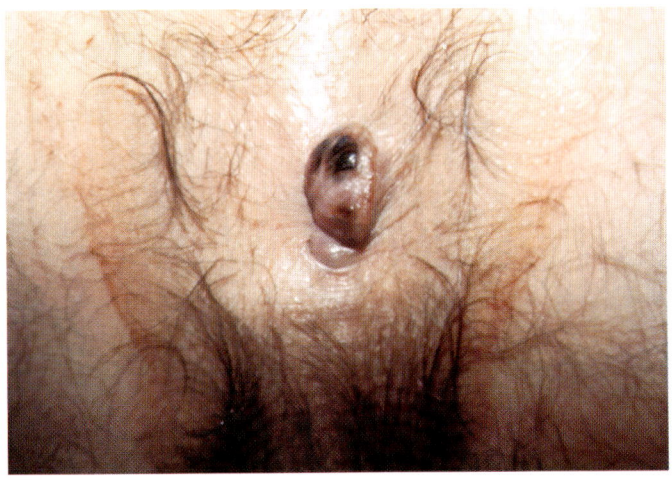

Abbildung 269
Inkarzerierter Mukosaprolaps mit
Hämorrhoidalthrombose.

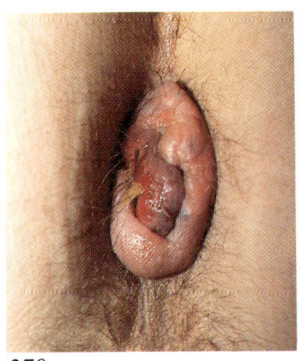
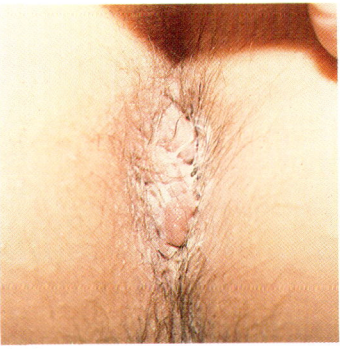

270 271

Abbildung 270+271
Prolabierter und inkarzerierter
Hämorrhoidalknoten.
Perianal ist die Haut zirkulär vor-
gewölbt und ödematös geschwollen.
In der Mitte liegt ein dunkelroter
Hämorrhoidalknoten.
Nach Auftragen eines Gleitmittels
konnte der Knoten mit dem Finger lang-
sam in den Analkanal zurückgeschoben
werden (Abbildung 271).

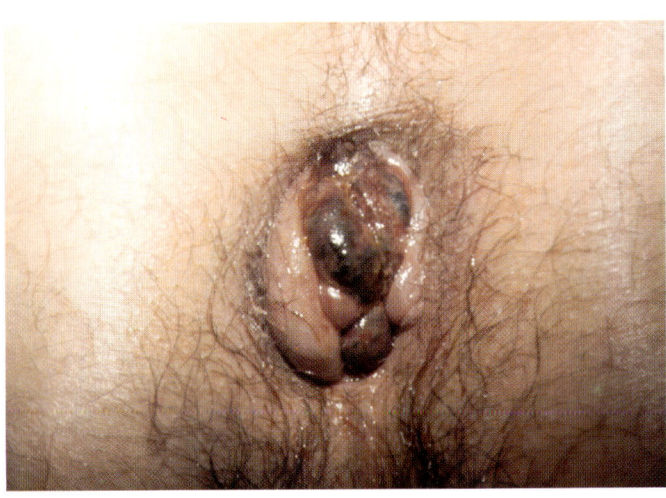

Abbildung 272
Inkarzerierter Mukosaprolaps mit
ausgedehnter Thrombosierung und
Umgebungsödem.

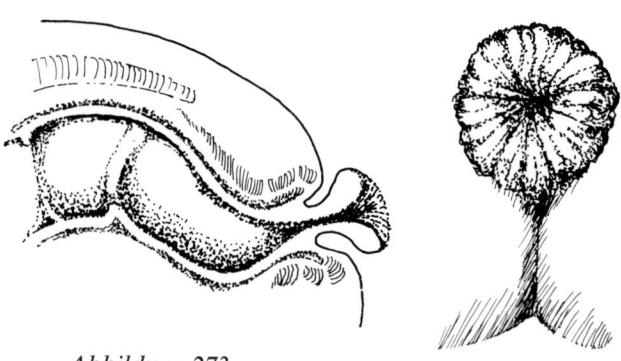

Abbildung 273
Schematische Darstellung des Mukosaprolapses.

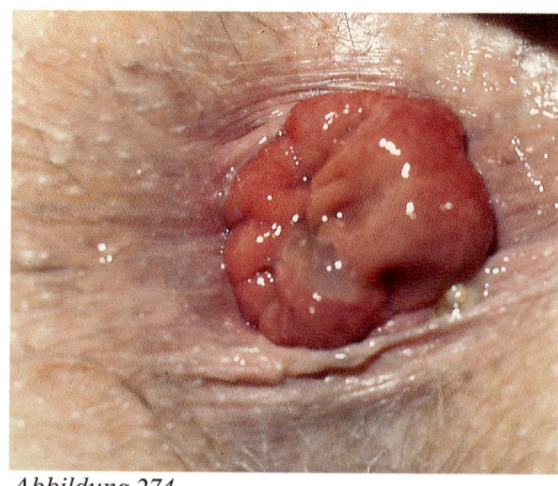

Abbildung 274
Zirkulärer Mukosaprolaps mit radiär gefalteter
Schleimhaut.

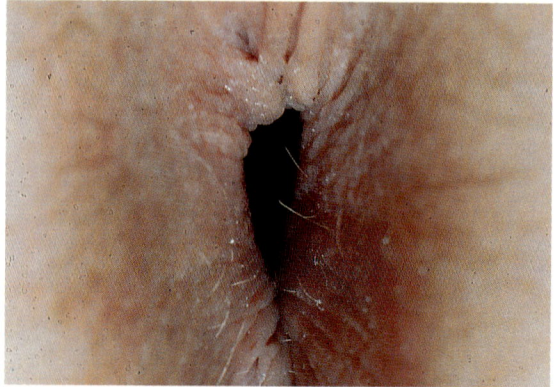

Abbildung 275
Zirkulärer Mukosaprolaps:
Bei der Inspektion leichtes Klaffen des
Analkanals.

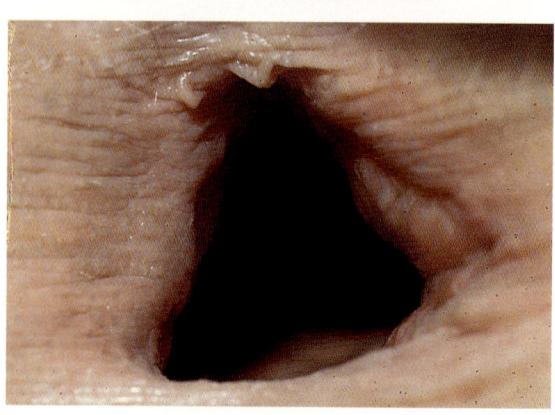

Abbildung 276
Durch Spreizen öffnet er sich weit.

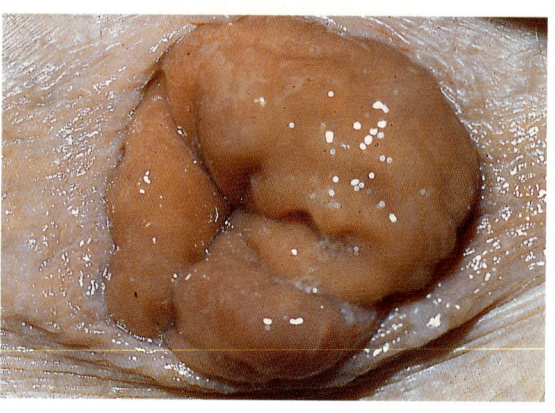

Abbildung 277
Nach der Bauchpresse tritt rosarote, gefaltete
Mukosa vor.

Totaler zirkulärer Prolaps

Beim totalen zirkulären Prolaps treten alle Wandschichten durch den Anus.

Symptome: Fremdkörpergefühl, Schleim- oder Blutabgang, Inkontinenz [175, 221].

Therapie: Rektopexie oder Fixation des Rektums durch Kunststoffmanschette. Rein palliativ mit Verengen des Analausgangs durch einen subelevatorischen Drahtring oder durch Bildung einer externen Narbenstenose nach Sarafoff.

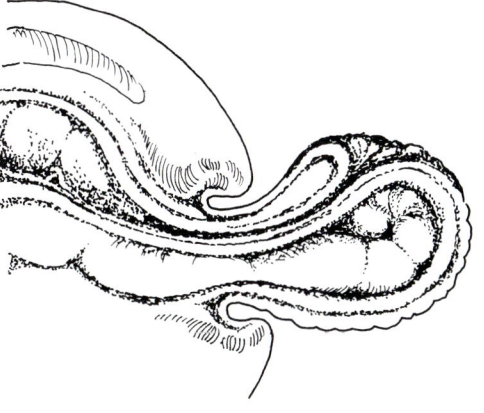
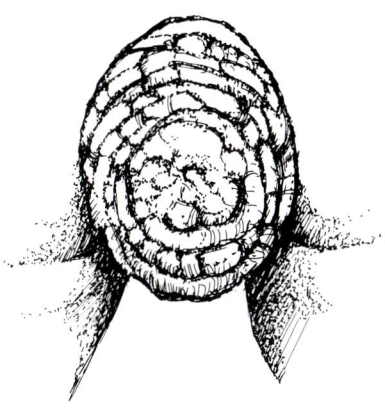

Abbildung 278
Darmvorfall:
Die schematische Darstellung zeigt den Vorfall sämtlicher Wandanteile im Sinne einer Hernie des Beckenbodens und die typische zirkuläre Schleimhautfaltung.

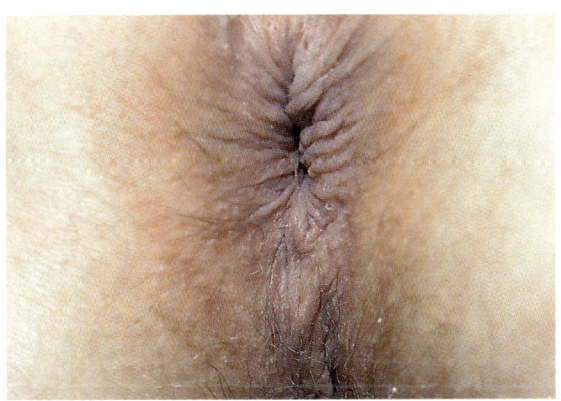
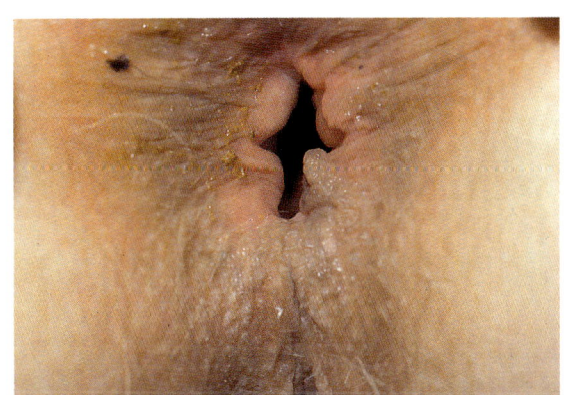

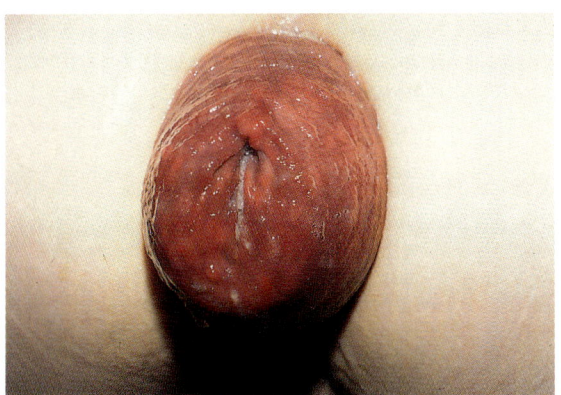
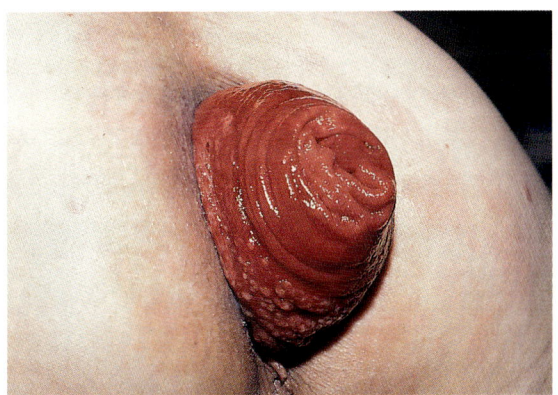

Abbildung 279 + 280
Darmvorfall mit typischer zirkulärer Schleimhautfaltung, vor und nach Pressen.

Abbildung 281 + 282
Klaffender Anus, teleskopartiger Darmvorfall nach Defäkation mit zirkulärer Schleimhautfaltung.

Erkrankungen des Rektums

Melanosis intestini

Die Darmschleimhaut zeigt eine netz- oder schollenartige Einlagerung von Lipofuszin, das sich sowohl in Histiozyten als auch extrazellulär findet. Die Erkrankung ist reversibel. Sie tritt nach langem Gebrauch von Laxantien auf, die Sennesblätter, Aloe oder Rhabarber enthalten. Der rektoskopische Befund ist imponierend, aber ohne klinische Bedeutung [41, 203, 237, 249].

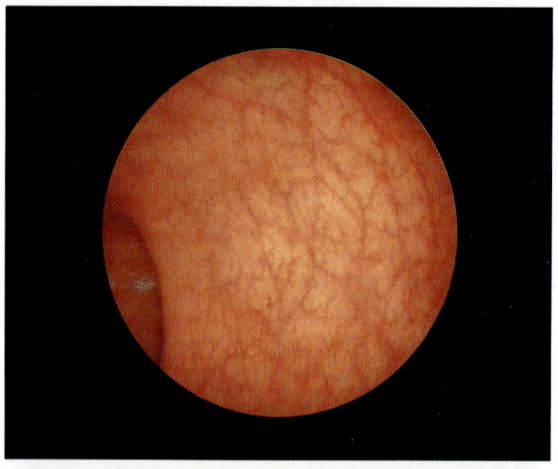

Abbildung 283
Endoskopische Ansicht der normalen rötlichen Rektalschleimhaut mit gut sichtbarem Gefäßnetz, glatter und glänzender Oberfläche.

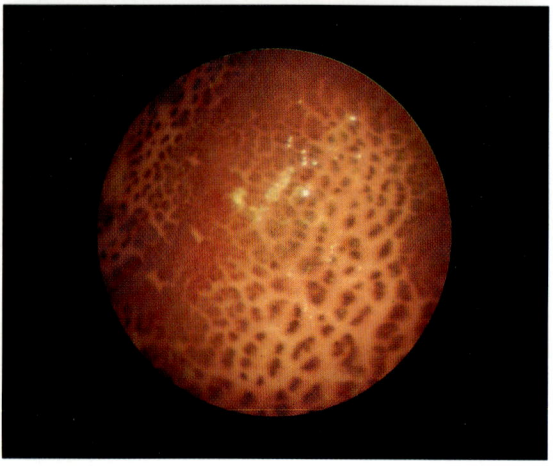

Abbildung 284
Schollenartige Pigmentierung der Rektalschleimhaut bei Melanosis.

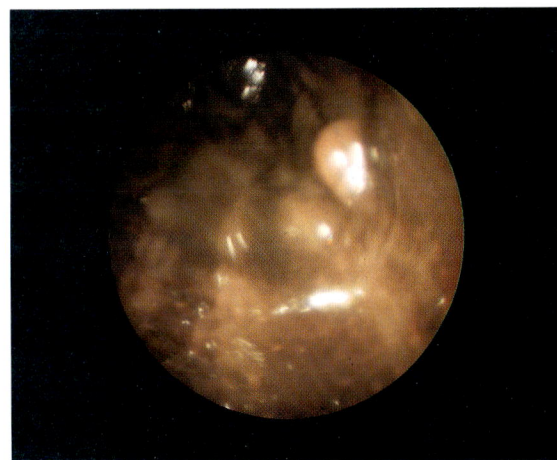

Abbildung 285
Melanosis mit erbsgroßem Schleimhautpolyp.

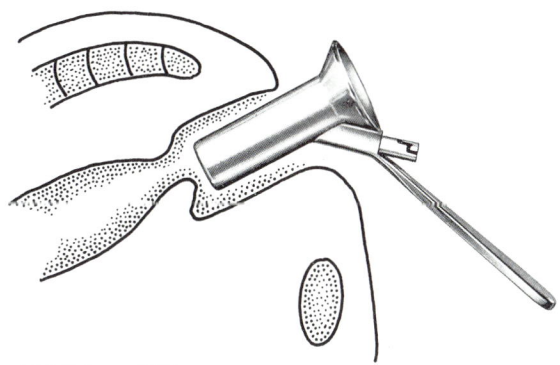

Abbildung 286a
Schematische Darstellung des innern Schleimhautprolapses.

Abbildung 286b
Prolapsproktitis: Bandförmig gerötete und ödematös verdickte Schleimhaut an der Vorderwand, die beim Pressenlassen ins Endoskop prolabiert.

Prolapsproktitis, Solitärulkus

Es findet sich eine umschriebene Proktitis an der Vorderwand des Rektums. Sie entsteht durch Prolaps der Rektumvorderwand beim Pressakt. Die Schleimhaut ist vermehrt gerötet und ödematös aufgelockert und/oder granuliert. Sie produziert glasigen Schleim. Durch ständig wiederkehrenden mechanischen Reiz entwickelt sich ein Ulkus. Das Ulkus ist bizarr geformt, oval oder rund und weist einen gelblichen oder weißen fibrinösen Grund auf. Histologisch ist eine fibromuskuläre Obliteration der Lamina propria charakteristisch. Therapeutisch steht ein Vermeiden von übermäßigem Pressen im Vordergrund. Quell- und Gleitmittel wie Colosan mite®, Agiolax mite®, Metamucil® oder Mucofalk®, wirken meist günstig. Die endoskopischen Veränderungen verschwinden erst nach Monaten oder Jahren.

In einzelnen Fällen kann ein Raffen der prolabierenden Schleimhaut durch elastische Ligaturen das Vorfallen derselben erschweren. Die transabdominelle Rektopexie kann ein therapieresistentes Ulkus zur Abheilung bringen. [41, 57, 123, 133, 141, 154, 192, 217, 218, 238, 244].

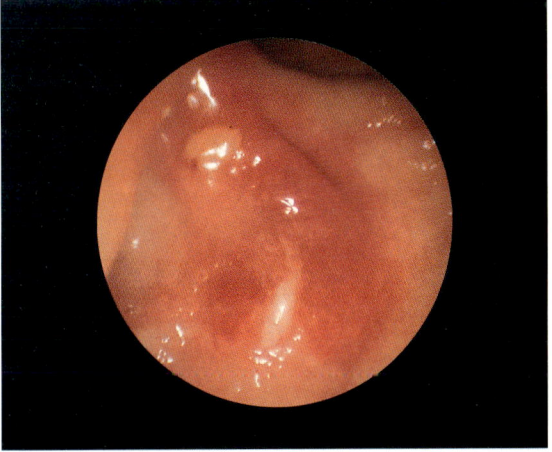

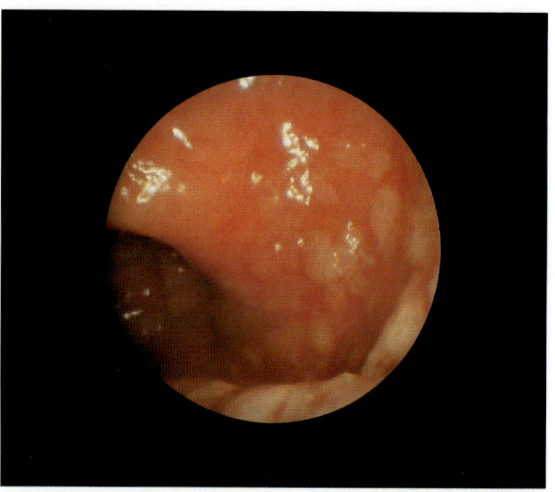

Abbildung 287
Prolapsproktitis mit granulierter ver-
dickter Schleimhaut.

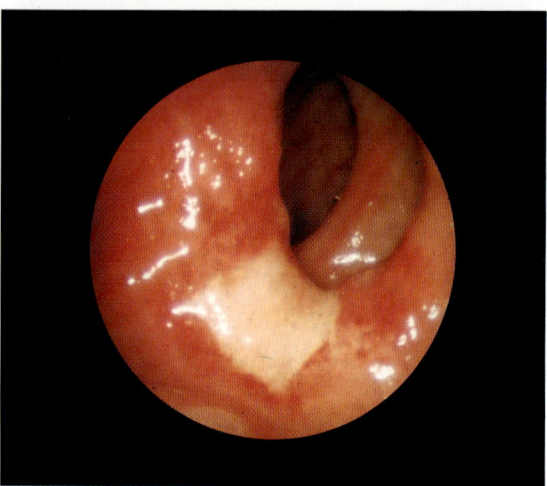

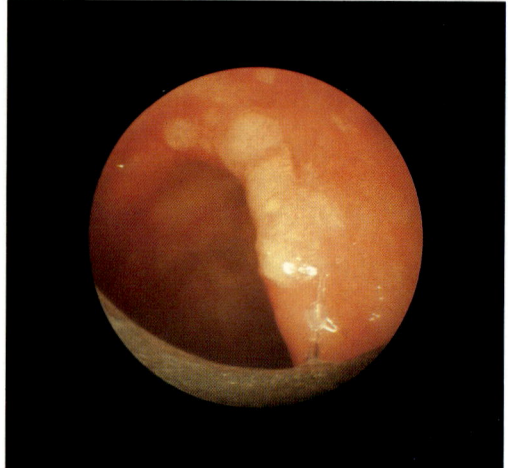

Abbildung 288
Solitärulkus mit weißlichem Grund,
von ödematös verdickter Schleimhaut umgeben.

Abbildung 289
Multiple Ulzera.

Abbildung 290 a
Randständig blutendes Solitärulkus bei
Prolapsproktitis.

Abbildung 290 b
Flaches Ulkus von geröteter ödematöser
Schleimhaut umgeben.

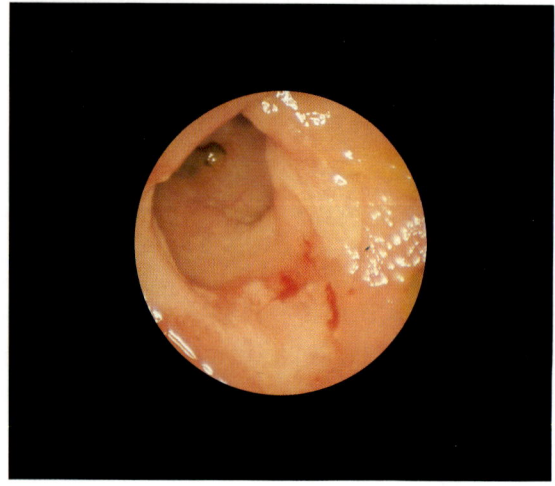

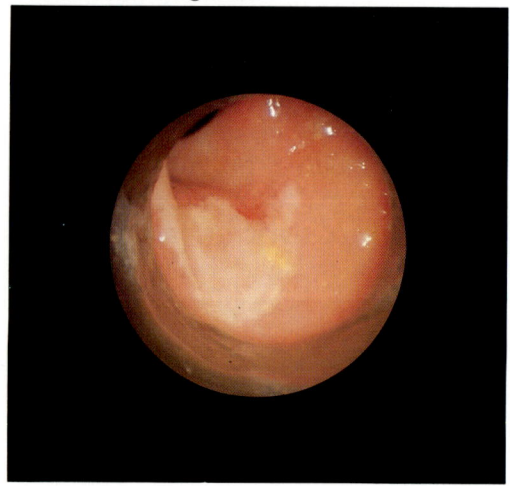

Entzündliche Erkrankungen des Rektums

Es gilt, die verschiedenen Entzündungen des Rektums ohne bekannte Aetiologie wie Colitis ulcerosa oder Morbus Crohn zu unterscheiden von denjenigen mit bekannter Ursache wie durch Irradiatio, Bakterien, Viren, Ischämie und Parasiten. Antibiotikabedingte Colitiden sind vermutlich auch bakteriell bedingt wie durch das Toxin des Clostridium difficile.

Ihre *Symptome* sind vor allem blutige Diarrhöen.

Diagnose: Endoskopisch finden sich Schleimhautödem, Aphten, Fibrinbeläge, kleine und flächenhafte Nekrosen [80, 81, 105].

Inspektorisch sind die verschiedenen Formen nicht zu unterscheiden. Für die Diagnose müssen Anamnese, klinisches Bild, bakteriologische Stuhluntersuchung, Schleimhautbiopsie mit histologischer Untersuchung [82, 97], Serologie und Gewebskulturen herangezogen werden. Colotis ulcerosa und Morbus Crohn sind in den letzten Jahren häufiger geworden, ebenso sexuell übertragene anorektale Erkrankungen. Selten finden sich Proktitiden, die durch Röntgen- und Radiumbestrahlung oder Parasiten ausgelöst wurden.

Unspezifische Entzündungen des Rektums

Colitis ulcerosa (idiopathische Colitis ulcerosa)

Die Colitis ulcerosa ist eine chronische und chronisch rezidivierende, nicht infektiöse Entzündung der Rektum- und Kolonschleimhaut und hat Schleimhautblutungen sowie Ulzerationen zur Folge. Vorwiegend werden jugendliche Erwachsene befallen, Männer und Frauen ungefähr gleich häufig.

Die *Ätiologie* ist nicht geklärt. Vieles deutet darauf hin, daß Immunreaktionen für das Auftreten und den chronischen Verlauf eine wichtige Rolle spielen. Meist handelt es sich um psychisch auffallende Patienten mit Hang zu Depression und Eigenbrötelei.

Symptome: Bei der klassischen Form blutige, eitrige und schleimige Durchfälle.

Diagnose: Endoskopisch ist die Darmschleimhaut ödematös verdickt, samtartig, stark gerötet. Sie zeigt Schleimauflagerungen und beim Berühren blutiges Tränen. Ulzerationen sind endoskopisch selten zu sehen, weshalb für das Rektum die Bezeichnung Proctitis haemorrhagica passender ist. Die Erkrankung hat die Tendenz, sich in proximaler Richtung auszubreiten. Oft läßt sich endoskopisch eine scharfe Abgrenzung zur höher gelegenen normalen Schleimhaut beobachten. Bioptisch-mikroskopische Untersuchungen können zur Bestätigung der Diagnose beitragen. Die Gewebsentnahme erfolgt am schonendsten mit dem Saugbiopsiegerät nach Heinkel [97]. Bakteriologische Stuhluntersuchungen und Serumagglutinationen dienen zum Ausschluß einer Salmonellen- oder Shigelleninfektion.

Die *Therapie* besteht in der Verabreichung des schwer löslichen Salazosulfapyridins oder von Mesalazin, bei schweren Fällen evtl. in Kombination mit Kortikosteroiden. Bei Lokalisierung der Krankheit im Enddarm ist die Verabreichung dieser Medikamente in Form von Suppositorien oder Verweileinläufen einer oralen Behandlung meist vorzuziehen [284, 285, 289, 344, 345, 348, 349]. Eine zusätzliche orale Verabreichung dieser Medikamente ist jedoch jederzeit möglich. Salazosulfapyridin (Salazopyrin®) wird erst im Dickdarm bakteriell aufgespalten und zwar in die Träger-substanz Sulfapyridin und in die therapeutisch aktive Substanz Mesalazin. Ein großer Teil der Nebenwirkungen von Salazopyrin® (Übelkeit, Erbrechen, hämorrhagische Diathese, hämo-lytische Anämie, Agranulozytose, lupus-ery-thematodes-ähnliche Bilder sowie männliche Fertilitätsstörungen usw. [69]) gehen auf Kon-to der Trägersubstanz Sulfapyridin. Aus-schließlich Mesalazin enthaltende Präparate (z.B. Salofalk®, Asacol®, Dipentum®) sind bes-ser verträglich. Durch besondere galenische Verarbeitung wird bei Salofalk® der Wirkstoff im terminalen Ileum freigesetzt und steht von dort an für die lokale Wirkung auf die entzün-dete Darmschleimhaut des Ileums und Kolons zur Verfügung [290, 297]. Salazopyrin® wird im akuten Schub in Tagesdosen von 3 bis 4 g verabreicht. Als Erhaltungsdosis gelten 1,5 bis 2 g, wobei alle zwei Monate das Blutbild kon-trolliert werden muß. Als äquipotente Dosen

von Salofalk® gelten für den akuten Schub 1,5 bis 3 g. Zur Rezidivprophylaxe bis 1,5 g. Das Präparat wird besonders bei jungen Männern empfohlen, da es keine Fertilitätsstörungen verursacht. Nebenwirkungen können bei Unverträglichkeit von Salicylaten auftreten. Kortikosteroide sind zur Rezidivprophylaxe unwirksam [6, 30, 46, 63, 87, 142, 179, 242, 249].

Allgemeine *Komplikationen* sind bei der Colitis ulcerosa weniger häufig zu sehen als beim Morbus Crohn (s. daselbst). Dagegen besteht bei jahrelanger Dauer des Leidens die Gefahr der malignen Entartung.

Im Falle einer karzinomatösen Entartung ist die totale Kolektomie angezeigt, wie auch bei drohendem toxischen Megacolon oder in thera-pieresistenten Fällen mit massiver Verschlechte-rung des Allgemeinzustandes [83, 176, 179, 226, 326].

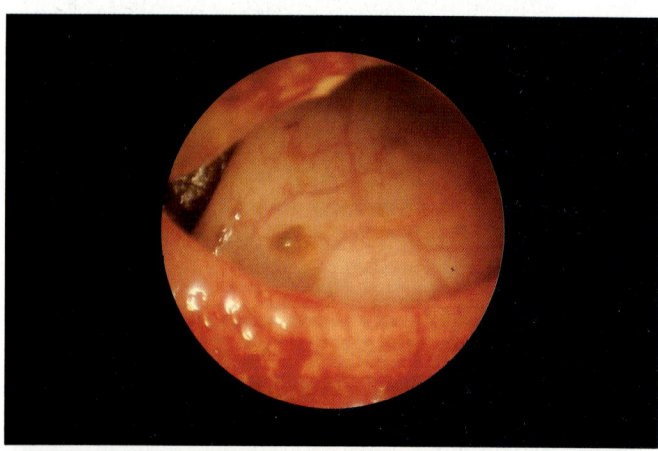

Abbildung 291
Proktitis der untersten Rektalschleim-haut: Gerötete, leicht blutende Schleim-haut. Oberhalb davon normale Schleim-haut mit gut sichtbarem Gefäßnetz.

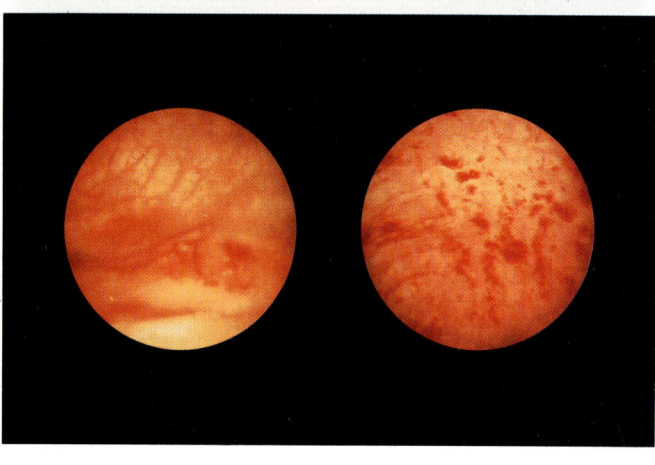

Abbildung 292
Hämorrhagische Proktitis.

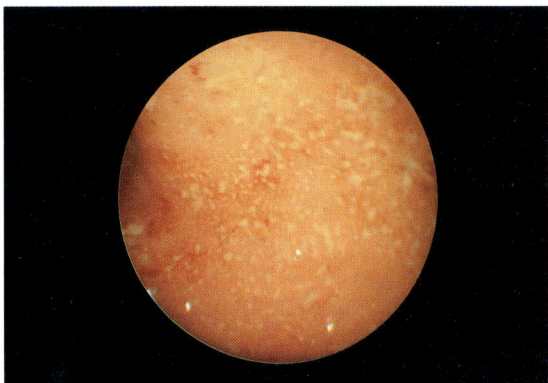

Abbildung 293
Ulzeröse Form der Kolitis.

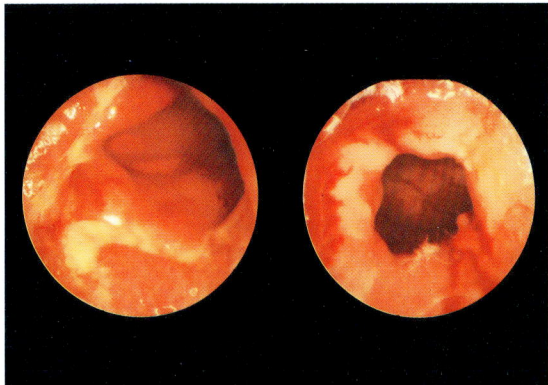

Abbildung 294
Colitis ulcerosa (vorwiegend eitrige Form).

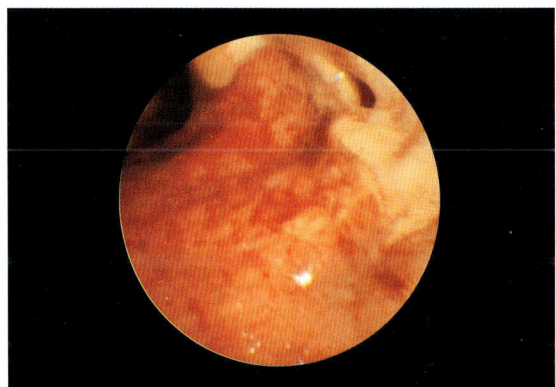

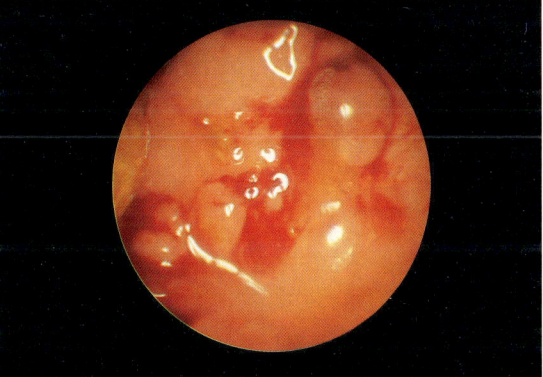

Abbildung 295
Vollbild der Colitis ulcerosa mit blutig-eitriger Schleimhaut.

Abbildung 296
Colitis ulcerosa mit Pseudopolypenbildung.

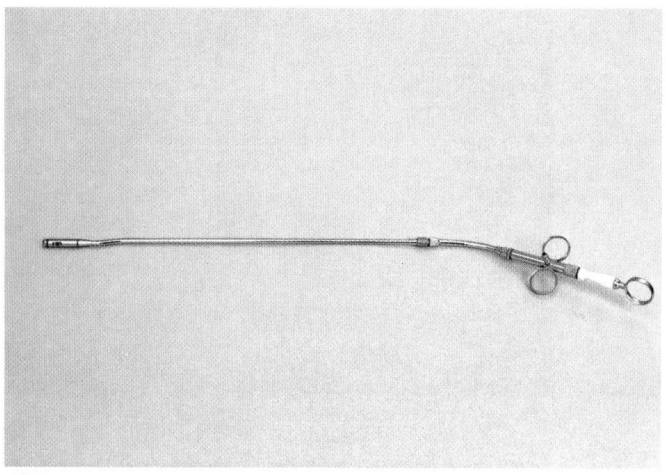

297

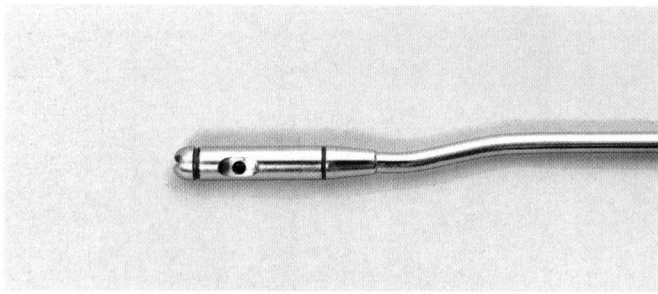

298

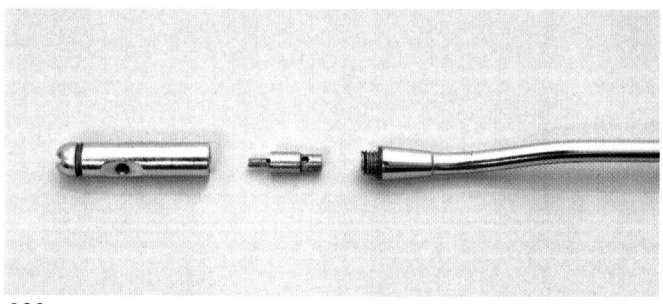

299

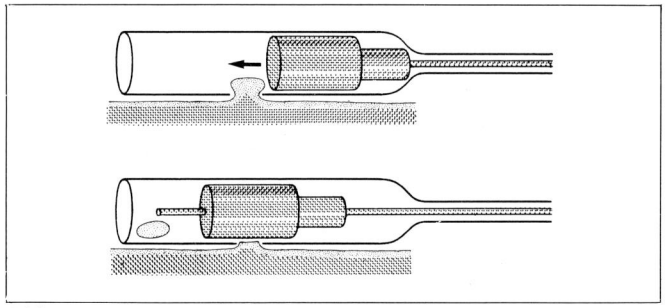

300

Abbildung 297–300
Schleimhaut-Saugbiopsiegerät nach
Heinkel [97] mit seitlicher Öffnung von
2 mm Durchmesser zur Aspiration der
Schleimhaut und Zylindermesser zum
Abschneiden der Biopsiestücke.

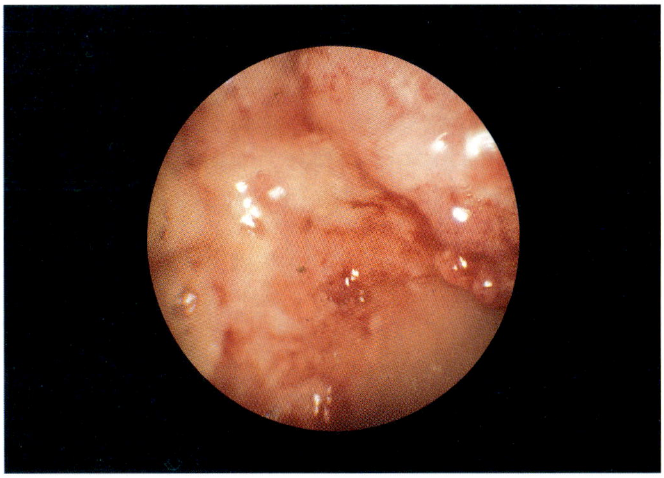

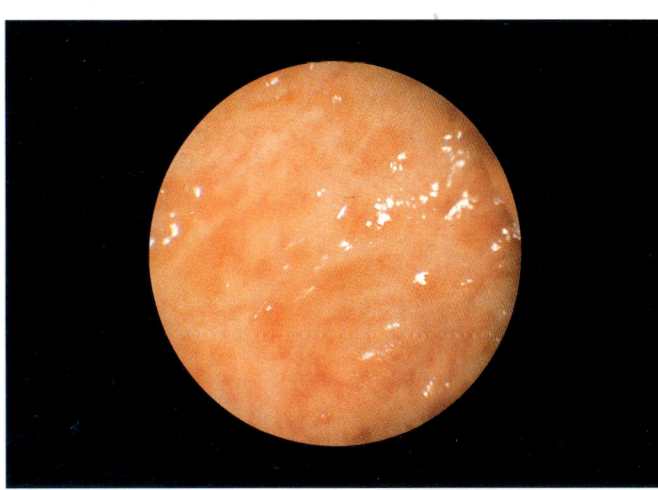

Abbildung 301
Colitis ulcerosa mit Pseudopolypen-
bildung.

Abbildung 302
Colitis ulcerosa in Abheilung mit narbi-
gen und pseudopolypösen Schleimhaut-
veränderungen.

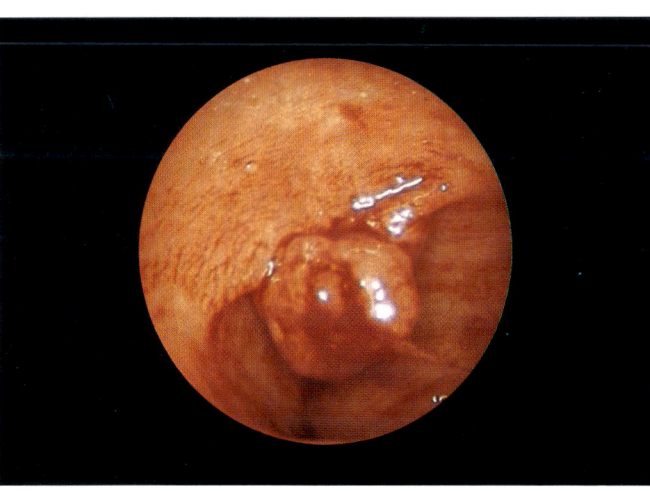

Abbildung 303
Kirschgroßes Karzinom bei seit zehn
Jahren bestehender Colitis ulcerosa.

Colitis regionalis
(granulomatöse Kolitis, Morbus Crohn)

Bei der Colitis regionalis sind nicht nur die Mukosa, wie bei der Colitis ulcerosa, sondern die tiefen Wandschichten bis zur Serosa befallen. Sie führt oft zu Fissuren, Fisteln und Stenosen. Ihre Lokalisation ist meist umschrieben, von wechselnder Ausdehnung mit vorwiegendem Befall des Ileums und des Kolons, wobei das Rektum meist frei bleibt. Die umschriebenen Läsionen sind in der Regel scharf begrenzt und durch Abschnitte gesunder Schleimhaut getrennt [37, 38, 63, 98, 179].

Die *Symptomatik* besteht in Diarrhoen, Schmerzen, Fieberschüben und entzündlichen Allgemeinreaktionen sowie Subileusattacken. Blutungen sind eher selten. Es finden sich häufig Veränderungen am Anus wie Ulzera oder Fisteln. Letztere sind oft erstes Symptom, weshalb bei atypischer Analfistel nach einem Morbus Crohn gesucht werden sollte. Die Fisteln können zu Perianalabszessen führen oder in Darm, Blase und Vagina durchbrechen.

Befunde: Endoskopisch findet sich eine ödematös verdickte, vermehrt gerötete Schleimhaut ohne sichtbares Gefäßnetz. Oft sind feine Schleimhautrisschen oder tiefe, längsverlaufende Ulzera zu sehen.

Bei bioptisch mikroskopischen Untersuchungen sind die für Morbus Crohn typischen Epitheloidzellgranulome in etwa 20–30% zu erwarten [82, 238].

Radiologisch zeigen die befallenen Darmabschnitte eine geringere Dehnbarkeit. Oft sind sie bis auf Bleistiftdicke eingeengt, häufig exzentrisch oder trichterförmig. Das Schleimhautrelief ist pflastersteinartig, wobei sich zwischen den Pflastersteinen dorn- oder haarförmige Spiculae finden.

Die *Therapie* besteht wie bei der Colitis ulcerosa in Salazosulfapyridin oder Mesalazin mit oder ohne Kortison (s. Abschnitt Colitis ulcerosa), sowie Elementardiät und totaler parenteraler Ernährung [285, 298, 311].

Allgemeine *Komplikationen* sind: Erythema nodosum, Arthritis und Uveitis, toxisches Megacolon, wenn auch seltener als bei der Colitis ulcerosa und Analfistelbildung. Bei jahrelanger Dauer besteht ebenfalls die Gefahr der malignen Entartung [37, 38, 66].

Anale und perianale Veränderungen bei Morbus Crohn

Bei der Colitis regionalis sind die tiefen Wandschichten bis zur Serosa befallen. Dies führt oft zu Fissuren, Fisteln und Stenosen. Diese Manifestationen können ein Frühsymptom des Morbus Crohn sein. Hauptursache ist der dünnflüssige Stuhl, der die Analschleimhaut und die Perinialhaut reizt, was zu lokaler Entzündung führt. Ebenso können entzündlich ulzeröse Prozesse in der Rektalmukosa auf die Umgebung übergreifen, wo sie Abszeß- und Fistelbildung verursachen. In der gereizten, entzündeten Perianalhaut entstehen durch Mazeration, Erosionen und Einrisse, in denen sich Bakterien und Pilze ansiedeln. Die Folge sind entzündliche Infiltration und Bildung von Rhagaden. Bestehende Marisken schwellen ödematös an.

Retention von Stuhlpartikeln in ihren Falten führt zu örtlich umschriebener Entzündung. Das Gewebe verliert dadurch seine Elastizität und reißt bei der Stuhlpassage ein. Chronische Entzündung und Superinfektion lassen allmählich ein Ulkus zustande kommen. Ulzera bei Morbus Crohn erscheinen nicht so scharf ausgestanzt wie die Fissur, ihre Ränder sind ödematös verdickt und oft unterminiert. Sie liegen auch nicht an den Kommissuren und zeigen im Gegensatz zur Fissur kaum Druckschmerzhaftigkeit. Die umgebende Haut ist bläulich verfärbt. Die entzündlichen Gewebsreaktionen können auf den Sphincter ani übergreifen, zu Inkontinenz oder häufiger, durch fibröse Infiltration, zu Stenosierung führen. Der – für das Endoskop oft nicht mehr durchgängige – Analkanal fühlt sich bei der digitalen Austastung derb und narbig an. Da die Stenose für den dünnflüssigen Stuhl kaum ein Hindernis bildet, macht sie selten Beschwerden. Beteiligung der Krypten an der durch Dauerreiz bedingten Anitis verursacht Kryptitiden, Kryptenabszesse und bei deszendierend fortschreitender Entzündung schließlich Fistelbildung. Bei Morbus Crohn sind komplizierte Fistelsysteme mit mehreren Fistelöffnungen nicht selten. Typisch sind ihre geringfügige Symptomatik, die Chronizität und eine Induration der Fistelgänge mit zyanotisch verfärbter Umgebungshaut. In jedem Fall von atypischer Analerkrankung sollte auch an einen Morbus Crohn gedacht und im Verdauungstrakt danach gesucht werden.

Die *Behandlung* perianaler und analer Erkrankungen bei Morbus Crohn erfordert viel Geduld von Arzt und Patient und ist vorwiegend konservativ. Im Vordergrund steht die Behandlung der Krankheit selbst mit Salazosulfapyridin, Mesalazin [345], Steroiden, Metronidazol und Immunsupressiva [309]. Wichtig erscheint vor allem die Analhygiene: Nach der Defäkation soll der Anus mit Wasser gereinigt werden. Ein ständig stuhlverschmutzter Anus behindert den Erfolg einer sinnvollen Lokalbehandlung. Diese besteht aus Kompressen und Sitzbädern mit Kamille sowie dem Auftragen milder Salben, die Entzündungsvorgänge zum Abklingen bringen können. Sogar ausgedehnte Fistelsysteme mit Abszedierung lassen sich durch lokale Massnahmen und gegebenenfalls Bettruhe ausheilen. Antibiotika helfen bei bakterieller Superinfektion. Chirurgische Interventionen wie z.B. die Inzision eines schmerzhaften Abszesses sollen während des floriden Stadiums eines Morbus Crohn nur im Notfall erfolgen. Erst wenn die Krankheit zur Ruhe gekommen ist, ist die Exzision von Fisteln oder Fissuren, sowie die Korrektur von Stenosen indiziert [2, 24, 26, 27, 64, 66, 125, 133, 145, 169, 243, 249, 267, 268, 269, 272].

Differentialdiagnostisch kommen vor allem *venerische Infektionen* in Betracht, so ein Ulcus molle, luische Ulzera, ein Ulkus bei Herpes simplex genitalis. Symptomatik, Diagnostik und Therapie dieser Erkrankungen sind im Kapitel der sexuell übertragenen anorektalen Erkrankungen beschrieben (S. 142).

Veränderungen wie bei Morbus Crohn gibt es bei einer *Leukämie* [274] (Abb. 322a) und bei der selten gewordenen *Tuberkulose*. Bei einer Leukämie können sich ausgedehnte nekrotisierende Prozesse der Perianalhaut finden, besonders ausgeprägt nach lokalen chirurgischen Eingriffen. Bei Patienten mit offener Lungentuberkulose kann es zu einer spezifischen Prokto-Kolitis kommen oder zu einer perianalen Manifestation mit schmerzhaften Ulzera und mit unterminierten Rändern und livider umgebender Haut (Abbildung 320). Mycobacterium tuberculosis wird durch Kultur oder histologische Untersuchung nachgewiesen.
Therapie: Tuberkulostatika [15, 22, 58, 130, 246, 342].

Ähnliche Veränderungen wie beim Morbus Crohn finden sich beim *Morbus Behçet* (Abbildung 321). Charakteristisch sind perianale Ulzera, rezidivierende Kolitiden mit dem endoskopischen Bild einer granulomatösen Colitis Crohn und Schübe von Iridozyklitiden. Seltener treten als Begleiterkrankungen auch Polyarthritis, Thrombophlebitis und Erythema nodosum auf [51, 109, 133, 249, 296].

Zur *Behandlung* werden Kortikosteroide empfohlen, ferner Salazosulfapyridin, Mesalazin, Cholchizin (1 mg/Tag), Ciclosporin, A-Interferon.

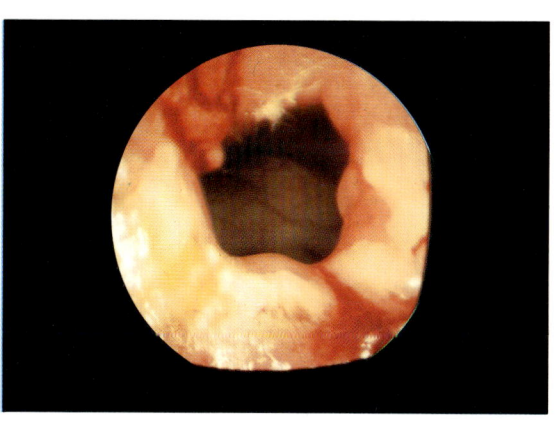

Abbildung 304
Stenosierung des Analkanals infolge fibröser
Infiltration bei Morbus Crohn.

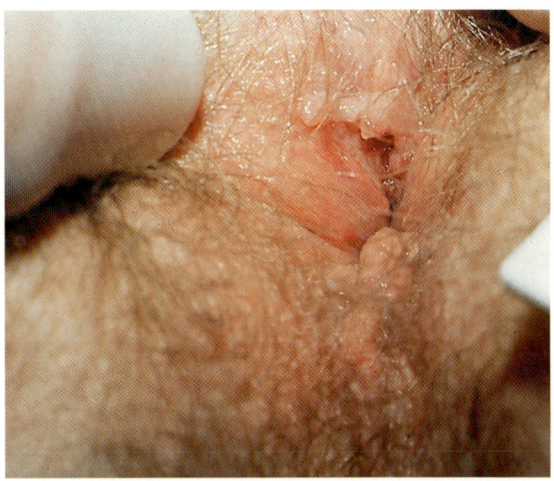

Abbildung 305
Ulkus bei Morbus Crohn.
An der dorsalen Kommissur links findet sich ein
rund 10×5 mm großes, unscharf begrenztes Ulkus
mit ödematös verdickten Rändern gegenüber der
Analhaut. Das Ulkus ist beim Berühren mit einem
Wattetupfer nicht schmerzhaft.

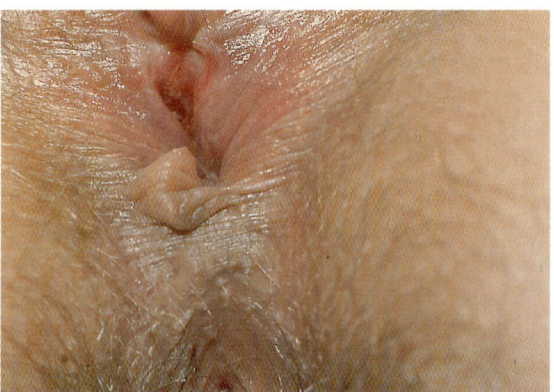

Abbildung 306
Anales Ulkus unter Mariske bei Morbus Crohn.

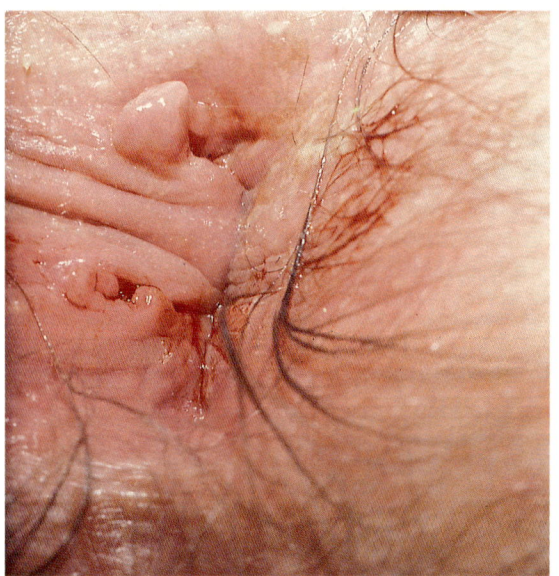

Abbildung 307
Ulzera bei Morbus Crohn des terminalen Ileum.

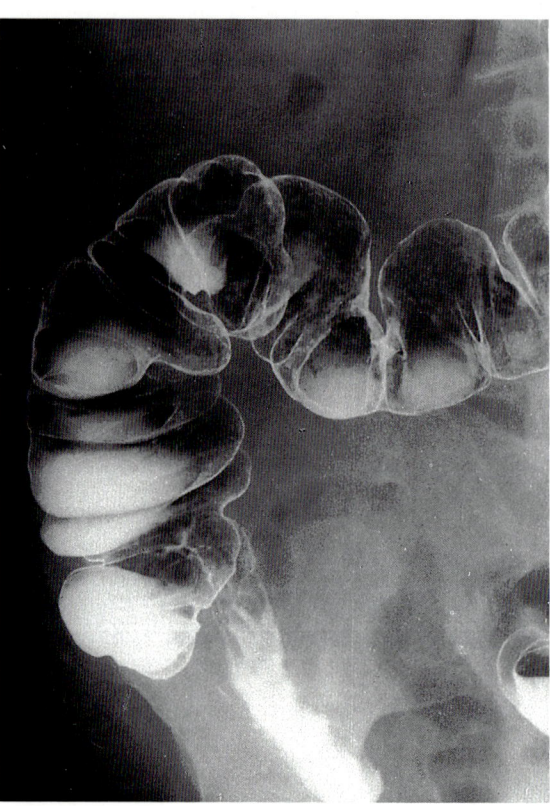

Abbildung 308
Röntgenologisch fanden sich bei diesem Patienten
die typischen Zeichen einer Ileitis terminalis
wie Kontursteifigkeit im terminalen Ileum und
Pflastersteinrelief.

Abbildung 309
Fistel und Ulkus bei Morbus Crohn.
An der dorsalen Kommissur findet sich ein Ulkus.
Bei starkem Spreizen fließt hier stinkender Eiter
ab. Etwa 10 cm vom Anus entfernt gegen das
Sakrum rechts liegt eine Fistelöffnung, aus wel-
cher beim Pressen etwas gelber Eiter austritt.
Bei der Palpation findet sich ein normaler, nicht
erhöhter Sphinktertonus und bei der Rektoskopie
in der Rektalampulle normale Schleimhaut mit
gut sichtbarem Gefäßnetz, während oberhalb vom
rekto-sigmoidalen Übergang die Schleimhaut
ödematös verdickt ist, Eiterauflagerungen und
Ulzerationen zeigt (siehe Endoskopieaufnahme,
Abbildung 310). In der im Sigmoid entnommenen
Gewebsprobe konnte die Diagnose eines Morbus
Crohn durch den Nachweis von Epitheloidzell-
granulomen bestätigt werden (Institut für Patho-
logie des Kantonsspitals St.Gallen).

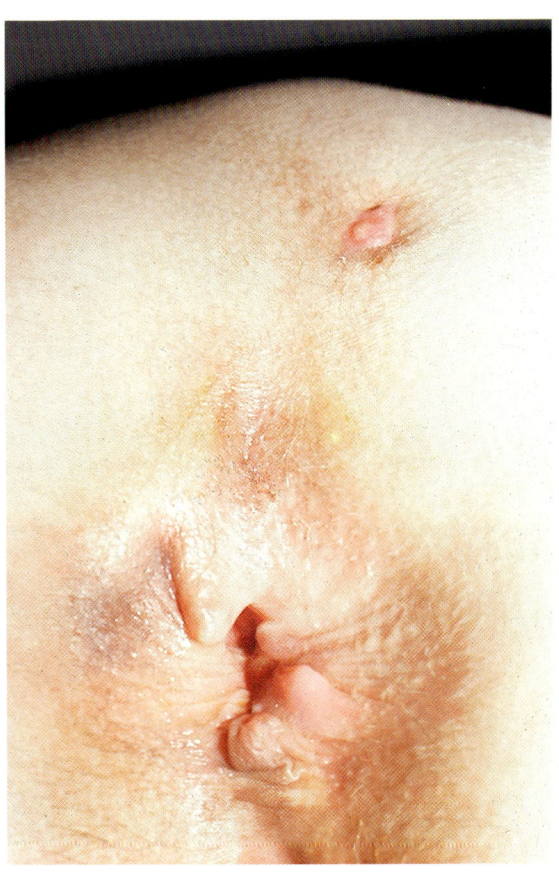

Abbildung 311
Multiple Ulzera bei Morbus Crohn.

Abbildung 310
Morbus Crohn im Sigma (siehe Abb. 309).

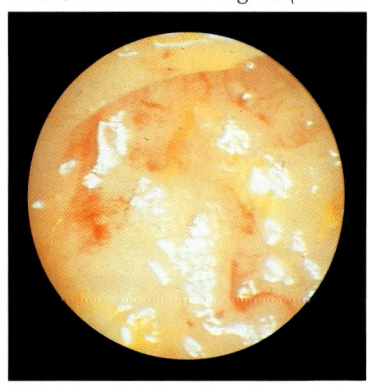

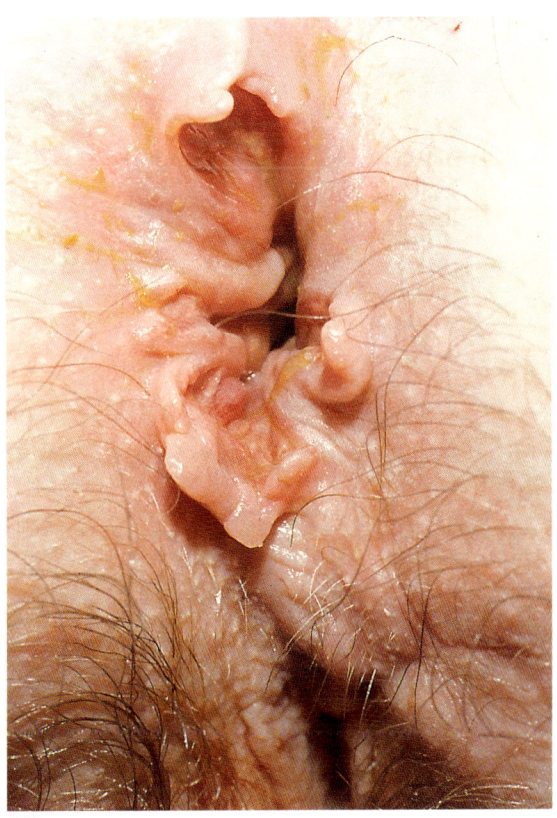

310

311

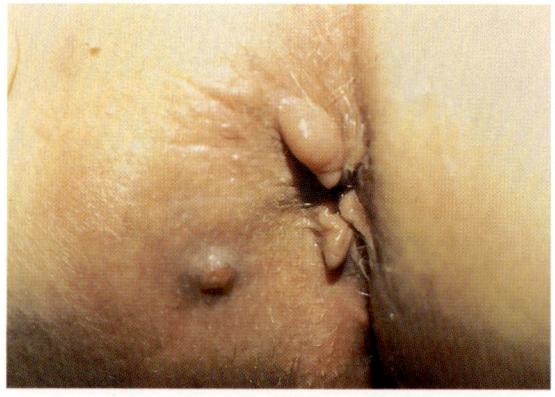

Abbildung 312
Abszedierung und ödematös angeschwollene
Marisken bei Morbus Crohn des Colon ascen-
dens.

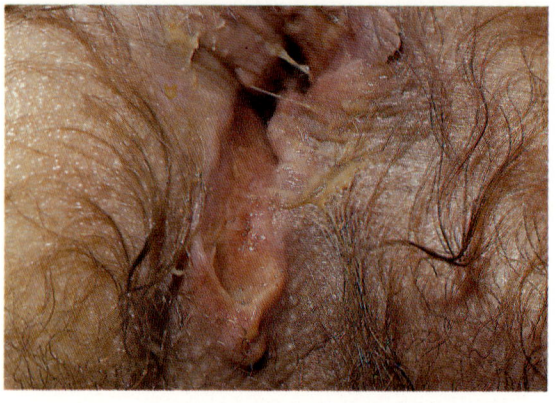

Abbildung 313
Ausgedehnte Exulzerationen an der dorsalen und
der ventralen Kommissur; Diagnose: Morbus
Crohn im Colon descendens.

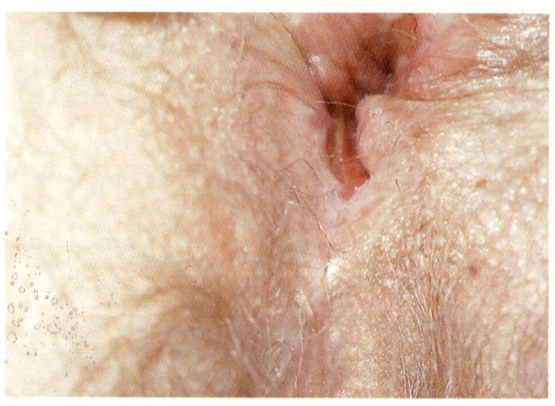

Abbildung 314
Gleicher Patient wie in der Abbildung 313, sechs
Wochen nach oraler Therapie mit Salazosulfapyri-
din; die Ulzerationen vernarben jetzt.

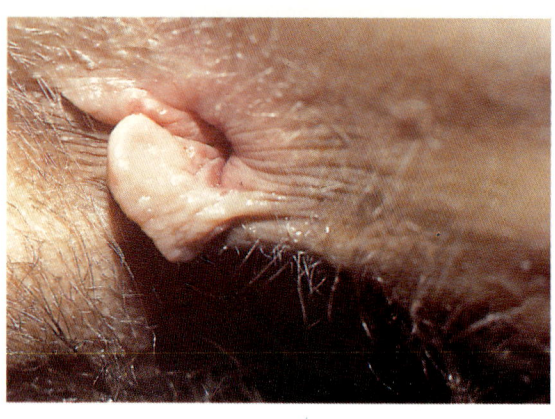

Abbildung 315
Ödematös angeschwollene Marisken bei Morbus
Crohn des Colon descendens.

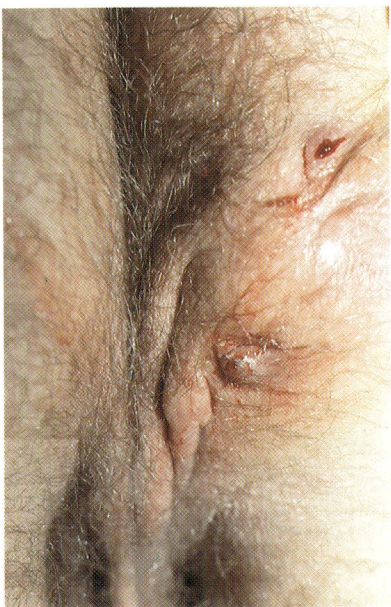

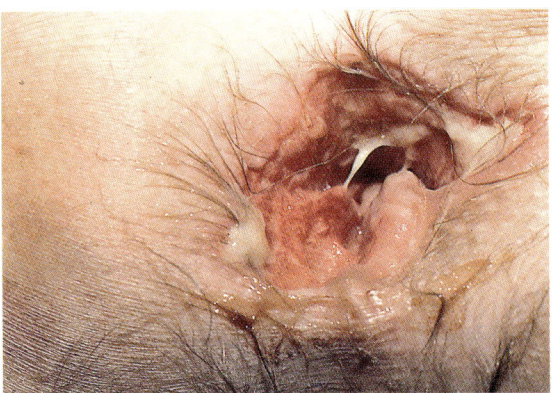

Abbildung 320
*Perianale ulzeröse Hautveränderungen bei Tuber-
kulose der Lunge und des Zäkum.*

Abbildung 316
*Morbus Crohn mit Perianalabszeß und Fistel.
Die Perianalhaut ist gerötet mit narbigen Verände-
rungen rechts und zwei Fistelöffnungen.*

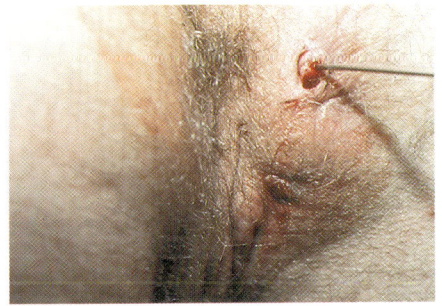

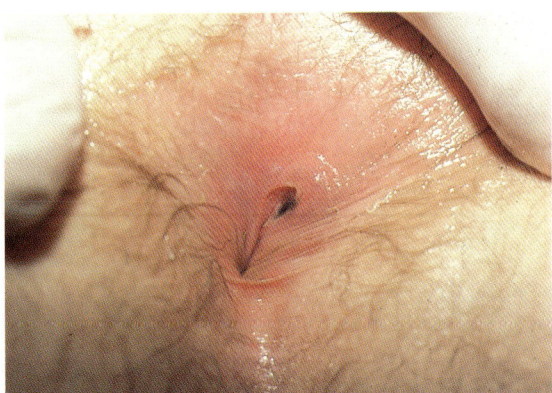

Abbildung 321
Ulkus bei Morbus Behçet.

Abbildung 317
*Mit der Knopfsonde finden sich zwei in ver-
schiedene Richtungen verlaufende Fistelgänge.*

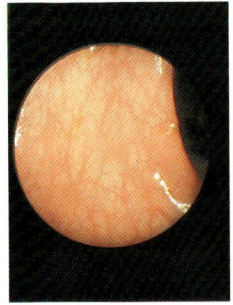

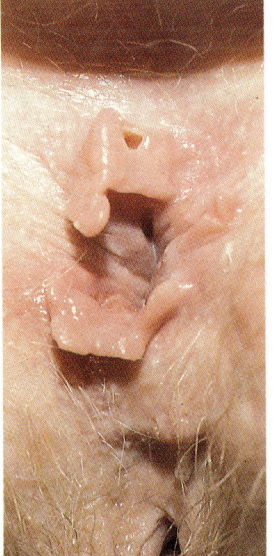

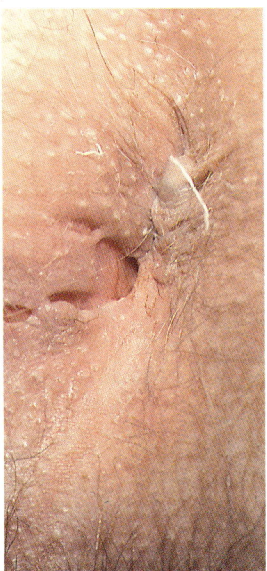

Abbildung 318 + 319
*Die Diagnose ist endoskopisch bestätigt: Im Rek-
tum ist die Schleimhaut blaß rosa, glänzend und
zeigt ein gut sichtbares Gefäßnetz (Abbildung 318),
während sie im Sigma odematos verdickt ist und
diffuse Blutungen, eitrige Auflagerungen und
polypöse Schleimhautveränderungen aufweist.*

Abbildung 322 a + b
*a: Ulzera und Fistel bei lymphatischer Leukämie.
b: Hidrosadenitis suppurativa (Verneuil) [288].*

Spezifische Erkrankungen
mit bekannter Ätiologie

Strahlenproktitis: Blutige Durchfälle nach Röntgen-/Radiumbestrahlung können Wochen bis Jahre danach auftreten. Es handelt sich vorwiegend um eine hämorrhagische Proktitis. Die entzündlichen Schleimhautveränderungen liegen im Bereiche des Bestrahlungsfeldes. Massiv hämorrhagische Formen können zu Anämie führen und Bluttransfusionen notwendig machen. Eine Lokalbehandlung mit Zäpfchen oder Einläufen von Corticosteroiden, Mesalazin, Sulfasalazin, Sucralfat (Ulcogant 2 g) können in einzelnen Fällen wirksam sein [55, 76, 88, 107, 178, 179, 292, 305].

Infektiöse Proktitis: Bei akut auftretenden Durchfällen mit blutig-schleimigen Stühlen, die unter Tenesmen entleert werden und mit Fieber einhergehen, muß an die Möglichkeit einer Infektion mit Salmonellen, Shigellen, Campylobakter jejuni oder Chlamydien gedacht werden [17, 75, 249, 261, 266, 270]. Das proktologische Bild ist von demjenigen einer Proctitis ulcerosa oft nicht zu unterscheiden. Bakterielle Kolitiden können das Rektum aussparen, so daß die Rektoskopie zur Abklärung einer hämorrhagischen Diarrhoe ungenügend sein kann und durch eine Koloskopie ergänzt werden muß. Bakteriologische und serologische Untersuchungen sichern die Diagnose. Einen chronischen Verlauf weisen Tuberkulose und Aktinomykose auf, die äußerst selten sind.

Die *anorektale Gonorrhoe* kann die selben Veränderungen wie eine mäßig aktive terminale Proctitis ulcerosa machen. Da die Affektion vor allem bei homosexuellen Männern vorkommt, seltener bei Frauen, kann die Anamnese auf die richtige Fährte führen. Die Diagnose wird durch den Nachweis von Gonokokken im Grampräparat des Rektalabstriches oder durch die Kultur gestellt. Die Therapie ist unter den sexuell übertragenen anorektalen Erkrankungen beschrieben (siehe Seite 143).

Bei der *anorektalen Syphilis* findet sich der Primäraffekt meist am anorektalen Übergang als Ulkus, in einzelnen Fällen kann der Primäraffekt auch oberhalb der Linea dentata liegen und eine massive entzündliche Infiltration der Submukosa unter dem Bild eines ulzerierenden Tumors machen. Noduläre, indurierte Läsionen der Rektalschleimhaut können auch im Sekundärstadium der Syphilis gefunden werden. Durch serologische Untersuchungen wird die Diagnose gesichert. Die Therapie ist unter den sexuell übertragenen anorektalen Erkrankungen beschrieben (siehe Seite 142).

Eine *Chlamydienproktitis* führt oft zu Rektalstriktur. Häufig tritt sie im Anschluß an eine anorektale Gonorrhoe auf. Die Diagnose wird durch den serologischen Nachweis von Chlamydia trachomatis gestellt.
Therapie: Tetracycline sollen wegen der Rezidivgefahr über längere Zeit in schwachen Dosen gegeben werden, und zwar: Tetracyclin, 2 g täglich, Doxycyclin, 200 mg täglich, oder Erythromycin, 2 g täglich während zehn bis fünfzehn Tagen [212].

Mykoplasmen können wie Chlamydien pathogen sein. Sie reagieren auf die gleiche Therapie [223].

Eine *Herpesproktitis* findet sich gehäuft bei homosexuellen Männern in eitrig-hämorrhagischer Form. Typisch sind heftige Enddarmschmerzen, akzentuiert bei der Defäkation, Tenesmen und angeschwollene inguinale Lymphknoten. Der Virusnachweis in der Zellkultur sichert die Diagnose.
Therapie: Acyclovir (Zovirax®) ist bei frühzeitiger Anwendung wirksam [49, 249].

Bei der *AIDS-Infektion* (Acquired Immune Deficiency Syndrome) kann eine Proktitis auftreten. Es kann sich lediglich um ein Erythem handeln aber auch aphtoide Veränderungen und eitrig ulzeröse Formen kommen vor. Die Veränderungen können bis ins Sigma reichen oder lokalisiert im Sigma oder Zökum auftreten. Histologisch finden sich intravasculäre Thrombosierungen und bei entsprechendem Virusbefall Zytomegaliezellinfiltrate. Die Diagnose wird histologisch und immunologisch gestellt. Kaposisarkome können neben Hautmanifestationen auch überall im Verdauungstrakt wie auch in der Lunge vorkommen.

Die Diagnose eines AIDS wird durch die Anwesenheit von Antikörpern gegen das HIV-Virus nachgewiesen. Der Test wird erst drei oder mehrere Wochen nach Ansteckung positiv [13, 118, 216, 273, 314].

Bei AIDS-Kranken findet sich häufig ein Kaposisarkom (Angiosarkom). Alpha Interferon scheint in einigen Fällen wirksam zu sein.

Aktinomykose: Aktinomyces hominis kann zu chronischen anorektalen Entzündungen führen mit starker Induration, Abszeß- und Fistelbildung. Die Diagnose wird durch den histologischen Nachweis der Drusen im Biopsiematerial oder durch bakteriologische Untersuchung des Eiters gesichert. Der Erreger reagiert günstig auf hochdosierte Penicillingaben [206].

Eine *tuberkulöse Prokto-Kolitis* kann bei Patienten mit offener Lungentuberkulose oder primärer Kolontuberkulose auftreten und zu perianalen Läsionen mit schmerzhaften, scharf ausgestanzten Ulzera mit unterminierten Rändern führen. Der kulturelle Nachweis, am besten in Schleimhautbiopsien aus dem Kolon, von Mycobacterium tuberculosi oder histologische Untersuchungen mit Darstellung des Erregers sichern die Diagnose. Zur Behandlung werden Tuberkulostatika gegeben [15, 22, 58, 96, 130, 219, 246]. (Siehe Abb. 320.)

Proctitis pseudomembranacea (Antibiotika-Proktitis): Sie tritt gelegentlich sofort oder nach einiger Latenzzeit nach Antibiotikabehandlung auf, vermutlich bakteriell bedingt sowie durch das Toxin des Clostridium difficile. Es finden sich vielfach blutige Durchfälle, begleitet von Fieber und rascher Verschlechterung des Allgemeinzustandes. Zur Sicherung der Diagnose soll die endoskopische Untersuchung möglichst rasch nach Auftreten der Symptome vorgenommen werden. Das Bild zeigt eine entzündete Schleimhaut mit erhöhter Lädierbarkeit und weißlich bis gelblichen Plaques oder Pseudomembranen. Im Blut sind die Leukozyten erhöht, ebenso im Stuhl, wo sie durch Methylenblau nachgewiesen werden können. Nach Absetzen des Antibiotikums kommt es in der Regel innerhalb Tagen zur Abheilung. Selten ist eine Behandlung mit

Antidiarrhoika wie Loperamid (Imodium®), Vancomycin oder Corticosteroiden nötig [65, 102, 211, 236].

Parasitäre Proktitiden finden sich bei Patienten aus tropischen und subtropischen Ländern. Eine *Bilharziose* (Schistosomiasis) ähnelt im akuten Schub einer bakteriellen Dysenterie. Es treten blutig-schleimige Durchfälle und Tenesmen mit Fieberschüben auf. Bei der Rektaluntersuchung lassen sich gelegentlich die verkalkten Eier in der Mukosa wie Sandkörper palpieren. Die Diagnose wird durch den Nachweis der Eier bei der Rektalschleimhautbiopsie gesichert. Ein Nachweis von Eiern im Stuhl ist ebenfalls möglich. Auf Behandlung mit Niridazol (Ambilhar®,

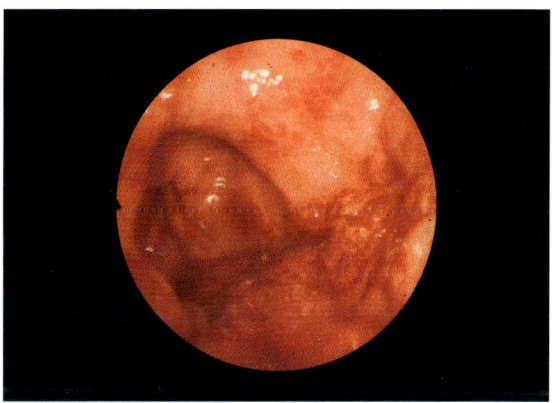

Abbildung 323a
Kaposisarkom (Angiosarkom) im Rektum.

Das Bild wurde freundlicherweise von Dr. Münch, Dept. Innere Medizin Universitätsspital Zürich zur Verfügung gestellt.

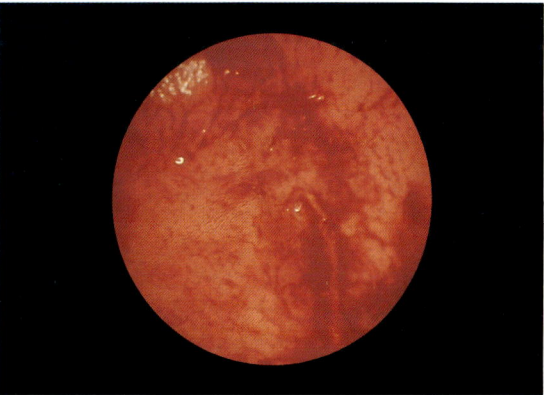

Abbildung 323b
Proctitis haemorrhagica nach Röntgenbestrahlung (Strahlenproktitis).

Erwachsene täglich 25 mg/kg Körpergewicht, während sieben Tagen) verschwinden die entzündlichen Rektalschleimhautveränderungen rasch [95, 249].

Amöbiasis

Die Amöbiasis ist eine Erkrankung, die in tropischen und subtropischen Gebieten auftritt und beim heutigen Massentourismus immer häufiger auch bei uns beobachtet wird.

Die Infektion erfolgt durch Nahrung und Trinkwasser, die mit Zysten der Entamoeba histolytica, der resistenten Form des Parasiten, infiziert sind. Im menschlichen Darm entstehen aus jeder Zyste vier vegetative Formen (Amöben), die sich im Darm weiter vermehren und in der Regel als «Kommensale» ohne schädigende Wirkung mit dem Wirt leben. Aus den vegetativen Formen entstehen Zysten. Aufgrund verschiedener Studien darf heute die Existenz von pathogenen und apathogenen Entamoeba histolytica-Formen postuliert werden. Ob die apathogene Form in eine pathogene übergehen kann, ist bisher nicht sicher belegt. Die pathogene Entamoeba histolytica dringt ins Gewebe ein und übt ihre zerstörende Wirkung aus, wobei es zu Geschwürsbildung kommen kann [85].

Symptome: Im akuten Stadium beobachtet man blutig-schleimige Durchfälle. Der Schleim hat meist ein glasiges Aussehen und ist durch Blutbeimengungen himbeergeleeartig verfärbt. Fieber fehlt in unkomplizierten Fällen. Im Gegensatz dazu weist die Bakterienruhr mehr eitrige Stuhlentleerungen und Fieber auf. Bei der chronischen Amöbiasis haben wir als charakteristisches Symptom den Wechsel zwischen Durchfall (auch hier ist der breiige Stuhl mit Schleim vermischt) und Verstopfung. Es besteht Meteorismus, Druck- und Völlegefühl im Abdomen.

Endoskopisch finden sich vereinzelte kleine Blutungen in sonst normaler Schleimhaut, besonders auf den Schleimhautfalten (Abbildung 324), ferner kleine Geschwüre, die konfluieren können und einen gewulsteten, unterminierten Rand mit speckig aussehendem Grund aufweisen, sowie vermehrte Schleim-

sekretion (Abbildungen 325 und 326). Bei schwerem Befall bietet sich das Bild der Colitis ulcerosa mit samtartig verdickter, granulierter Schleimhaut, die beim Berühren blutet. Nach Abheilen können Narben zurückbleiben [138].

Die *Diagnose* wird durch den Nachweis der Amöben im Stuhl und im Darmschleim, durch serologische Methoden gestellt und oft gelingt der Erregernachweis im histologischen Präparat. Durch das Rektoskop wird Schleim vom Rand eines Ulkus entnommen und auf einen vorgewärmten Objektträger gebracht, mit einem Tropfen physiologischer Kochsalzlösung versetzt und sofort unter Ölimmersion untersucht. Die vegetativen Formen bewegen sich und zeigen bei der Untersuchung ein Ausstülpen von Pseudopodien. Die gewebsinvasive Form, d.h. die Magnaform, enthält phagozytierte Erythrozyten. Der Kern im zentral gelegenen Binnenkörper wird durch anschliessendes Anfärben mit Lugolscher Lösung sichtbar. Die Trophozoiten verlieren dabei rasch ihre Beweglichkeit. Zur Stuhluntersuchung wird eine Stuhlprobe im Fixationsmittel SAF in ein Speziallabor geschickt [310, 338]. Die Diagnose einer invasiven Amöbiasis gelingt heute serologisch durch Antikörpernachweis mit Immunfluoreszenztest, Hämagglutination oder dem einfachen Latexagglutinationstest. Bei Darmamöbiasis fallen sie in 60–80% positiv aus, bei reinen Zystenträgern ergeben die serologischen Methoden im allgemeinen ein negatives Resultat. Bei Leberamöbiasis sind die Teste in nahezu 100% positiv. Heute stehen auch Kulturmethoden zu Züchtung von Entamoeba histolytica zur Verfügung. Sie erlauben, apathogene von pathogenen Entamoeba histolytica-Stämmen zu unterscheiden.

Therapie: Bei syptomloser Darmlumeninfektion asymptomatischer Zystenträger wird wegen der Gefahr der Exazerbation und Streuung in extraintestinale Organe eine Behandlung z.B. mit Diloxanid furoate (Furamid® dreimal 500 mg täglich während zehn Tagen) empfohlen. Bei unkomplizierter, symptomatischer Amöbiasis kann ein Nitroimidazolderivat wie Flagyl® dreimal 500 mg, Clont® sechsmal 250 mg oder Tiberal® während drei bis fünf Tagen verabreicht werden; diese Behandlung soll durch Gabe eines Kontaktamöbizids

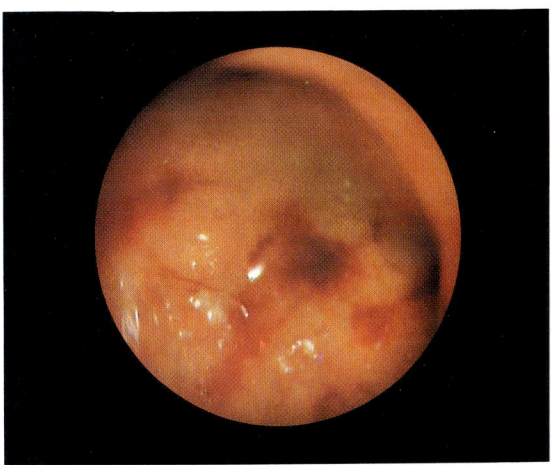

Abbildung 324
Fleckförmige Schleimhautblutungen bei Amöben-ruhr.

Das Bild stammt von Prof. Dr. med. W. Mohr, ehemals Chef-arzt der klinischen Abteilung des Bernhard-Nacht-Instituts, Hamburg.

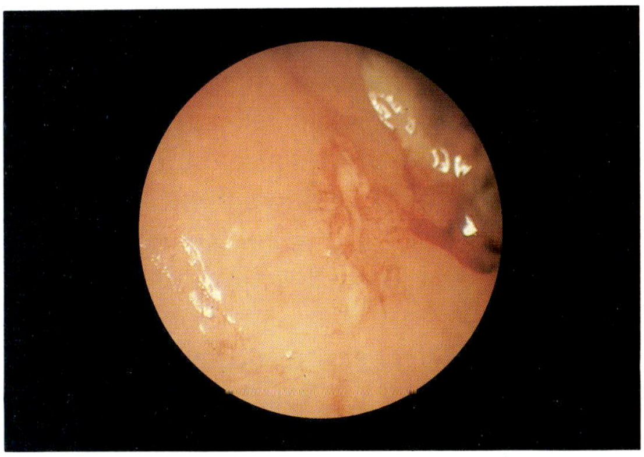

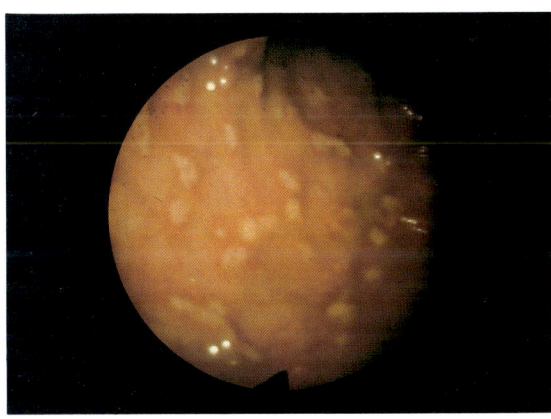

Abbildung 325
Amöbenkolitis mit kleinen Geschwüren.

Abbildung 326
Amöbenkolitis mit multiplen Ulzera.

Die Abbildungen 325 + 326 stammen von Prof. Dr. med. P. Kiefhaber, Chefarzt der Med. Abt. des Stadtkrankenhauses Traunstein.

wie Furamid® komplettiert werden. Bei schwe-ren Fällen mit dem Vollbild der Dysenterie empfiehlt sich eine Kombinationstherapie mit Nitroimidazolderivaten, Tetracyclin und evtl. Dehydrocmctin [245].

Apathogene Entamoeba histolytica-Stämme sind öfters resistent gegen die üblichen Amö-benmittel. Eine Elimination zu jedem Preis erübrigt sich daher, falls die Apathogenität wirklich nachgewiesen ist.

Beim Amöbenleberabszess werden Metronida-zol (drei mal 750 mg für 10 bis 14 Tage) oder auch das Tinidazol (drei mal 800 mg für 7 bis 10 Tage) empfohlen [346].

Rektumtumoren

Die Häufigkeit benigner wie maligner Dickdarmtumoren nimmt nach proximal vom Rektum zum Zäkum hin ab.

Benigne Tumoren

Diese Rektumtumoren sind ganz überwiegend epithelialer Herkunft und imponieren als Polypen (hyperplastische Polypen, juvenile Polypen, Adenome). Mesenchymale Tumoren sind selten (Lipome, Hämangiome, Myome). Weitere tumoröse Läsionen sind die lymphoiden und die entzündlich bedingten Polypen, sowie die hamartomatösen Polypen beim Peutz-Touraine-Jeghers-Syndrom und die Polypen beim Cronkhite-Canada-Syndrom [74].

Die häufigsten gutartigen neoplastischen Tumoren sind epitheliale Neubildungen, wie das tubuläre, villöse und tubulo-villöse Adenom. Die Tumoren sind fakultative Präkanzerosen (precancerous lesions, WHO 1972). Das Risiko der Krebsentstehung ist abhängig von Größe und histologischer Differenzierung des Adenoms. Adenome größer als 2 cm und villös differenzierte besitzen ein hohes Risiko.

Symptome: Meist geringfügig, evtl. schwache bis stärkere Blutabgänge. Große villöse Adenome («Zottentumoren») können schwere Flüssigkeits- und Elektrolytverluste hervorrufen.

Diagnose: Endoskopisch kann die Art des Tumors nur vermutet werden. Die Diagnose kann allein histologisch nach Abtragung des gesamten Tumors gestellt werden.

Therapie: Alle endoskopisch gefundenen Tumoren werden entfernt und histologisch untersucht. Bei schwerer Epitheldysplasie im Adenom und intaktem Stiel genügt die Abtragung. Findet sich ein Karzinom niedrigen oder mittleren Malignitätsgrades im Adenom, genügt die Kontrolle, wenn an der Abtragungsstelle kein malignes Gewebe gefunden wurde. Bei malignem Gewebe an der Abtragungsstelle, bei hohem Malignitätsgrad und bei Gefäßeinbrüchen wird meist eine Resektion des Darmabschnittes angeschlossen, oder die lokale Exzision mit dem scharfen oder elektrischen Messer, Laser oder durch endokavale Röntgenkontaktbestrahlung nach Chaoul (vergleiche Seite 136).

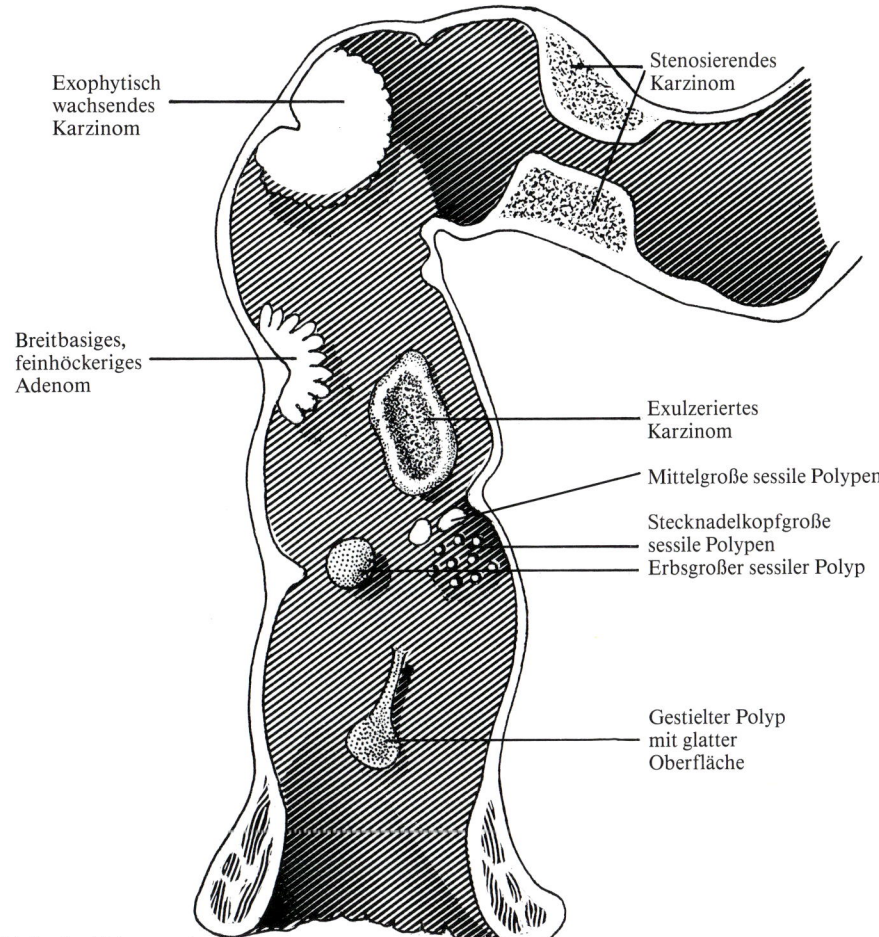

Exophytisch
wachsendes
Karzinom

Stenosierendes
Karzinom

Breitbasiges,
feinhöckeriges
Adenom

Exulzeriertes
Karzinom

Mittelgroße sessile Polypen

Stecknadelkopfgroße
sessile Polypen

Erbsgroßer sessiler Polyp

Gestielter Polyp
mit glatter
Oberfläche

Abbildung 327
Tumoren des Rektums (Sagittalschnitt).

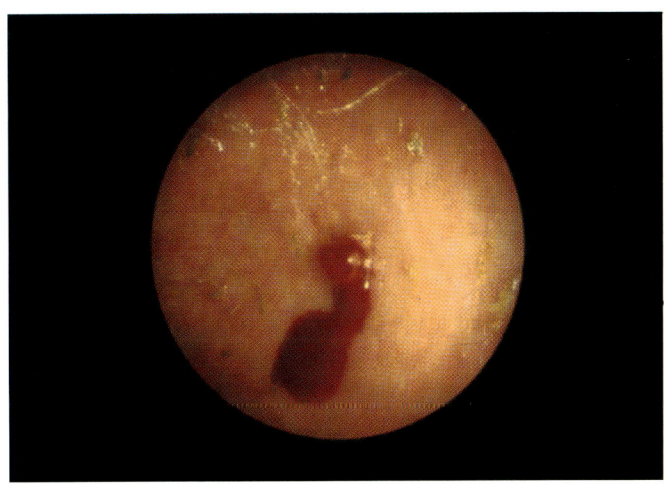

Abbildung 328
Stecknadelkopfgroßer, blutender,
hyperplastischer Polyp.

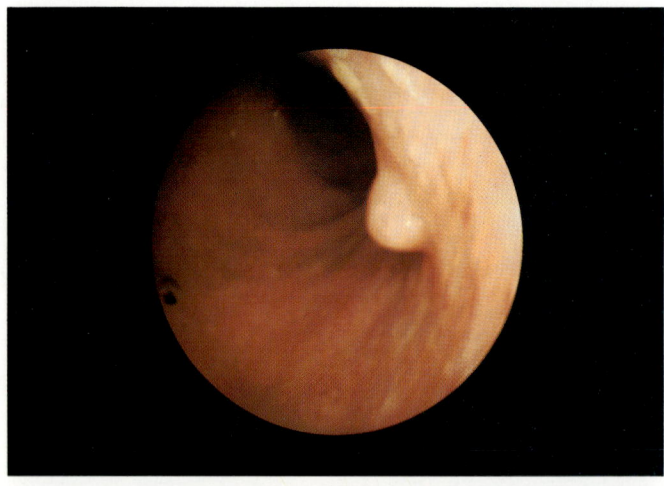

Abbildung 329
Erbsgroßer sessiler, hyperplastischer
Polyp.

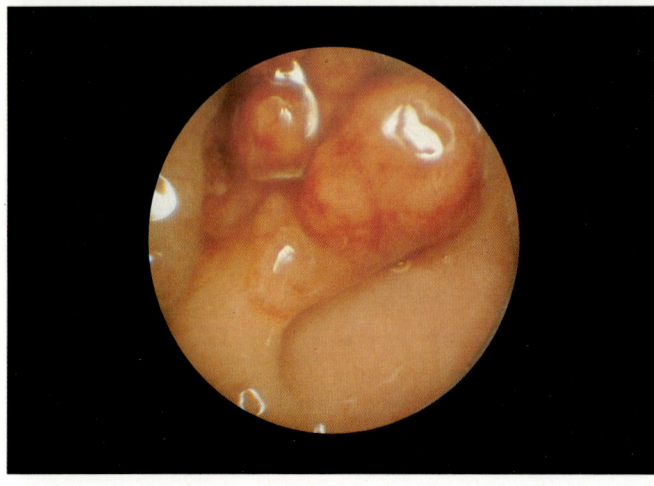

Abbildung 330
Gestielter Rektum-Polyp.

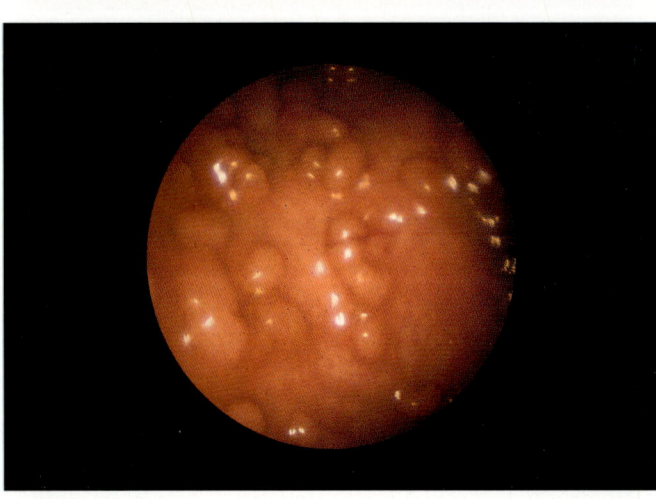

Abbildung 331
Multiple Rektum-Polypen.

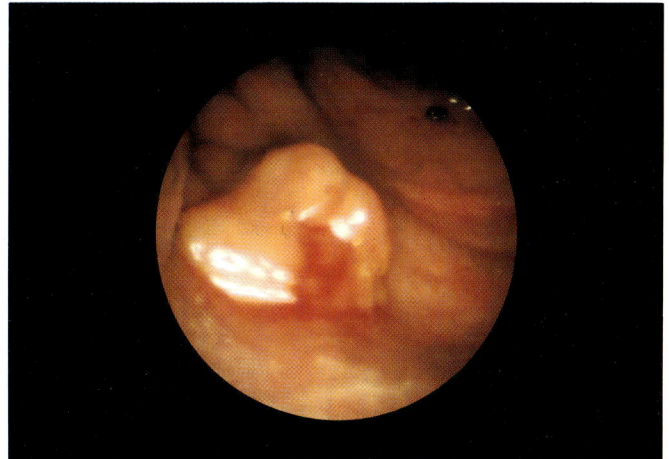

Abbildung 332
Blutendes tubuläres Adenom.

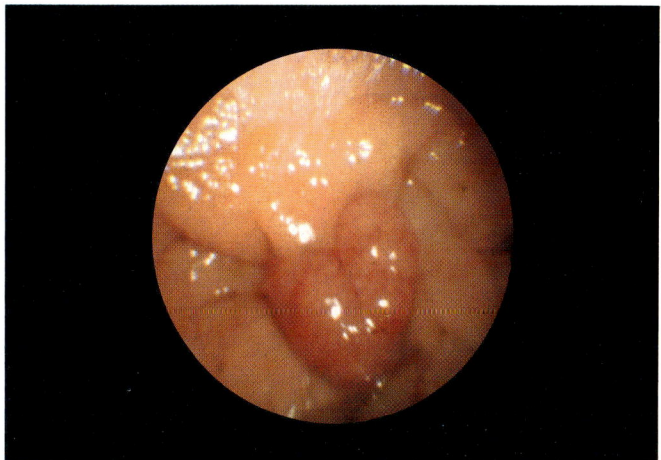

Abbildung 333
Breitbasig aufsitzendes feinhöckeriges
villöses Adenom.

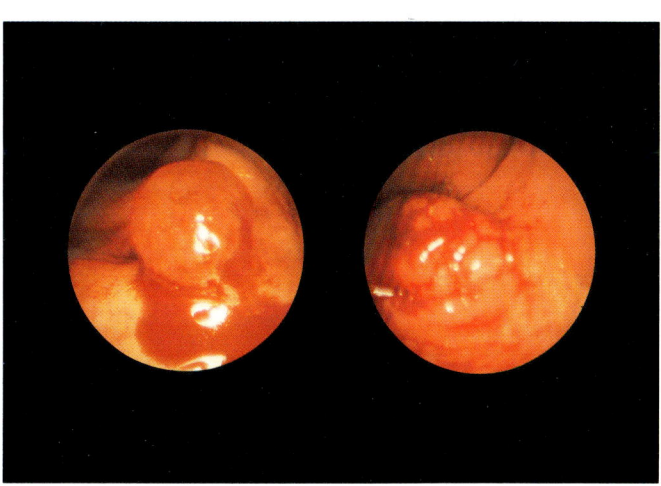

Abbildung 334
Links: Blutender hyperplastischer
Rektumpolyp; rechts: Blutendes tubulo-
villöses Adenom.

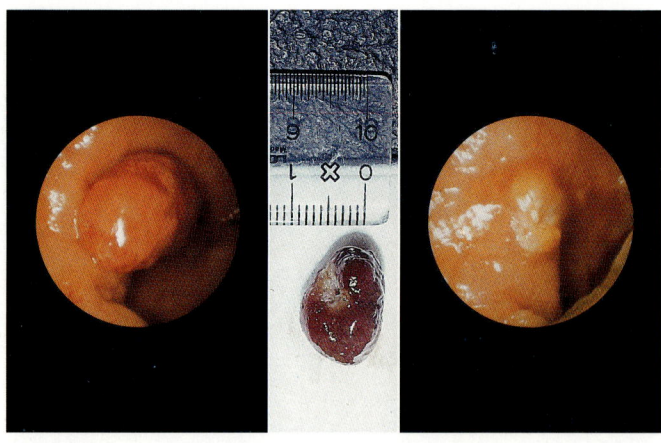

Abbildung 335
Villöses Adenom, nach Elektroresektion.

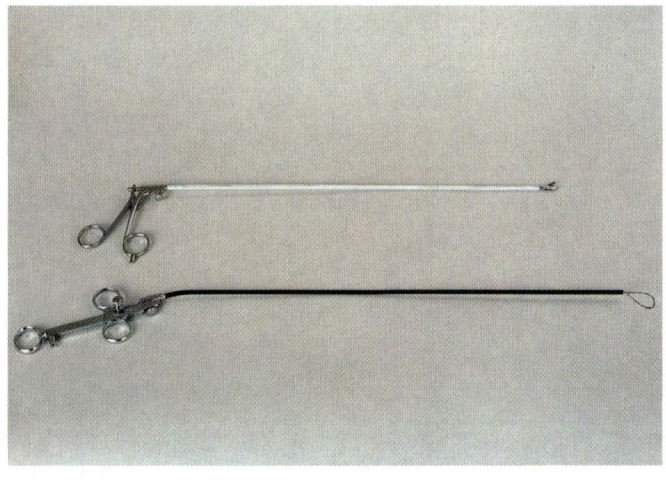

Abbildung 336
Biopsiezange, elektrische Schlinge zum
Abtragen gestielter Tumoren.

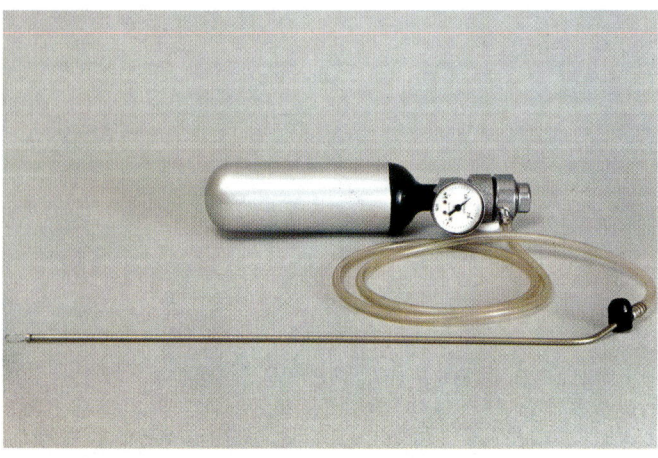

Abbildung 337
Stickstoffbombe mit Lüftungsrohr
zum Ausblasen des Rektoskops vor der
Elektrokoagulation zur Vermeidung
von Methangasexplosionen im Darm.

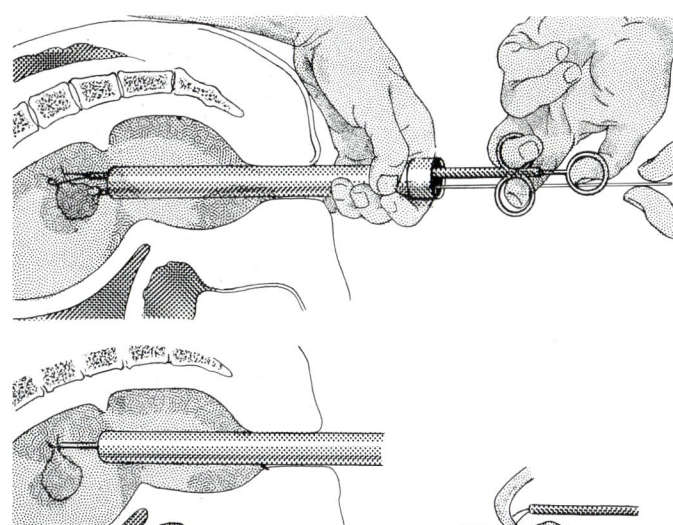

Abbildung 338
Entfernung von gutartigen Tumoren mit
der elektrischen Schlinge: Der Tumor
wird umschlungen, mit der Zange leicht
nach außen gezogen und an der Basis
abgetragen. Bei zu starkem Ziehen am
Tumor besteht die Gefahr der Wand-
perforation (rechts unten).

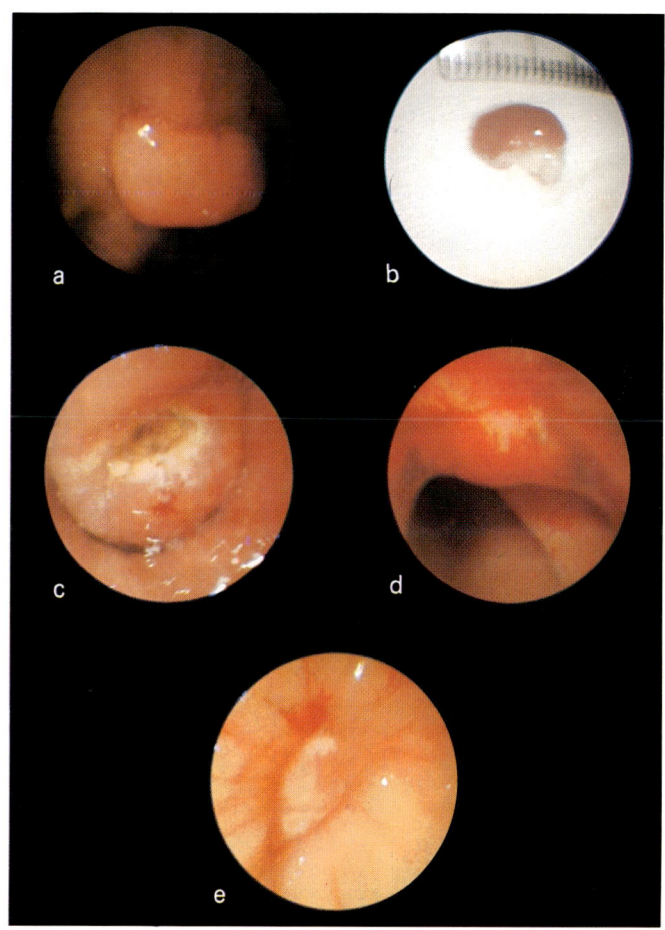

Abbildung 339
Polyp vor und nach Entfernung mit der
elektrischen Schlinge:
a Polyp in situ.
b Nach Abtragen mit der elektrischen
   Schlinge.
c Koagulationsstelle sofort nach
   Elektroresektion.
d Narbenbildung einen Monat später.
e Narbenbildung nach einem Jahr.

Polyposis-Syndrome

Alle Polyposis-Syndrome können sich im gesamten Magen-Darm-Trakt und damit auch im Rektum manifestieren. Sie sind selten, können aber diagnostische und therapeutische Schwierigkeiten bereiten. Die Syndrome lassen sich in nicht-neoplastische und in neoplastische Polyposen einteilen. Neoplastische Polyposen (Adenomatosen) gelten als obligate Präkanzerosen (precancerous conditions, WHO 1972) [29, 74, 235, 259].

A. *Nicht-neoplastische Polyposen*

    Juvenile Polypose
    Peutz-Touraine-Jeghers-Syndrom
    Cowden-Syndrom
    Cronkhite-Canada-Syndrom
    Noduläre lymphoide Hyperplasie

B. *Neoplastische Polyposen*
   (Adenomatosen)

    Familiäre Adenomatosis coli
    Gardner-Syndrom
    Turcot-Syndrom
    Zanca-Syndrom

Nicht-neoplastische Polyposen

Juvenile Polypose: Sie tritt zwischen dem fünften und neunten Lebensjahr auf. Es finden sich gestielte Polypen von 3–20 mm Durchmesser mit glatter Oberfläche. Die Polypen verschwinden in der Pubertät. Es wird ein geringes Risiko für maligne Entartung angenommen [20, 152, 209, 210, 249].

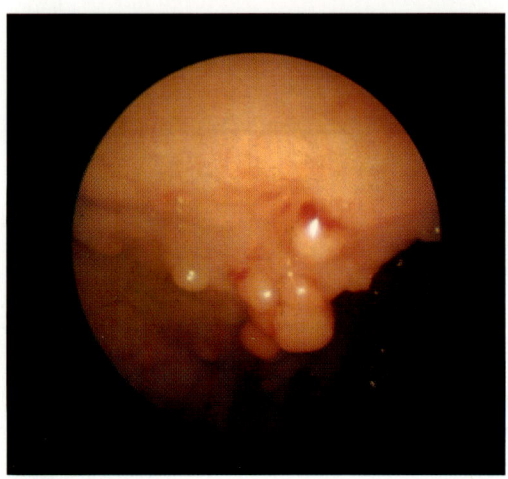

Abbildung 340
Ins Darmlumen prominierende Tumoren mit glatter Oberfläche bei juveniler Polyposis mit vereinzelten Blutungsherden an deren Basis.

Peutz-Touraine-Jeghers-Syndrom (Pigmentfleckenpolyposis)

Typisch für die Pigmentfleckenpolyposis sind kleinfleckige, den Sommersprossen entsprechende Melaninpigmentierungen um Lippen und Nase mit Ausbreitung auf Lippenrot und Mundschleimhaut. Seltener finden sie sich an den Streckseiten der Ellenbogen- und der Fingergelenke. Ein weiteres Merkmal ist das Auftreten von Intestinalpolypen vom Magen bis zum Mastdarm mit Lieblingslokalisation im Dünndarm. Die Prädilektion für den frei beweglichen Dünndarm kann zu Invagination mit krampfartigen Bauchschmerzen führen. Okkulte Blutungen aus den Polypen können eine sekundäre Anämie hervorrufen.

Das Haupterkrankungsalter ist das erste bis dritte Dezennium. Das Gerüst der als Hamartome bezeichneten Gewächse ist muskelreich. Es geht von der Tunica muscularis propria und mucosae aus, wobei auch neurale Elemente mitwuchern. Die maligne Transformation ist nicht bewiesen. Ausgedehnte prophylaktische Resektionen sind also nicht angezeigt [104].

Cowden-Syndrom (multiple Hamartome)

Eine seltene hereditäre Erkrankung, die autosomal dominant vererbt wird und sich im zweiten Lebensjahrzehnt manifestiert. Die meist nicht neoplastischen Polypen sind in Anzahl, Größe und Lokalisation sehr variabel.

Cronkhite-Canada-Syndrom

Beim Cronkhite-Canada-Syndrom stehen Durchfälle und Gewichtsverlust im Vordergrund, verbunden mit Wasser- und Elektrolytstörungen wie Hypoproteinämie. Es finden sich Polypen vom Kardiabereich bis ins Rektum ohne maligne Entartung [39, 121].

Noduläre lymphoide Hyperplasie (lymphoide Polypose)

Die Hyperplasie multipler solitärer Lymphfollikel der Mukosa und der Submukosa kann zur Polypose führen. Es finden sich multiple kleine, runde, relativ isomorphe Polypen. Histologisch sind die solitären Lymphfollikel vergrößert und enthalten oft deutliche Keimzentren, was eine Abgrenzung zu den im Darm selteneren malignen follikulären Lymphomen erlaubt.

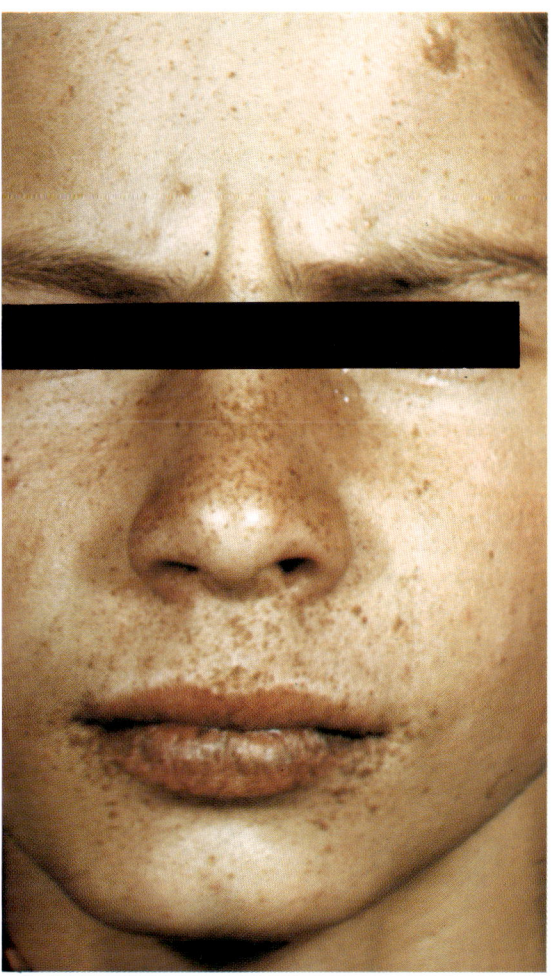

Abbildung 341
Ausgeprägte Gesichtspigmentierung bei Peutz-Touraine-Jeghers-Syndrom.

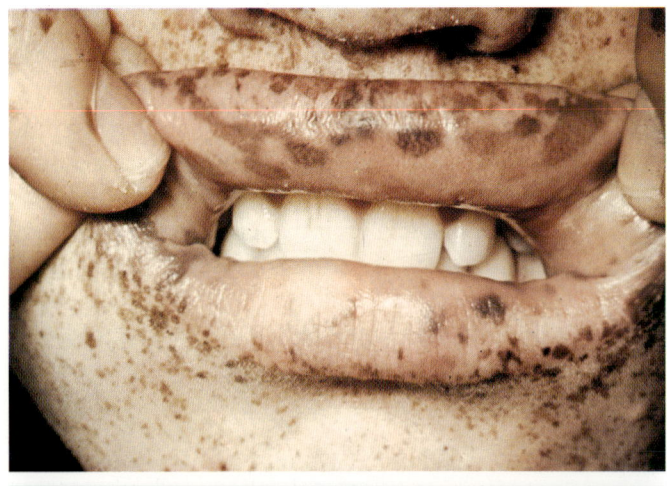

Abbildung 342
Mundschleimhautpigmentierung bei
Peutz-Touraine-Jeghers-Syndrom.

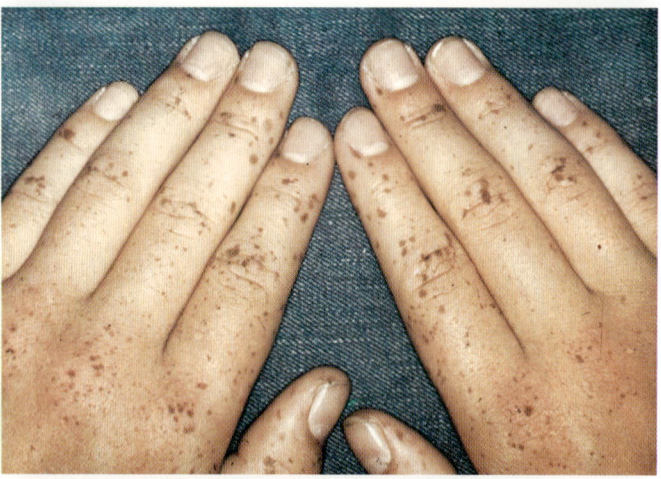

Abbildung 343
Gruppierung der Pigmentflecken über
den Fingergelenken.

Die Bilder 341, 342, 343 wurden von Prof. Dr.
med. C. F. Klostermann, Universitäts-Hautklinik
Göttingen, zur Verfügung gestellt.

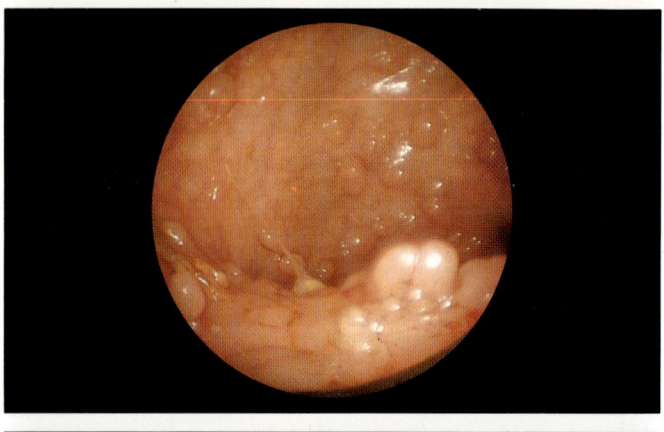

Abbildung 344
Rektalpolypen bei Peutz-Touraine-
Jeghers-Syndrom.

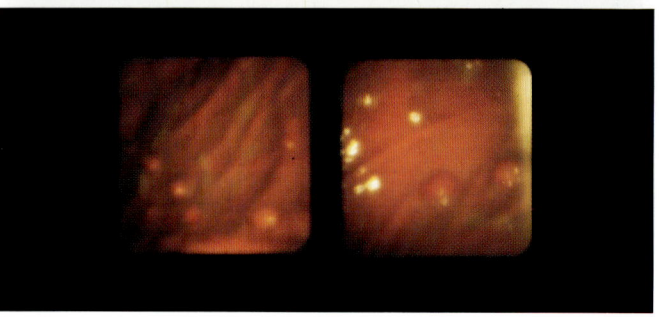

Abbildung 345
Magenpolypen bei Peutz-Touraine-
Jeghers-Syndrom.

Neoplastische Polyposen (Adenomatosen)

Familiäre Adenomatosis (Polyposis) coli

Es handelt sich um ein seltenes Krankheitsbild mit dominantem Erbgang und gilt als Präkanzerose. Ihre Symptome sind Diarrhoe mit Schleimabgang, die zu Exsikkose und Elektrolytstörungen führen kann. Die Tumoren schießen meist im Pubertätsalter auf. Rektum und Kolon weisen einige wenige Polypen auf oder sind davon übersät mit vereinzelt größeren gestielten Adenomen. Die maligne Transformation ist sehr groß; bis zum 40. Lebensjahr entwickelt sich bei fast allen Polyposekranken ein Kolonkarzinom, so daß eine frühzeitige totale Kolektomie mit Rektumamputation die Therapie der Wahl ist. Bei 9% der Patienten entstehen, meist postoperativ, Desmoidtumoren, die lokal infiltrativ wachsend zu schweren abdominellen Komplikationen führen können.

Gardner-Syndrom

Es ist eine Variante der Polyposis mit hoher Entartungstendenz, die in Verbindung mit mesenchymalen Tumoren anderer Organe steht. Neben einer disseminierten Kolonpolypose finden sich mesenchymale Tumoren wie Fibrome, Lipome der Haut, Osteome in der Maxilla, im Schädel und in langen Röhrenknochen [71].

Turcot-Syndrom

Eine Kombination von Neoplasmen des Zentralnervensystems und familiärer Adenomatosis (Polyposis) coli, die äußerst selten vorkommt und autosomal rezessiv vererbt wird.

Zanca-Syndrom

Die intestinale Adenomatose zusammen mit multiplen kartilaginären Exostosen.

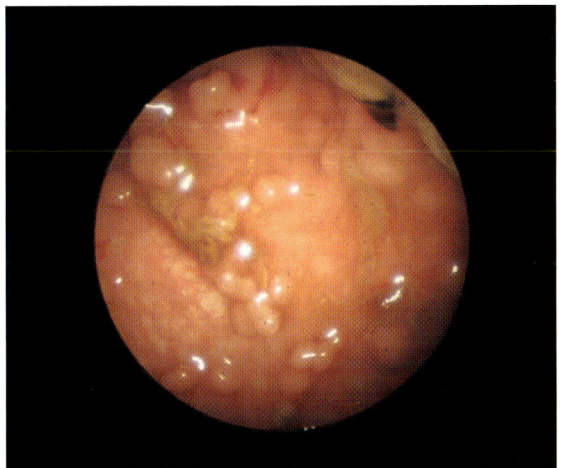

Abbildung 346
Familiäre Adenomatosis (Polyposis).

Pneumatosis cystoides intestini

Bei diesem Krankheitsbild finden sich Gaszysten von Stecknadelkopf- bis Kirschgröße gruppenweise in der Wand des Dünndarms oder des Kolons. Bei Jugendlichen liegen sie vorwiegend submukös, in höherem Alter subserös. In Serienschnitten finden sich kommunizierende Systeme von Gaszysten, wobei das Gas die Zusammensetzung der Luft aufweist.

Es handelt sich um eine gutartige Affektion, die meist innerhalb von Tagen bis Wochen spontan abheilt, aber wieder rezidivieren kann.

Die *Diagnose* wird röntgenologisch an Hand von perlschnurartigen, rundlichen Eindellungen und Aufhellungen gestellt. Rektoskopisch werden kugelige Schleimhautbuckel beobachtet. Diese sehen wie transparente sessile Polypen aus. Bei der Biopsie, die besser unterlassen wird, kollabieren sie.

Die *Symptomatik* besteht in uncharakteristischen Abdominalschmerzen, oft in ausgesprochener Obstipation, seltener Diarrhoe, Blut- oder Schleimabgang. Gelegentlich kann durch Platzen einer Zyste ein akutes Pneumoperitoneum auftreten.

Eine *Behandlung* ist nur bei Durchfällen mit Blut- und Schleimabgang notwendig, wobei sich die Verabreichung von Neomycin oder Wismut empfiehlt. Eine Resektion des befallenen Darmsegments ist lediglich bei Komplikationen wie Okklusion oder Infektion erforderlich. Bei schwerer Symptomatik kann eine O_2-Behandlung durch Sauerstoffzelt, Ventilation oder hyperbare O_2-Therapie günstig wirken [62].

Ätiologie: Eine mechanische Theorie nimmt an, daß Darmgas durch eine sich ventilartig verschließende Läsion in die Darmwand gepreßt wird [13]. Nach einer anderen, tierexperimentell belegten Auffassung handelt es sich um Atemluft, die bei Lungenerkrankungen durch geplatzte Alveolen über das Mediastinum retroperitoneal längs den Gefäßen in die Darmwand gelangt [14, 32, 35, 52, 108].

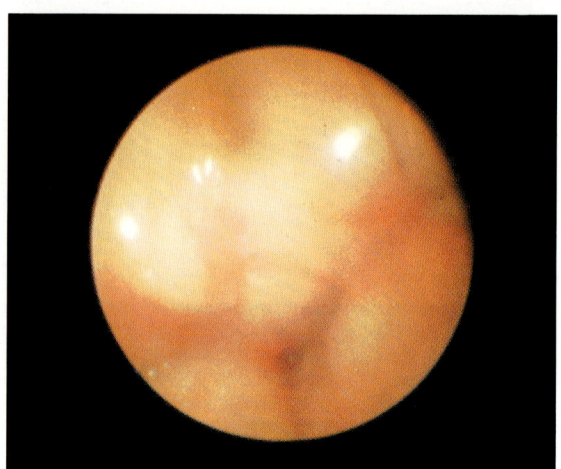

Abbildung 347
Nußgroße Zysten bei Pneumatosis cystoides intestini.

Das Bild wurde von Dr. med. G. Clémençon, Spezialarzt für Gastroenterologie in Olten, zur Verfügung gestellt.

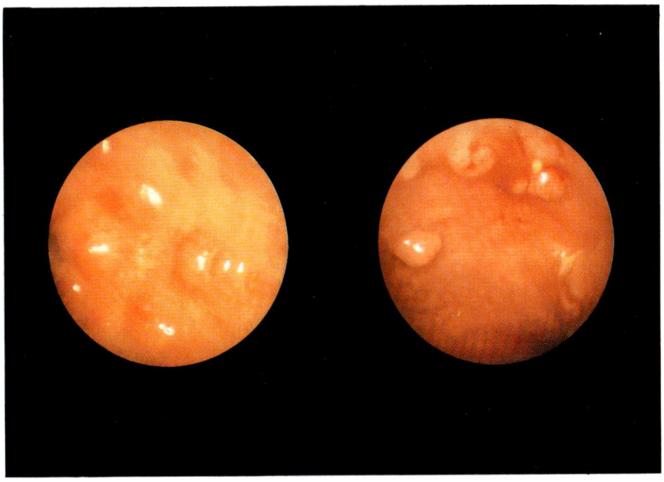

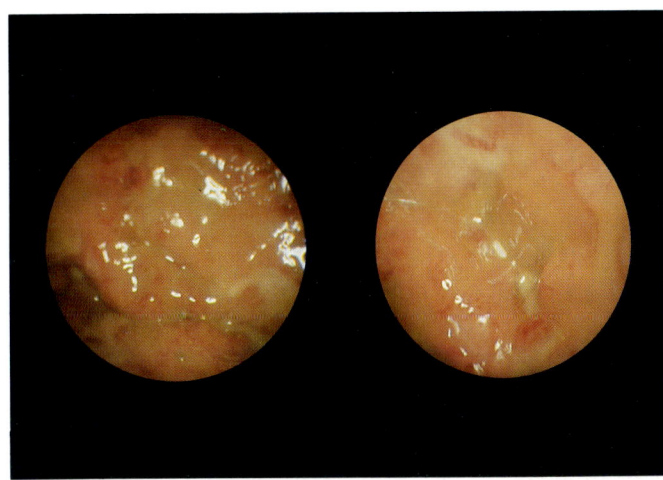

Abbildung 348
Linkes Bild: Knotige Vorwölbung der
Schleimhaut bei Pneumatosis cystoides
intestini.
Rechtes Bild: Zum Vergleich blutende
Rektumpolypen.

Abbildung 349
Buckelige Vorwölbungen der Rektal-
schleimhaut bei Pneumatosis cystoides
intestini.

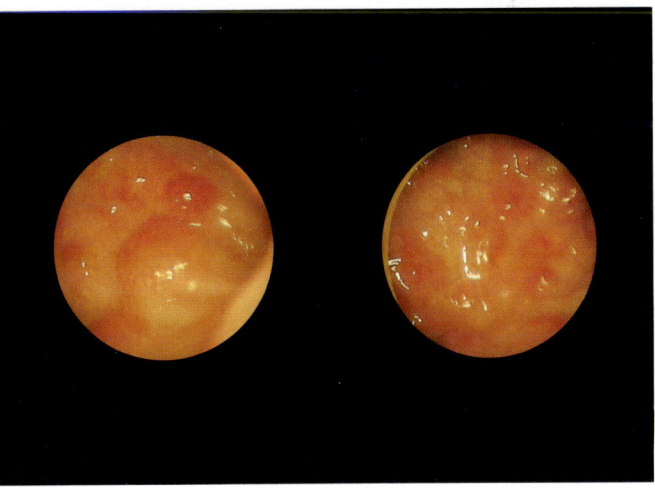

Abbildung 350
Buckelige Vorwölbungen der Rektal-
schleimhaut, welche ödematos verdickt
ist und Blut- und Schleimauflagerungen
zeigt. (Pneumatosis cystoides intestini.)

Maligne Tumoren

In den allermeisten Fällen handelt es sich um Adenokarzinome, wie Siegelringzell-Karzinome. Mesenchymale Neoplasmen (Myosarkome, Lymphome) sind ausgesprochen selten.

Zu den *fakultativen* Präkanzerosen zählen die epithelialen Neoplasmen (Adenome), die länger als zehn Jahre bestehende Colitis ulcerosa des gesamten Kolons und der Morbus Crohn des Kolons.

Als *obligate* Präkanzerose gilt die Adenomatosis coli.

Symptome: Blutungen, massiv oder in Spuren, Blutungsanämie, Fremdkörpergefühl, falscher Stuhldrang, Stuhlstörungen vor allem mit Durchfällen und Tenesmen [159, 198].

Therapie: Resektion oder Rektumamputation. Kleine Karzinome, die bei der digitalen Untersuchung gut verschieblich und bei der endokavalen Sonographie [293, 299, 301] und/oder Computertomographie auf die Mukosa lokalisierbar sind, können durch lokale Tumorexzision [44, 78, 84, 133, 134, 173, 174] oder durch endorektale Röntgenkontaktbestrahlung nach CHAOUL beseitigt werden [16, 148, 184, 185, 188, 197, 199, 201, 202, 283, 325]. Regelmäßige Nachkontrollen von okkultem Blut im Stuhl [329], Tumormarkern (CEA, CA 19–9, CA 50) [307], durch Endoskopie mit Biopsie, endoluminale Sonographie [330] und Computertomographie sind angezeigt [286].

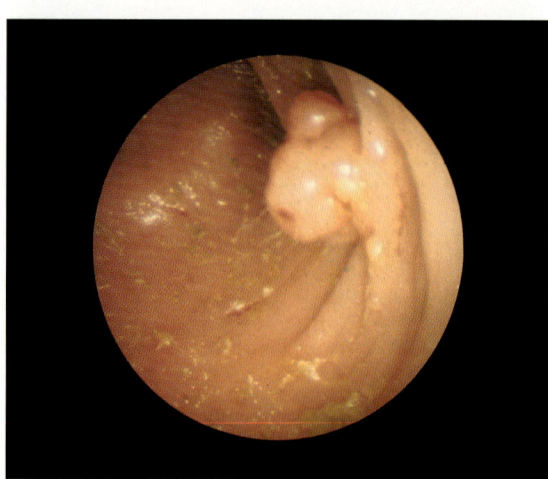

Abbildung 351
Baumnußgroßes, leicht gestieltes Adenokarzinom.

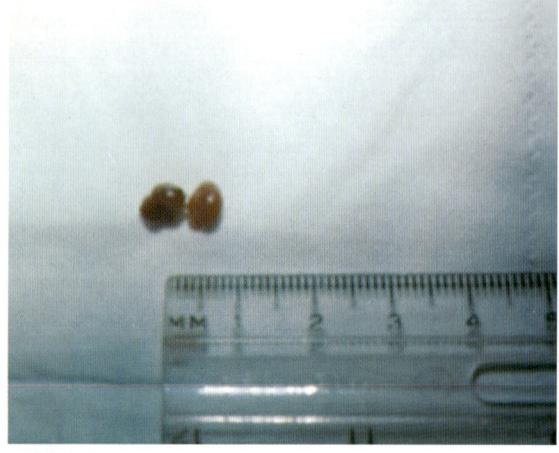

Abbildung 352
In zwei Teile zerlegter Tumor nach Abtragen mit der elektrischen Schlinge.

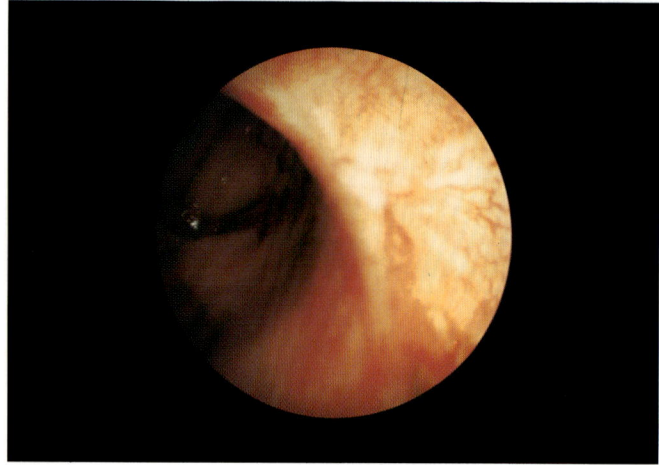

Abbildung 353
Gleicher Fall. Vernarbte, röntgen-nachbestrahlte Ablatiostelle. Zur Sicherheit wurde nach der Tumorentfernung eine Röntgenkontaktbestrahlung mit 10 000 r in zwei Sitzungen durchgeführt.

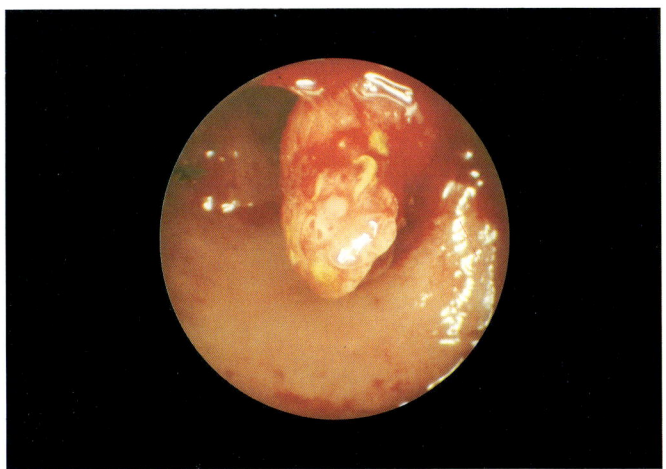

Abbildung 354
Exophytisch gewachsenes Adeno-
karzinom in der Rektalampulle.

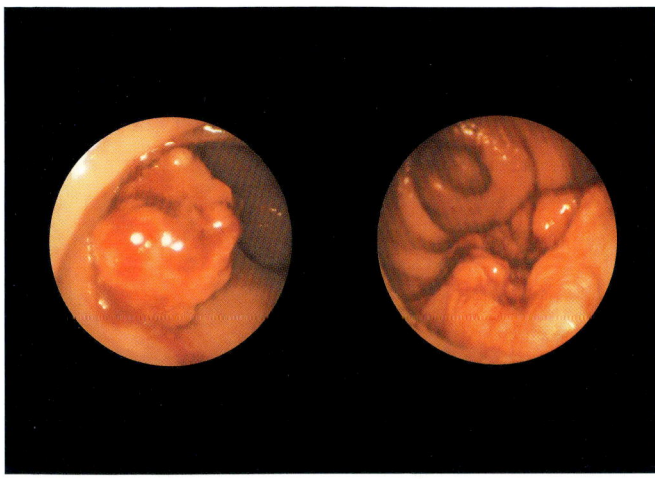

Abbildung 355
Linkes Bild: Exophytisch gewachsenes
Adenokarzinom.
Rechtes Bild: Schüsselförmiges Adeno-
karzinom an der rekto-sigmoidalen
Umschlagfalte.

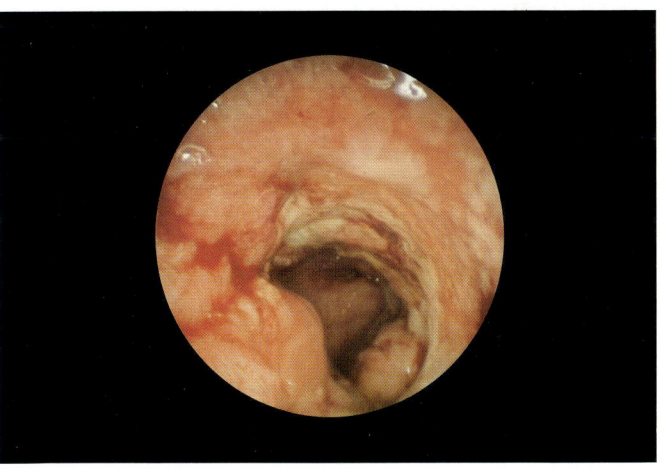

Abbildung 356
Stenosierendes Adenokarzinom
des Rektums.

Inoperable Karzinome lassen sich durch Elektro-Laserkoagulation oder Kryotherapie teilweise abtragen [99, 146]. Einzelne Fälle können durch Röntgentherapie operabel wer-den. Chemoimmunotherapie kann bei fortge-schrittenen Fällen eine Stabilisierung bringen und die subjektiven Beschwerden günstig beeinflussen [300].

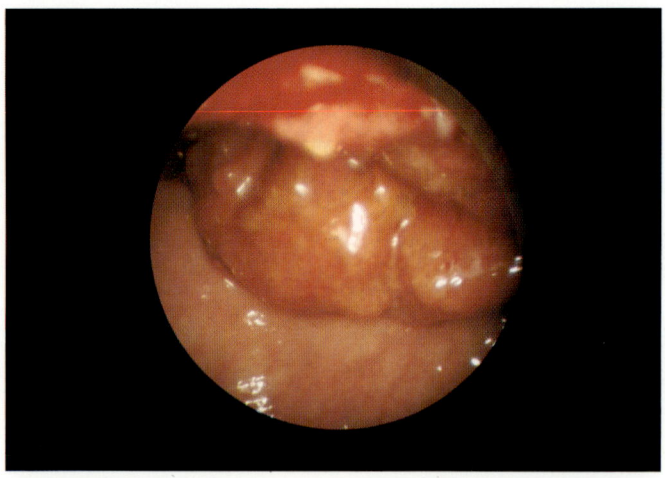

Abbildung 357
Breitbasig, vorwiegend exophytisch
gewachsenes Adenokarzinom des Rek-
tums.

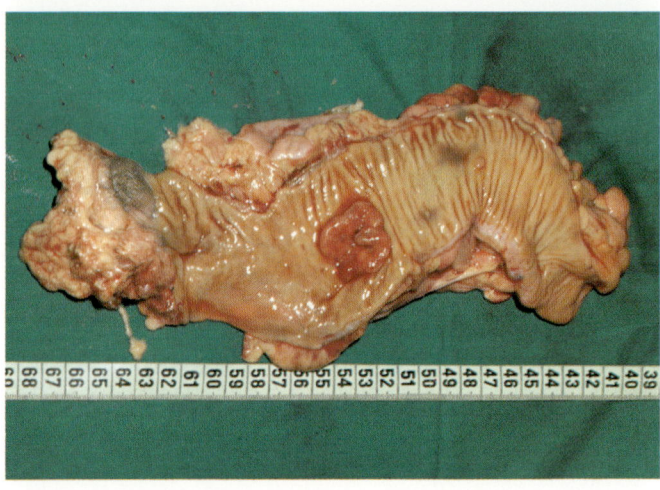

Abbildung 358
Resektionspräparat.

Das Bild stammt von Prof. Dr. med. H. Stirnemann, Chefarzt Chirurgische Abteilung des
Bezirksspitals Burgdorf.

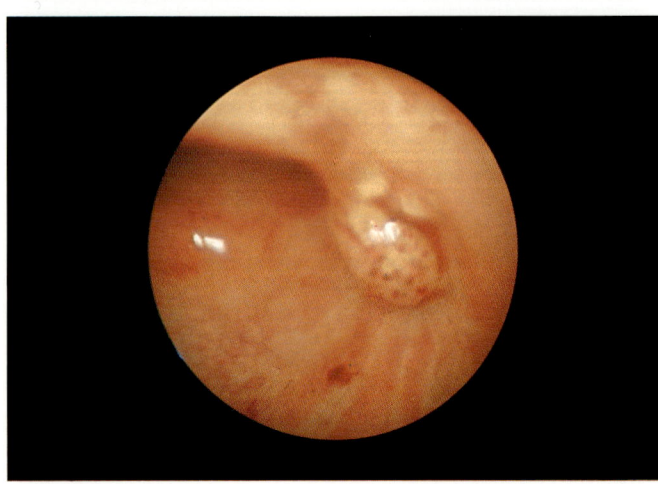

Abbildung 359
Fadengranulom an Anastomosestelle
vier Monate nach Resektion des
Adenokarzinoms (Granulationsgewebe
mikroskopisch verifiziert).

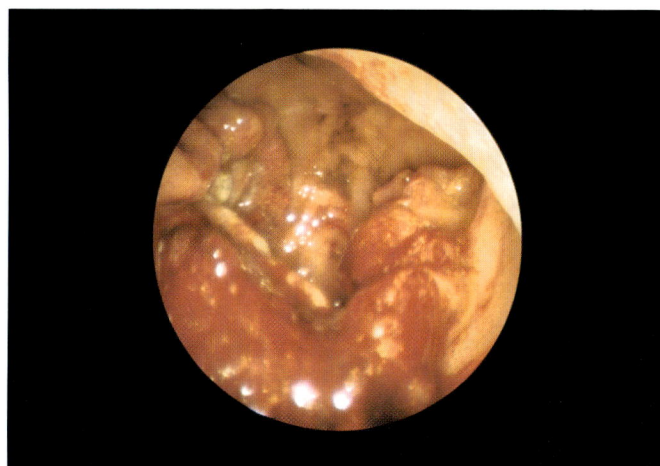

Abbildung 360
Schüsselförmiges ausgedehntes Adeno-
karzinom des Rektums.

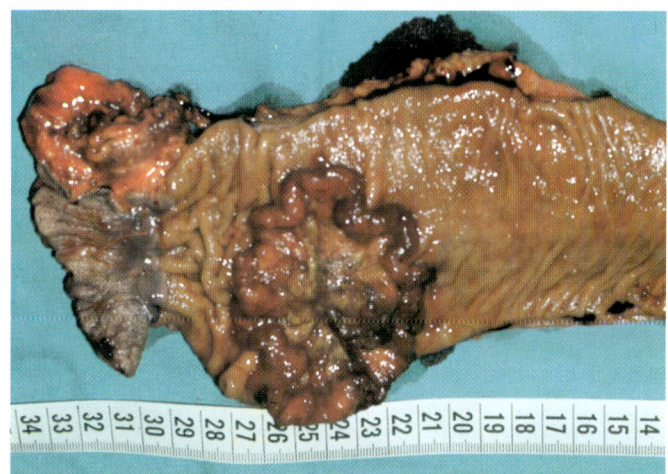

Abbildung 361
Resektionspräparat.

Das Bild stammt von Prof. Dr. med. L. Eckmann,
ehem. Chefarzt, Chir. Abt. Tiefenauspital, Bern.

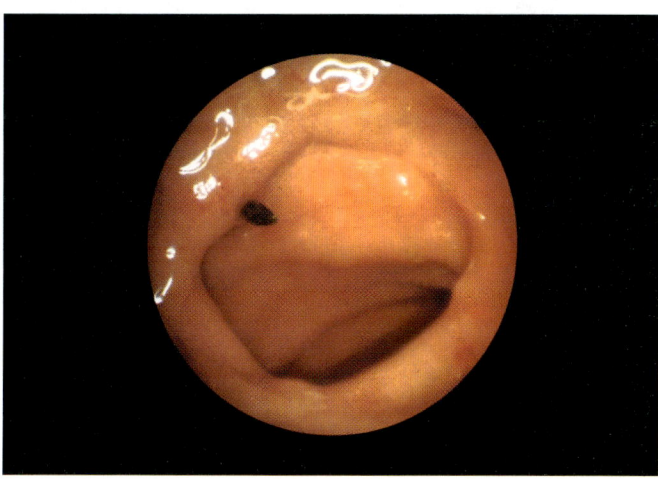

Abbildung 362
Anastomose zwei Monate nach
Resektion des Rektumkarzinoms auf
16 cm Höhe mit schwarzem Faden.

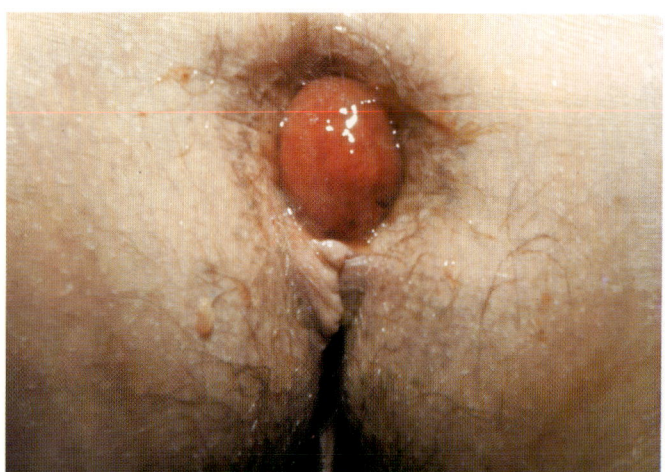

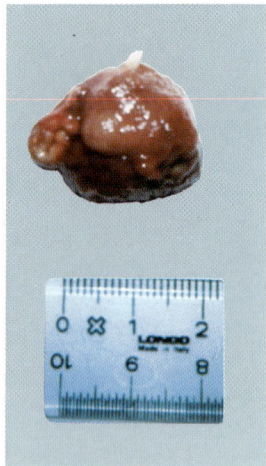

Abbildung 363
Durch den Analkanal nach außen prolabierendes, gestieltes Rektumkarzinom.

Abbildung 364
Dasselbe nach Elektroresektion.

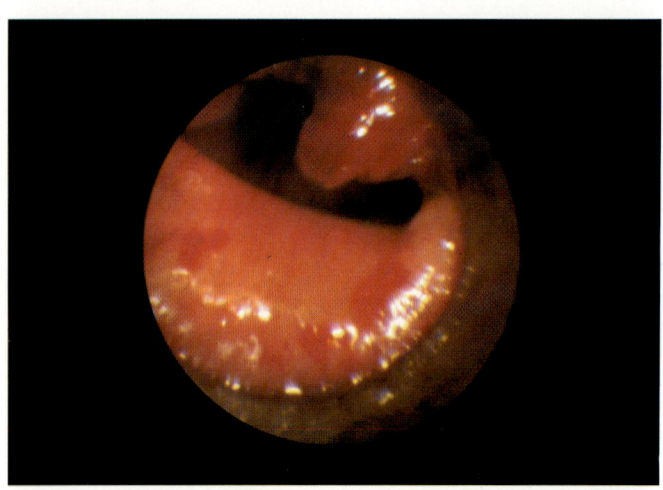

Abbildung 365
Kleines, gut verschiebliches Rektumkarzinom 8 cm oberhalb des Analkanals.

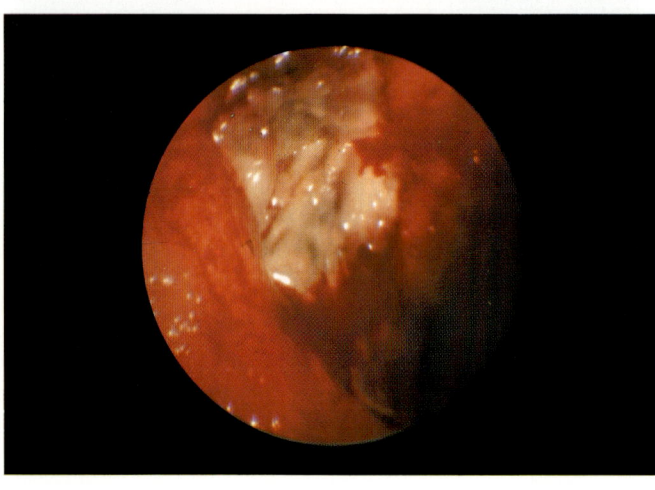

Abbildung 366
Nekrotische Schleimhautpartie zwei Monate nach Beginn der endorektalen Röntgenkontaktbestrahlung des Tumors mit insgesamt 8000 r.

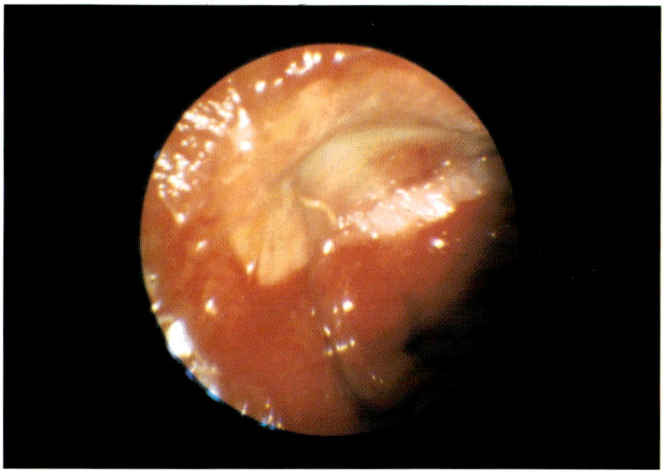

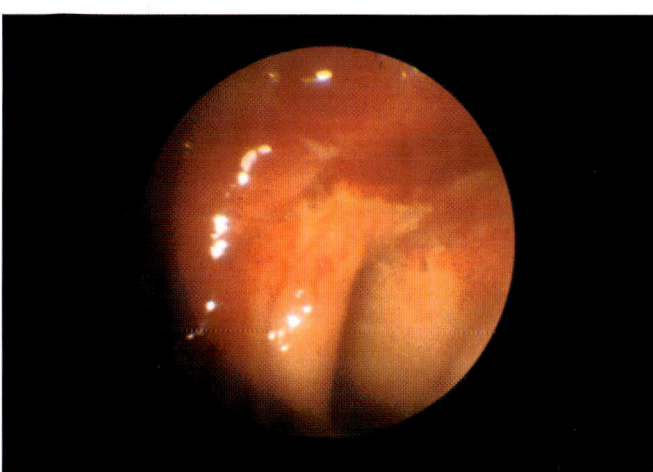

Abbildung 367
Gleicher Fall sechs Monate nach
Bestrahlungsbeginn: Es findet sich eine
weißliche Vernarbung der Schleimhaut.

Abbildung 368
Narbenplatte mit Kapillarisierung der
umgebenden Schleimhaut ein Jahr
später [283].

Sexuell übertragbare Erkrankungen von Anus und Rektum

Am häufigsten sind spitze Kondylome (Condylomata acuminata), die durch Papillomviren übertragen werden. Ferner zählen dazu Lues, Gonorrhoe, Herpes, weicher Schanker (Ulcus molle) und Infektionen mit Chlamydien und Mycoplasmen. Die Veränderungen im Analbereich sind bei spitzen Kondylomen, Lues, Herpes und weichem Schanker wegen ihres typischen Bildes meist ohne Schwierigkeiten zu erkennen. Dagegen können sexuell übertragene Erkrankungen des Rektums leicht übersehen werden, da sie unter dem Bild einer Colitis ulcerosa auftreten. Inguinale Lymphdrüsenschwellungen machen auf eine mögliche Lues oder einen weichen Schanker aufmerksam [13, 31, 59, 60, 67, 113, 114, 183, 196, 208, 224, 225, 249, 257].

Syphilis

Der luische Primäraffekt, der zirka drei Wochen nach Infektion auftritt, kann im Analbereich oder seltener im unteren Rektum lokalisiert sein. Daran sollte man bei atypischen Ulzera denken. Am Anus erscheint der Primäraffekt gelegentlich unter dem Bild einer Fissur, der entgegen dem schmerzlosen Primäraffekt anderer Lokalisationen äußerst schmerzhaft sein kann. Gewöhnlich gehen anale und rektale Primäraffekte mit übelriechender Sekretion einher. Die zugehörigen Lymphknotenschwellungen sitzen intraabdominell und in beiden Leistenbeugen.

Bestätigt wird die Diagnose einer Lues durch *Nachweis der Spirochaeta pallida (Treponema pallidum)* im Reizserum des Primäraffektes oder im Lymphknotenpunktat. Die Gewinnung des Reizserums setzt Erfahrung voraus. Untersucht wird im Dunkelfeld, in dem die Spirochäten als feine, fadenförmige, helle Spiralen an ihren Knick- und Rotationsbewegungen zu erkennen sind.

Mit den spezifischen Seroreaktionen, dem FTA-Test (Fluoreszierender Treponoma-pallidum-Antikörpertest) und dem TPHA-Test (Treponoma pallidum Hämagglutinationstest) werden spezifische, gegen Treponoma pallidum gerichtete Antikörper im Blut der Patienten nachgewiesen. FTA- und TPHA-Test werden im allgemeinen bereits innerhalb von drei Wochen nach der Infektion positiv. Nur bei frühzeitiger Behandlung im Primärstadium oder der frühen Sekundärphase können beide Tests negativ werden. In den meisten Fällen bleiben sie trotz ausreichender Therapie lebenslang positiv [135].

Die Fragen nach einer aktiven Lues kann am ehesten durch den Nachweis spezifischer Antikörper der IgM-Klasse beantwortet werden. Sie verschwinden nach Ausheilung der Erkrankung.

Acht Wochen nach Infektion tritt die unbehandelte Lues in ihr *Sekundärstadium.* Aus der lokalen Spirochätose entsteht nun eine generalisierte. Es entwickelt sich ein makulöses oder/und papulöses Exanthem, das an Stellen starker Schweißbildung u. a. auch perianal zur Ausbildung wuchernder, nässender, sehr spirochätenreicher Papeln, den *Condylomata lata* führt. Der positive Ausfall der serologischen Reaktionen zeigt die Generalisation an.

Das *Tertiärstadium* der Lues entwickelt sich drei bis fünf Jahre nach der Infektion. Es ist gekennzeichnet durch Hauterscheinungen (tuberoserpiginöses Syphilid) oder subkutane Knoten von derber gummiartiger Konsistenz (Gummen). Beide Formen neigen zu Ulzeration. Typisch sind hufeisen- oder nierenförmige Ulzera, die wie ausgestanzt aussehen. Auch die Erscheinungen des dritten Stadiums können einmal im Perianal-Glutäal-Bereich lokalisiert sein.

In der *Therapie* der Lues steht Penicillin nach wie vor an erster Stelle. Bei Penicillin-Allergie weicht man auf Tetracycline oder Erythromycin aus.

Gonorrhoe

Während die Mastdarm-Gonorrhoe bei Männern fast ausschließlich auf homosexuellen Analverkehr zurückzuführen ist und nur ausnahmsweise bei Durchbruch eines gonokokkenhaltigen Abszesses der Vorsteherdrüse entsteht, infiziert sich die Frau relativ häufig sekundär durch gonokokkenhaltigen Ausfluß.

In schweren Fällen verläuft die Erkrankung unter dem Bild einer akuten Proktitis und Rektitis mit Ulzerationen der Schleimhaut, Abszeß- und Fistelbildung. Meist sind jedoch Erscheinungen wie Jucken, entzündliche Rötung des Afters, Schmerzen bei der Defäkation gering. Bei der *Endoskopie* findet man eine mehr oder weniger stark gerötete und geschwollene Schleimhaut, die stellenweise mit eitrigen Absonderungen bedeckt ist. Oft läßt sich Eiter aus den Morgagnischen Krypten auspressen.

Die *Diagnose* wird mikroskopisch und kulturell durch Gonokokkennachweis gestellt. Material zur Untersuchung gewinnt man durch das Proktoskop mittels Oese oder Wattestäbchen. Der Darmschleimhautabstrich wird auf zwei Objektträgern ausgestrichen und nach Fixierung über der Flamme mit 1%iger, wässriger Methylenblaulösung, 15 Sekunden lang und nach Gram gefärbt. Bei positivem Befund liegen die kaffeebohnenförmigen, gramnegativen Dipplokokken in charakteristischer Gruppierung intra- und extrazellulär.

Für den kulturellen Erregernachweis erfolgt die Materialentnahme durch das Proktoskop mit einer Oese oder einem Stieltupfer. Sie wird, sofern sie nicht im eigenen Labor untersucht werden kann, in dem von den Laboratorien zur Verfügung gestellten Transportmedium eingeschickt.

Schließlich ist noch der Antigennachweis aus Abstrichmaterial durch den EIA (Enzymimmuno-assay) möglich.

Die *Therapie* besteht in täglich vier Mio. E Procainpenicillin über vier Tage. Probenicidzugabe verlängert die Penicillinwirkung und bewirkt einen starken Anstieg des Penicillinserumspiegels. Da immer häufiger Penicillase produzierende Gonokokken vorkommen, werden an Stelle der traditionellen Penicillinbehandlung Spectinomycin (2 g i. m.) Ceftriaxon (2 g i. m.), Thiamphenicol (2,5 g Einmaldosis per os) und allenfalls Cotrimoxazol (3 × 5 Tabletten im Abstand von 12 Stunden) oder eines der modernen Cephalosporine und Quinolone verabreicht. Letztere sind auch bei gleichzeitigem Befall mit Chlamydia trachomatis wirksam [337, 341].

Herpes

Klinik: Die Inkubationszeit beträgt vier bis fünf Tage. Es treten heftige, bei der Defäkation verstärkte Enddarmschmerzen und Tenesmen auf. Die inguinalen Lymphknoten sind häufig angeschwollen. In der Folge stellen sich Miktionsbeschwerden, sakrale Parasthesien und Lendenschmerzen ein. Perianal finden sich Bläschen bis Ulzera und im Rektum unregelmäßig stark entzündete, feinulzeröse Areale mit sanguino-purulenten Auflagerungen.

Diagnose: Sie erfolgt durch Nachweis des Herpes-simplex-Virus in der Zellkultur, am besten aus Punktat der Hautbläschen oder Abstrichen von Schleimhautulzera, sowie durch Biopsie. Die Histologie zeigt degenerative Veränderungen der Schleimhaut.

Ferner besteht die Möglichkeit des direkten Antigennachweises aus Abstrichmaterial durch Immunfluoreszenz.

Therapie: Azyklovir (Zovirax®) ist bei frühzeitiger Anwendung wirksam und kann vor allem die Komplikationen verhindern [90, 225, 249, 254, 257].

Ulcus molle (weicher Schanker)

Bei der sehr seltenen Erkrankung, die in der Analgegend durch Analverkehr hervorgerufen wird, entstehen an der Eintrittsstelle der Erreger innerhalb einem bis drei Tagen meist mehrere bis 1–2 cm große, weiche schmerzhafte Ulzera mit gezackten unterminierten Rändern. Eine häufige Komplikation ist eine schmerzhafte regionäre Lymphadenitis und Perilymphadenitis, die in kurzer Zeit zur Einschmelzung und Perforation führt. Ohne Behandlung können sich weitere Lymphknotenabszesse mit Fistelbildung entwickeln.

Die *Diagnose* wird durch *Nachweis* von Haemophilus ducreyi aus Abstrichen der unterminierten Ränder verifiziert. Eine weitere Möglichkeit besteht durch die Ito-Reenstierna-Reaktion (Intradermalprobe durch Injektion des spezifischen Antigens).

Therapie: Um eine gleichzeitig vorhandene Lues nicht zu verschleiern, sollten Sulfonamide Verwendung finden wie Bactrim forte, 2 × 1/ die. Auf Tetrazykline und Penicilline wird oft Resistenz beobachtet. Ausweichpräparate sind Cephalosporine und Chinoline (Gyrasehemmer) [224, 249, 257].

Granuloma venereum (Donovaniosis)

Die nicht sehr kontagiöse, in heißen Ländern durch das Kapselbakterium Donovania granulomatis (Calymmatobacterium granulomatis) hervorgerufene Erkrankung wird als Folge des Massentourismus heute bei uns beobachtet. Bevorzugter Sitz sind Genital- und Leistengegend. Die sich aus exulzierenden Pusteln und Papeln entwickelnden, blumenkohlartigen, leicht blutenden, üppigen Wucherungen können auch am Anus und im Mastdarm vorkommen. Unbehandelt erstreckt sich das Leiden über viele Jahre. Narbenbildungen haben zuweilen schwere Verstümmelungen an den Genitalien und am Mastdarm zur Folge. Die Diagnose wird durch *Erregernachweis* im übelriechenden Sekret bestätigt.

Therapie: Verabreichung von Tetracyclinen und anderen Breitbandantibiotika. Die Behandlung soll möglichst frühzeitig einsetzen. Im Spätstadium kommen vor allem örtliche, insbesondere operative Maßnahmen zur Verbesserung des Zustandes in Frage [178, 225, 249, 257].

Lymphogranuloma inguinale (Nicolas-Favre-Durand), Lymphopathia venerea

Das vor allem in tropischen und subtropischen Ländern häufige, auch vierte Geschlechtskrankheit genannte Leiden ist durch bestimmte Immunotypen der Chlamydia trachomatis hervorgerufen. Da die Übertragung in der Hauptsache durch Geschlechtsverkehr erfolgt, finden sich die Ersterscheinungen im Genitalbereich wie auch am After.

Frühestens eine Woche nach Ansteckung entwickelt sich eine nicht besonders typische, reiskorngroße Primärläsion in Form einer Erosion oder eines Geschwürs. Später schwellen im zugehörigen Lymphabflußgebiet die Lymphknoten an und verschmelzen zu dicken Paketen. Diese verkleben mit der darüberliegenden geröteten Haut, erweichen und brechen nach außen durch. Oft kommt es zur Ausbildung von Fisteln. In den meisten Fällen handelt es sich um die Leistenlymphknoten.

Eine besonders unangenehme Komplikation ist der *anorektale Symptomenkomplex* mit schon äußerlich erkennbaren Wulstbildungen am Anus. Der Mitbefall perirektaler Lymphdrüsen führt zu Infiltration und Verdickung des Enddarms, dessen eingeengtes Lumen den Stuhl oft nur noch in Bleistiftdicke durchläßt. Neben der Rektumstriktur entstehen vielfach Ulzerationen im Rektum sowie Fisteln im perianalen und perirektalen Gebiet.

Die Objektivierung der *Diagnose* ergibt sich aus dem Chlamydiennachweis im Buboneneiter oder Antigennachweis mittels Immunfluoreszenz, der Freischen Reaktion (Ausbildung von Rötung, Pusteln oder einer Nekrose innerhalb von 48 Stunden nach intrakutaner Injektion von Antigen am Oberarm) und dem serologischen Nachweis von IgG und IgA von Chlamydia trachomatis.

Therapie: Verabreichung von Tetracyclinen und anderen Breitbandantibiotika. Die Behandlung soll möglichst frühzeitig einsetzen. Im Spätstadium kommen vor allem örtliche, insbesondere operative Maßnahmen zur Verbesserung des Zustandes in Frage [136].

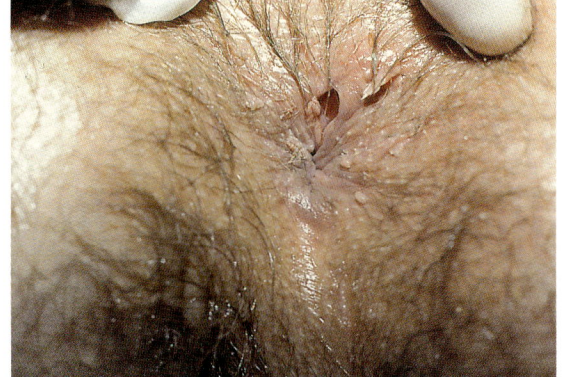

Abbildung 369
Spitze Kondylome und luischer Primäraffekt
an der dorsalen Kommissur.

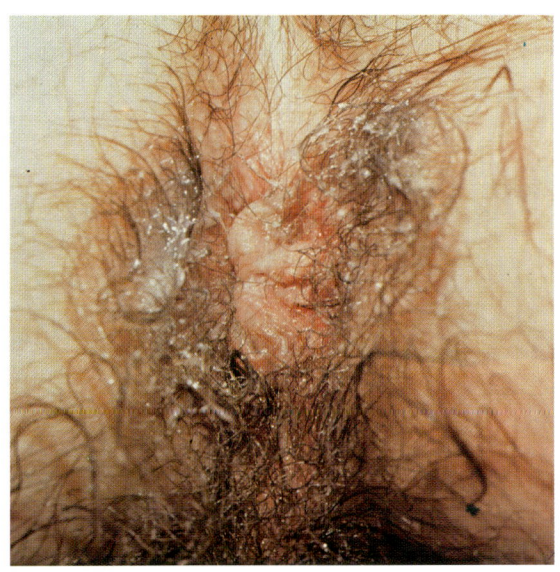

Abbildung 370
Perianale breitflächige tumoröse Veränderungen
mit positiver Seroreaktion auf Lues:
Breite Kondylome (Condylomata lata).
(Sekundärlues.)

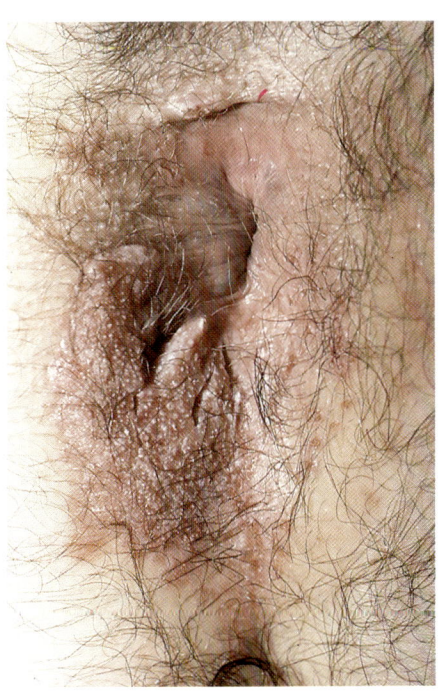

Abbildung 371
Breite Kondylome.
Flächenhafte, feinhöckerige Erhebung links
und ventral des Darmausgangs.
Positive serologische Reaktion auf Lues sicherte
die Diagnose der Sekundärlues (vgl. Abb. 213).

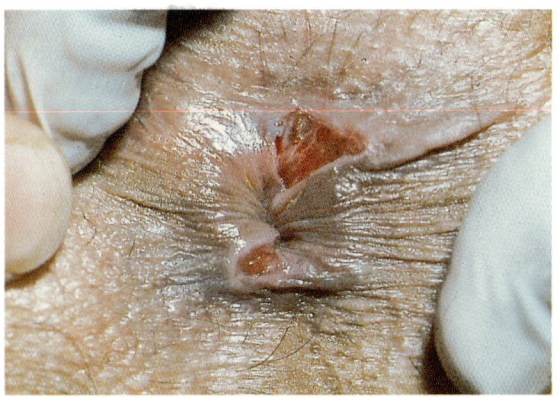

Abbildung 372
Luische Ulzera an beiden Kommissuren
(Primärsyphilis).

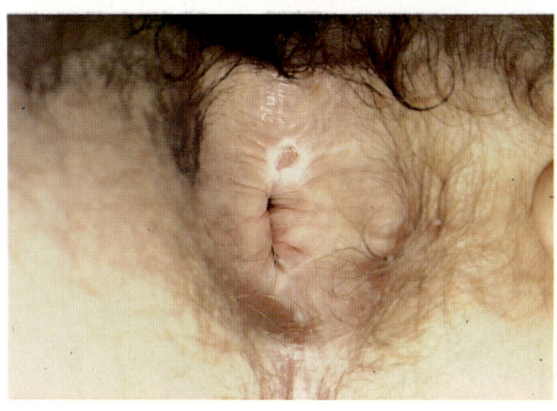

Abbildung 373
Luisches Ulkus an der dorsalen Kommissur
(Primärsyphilis).

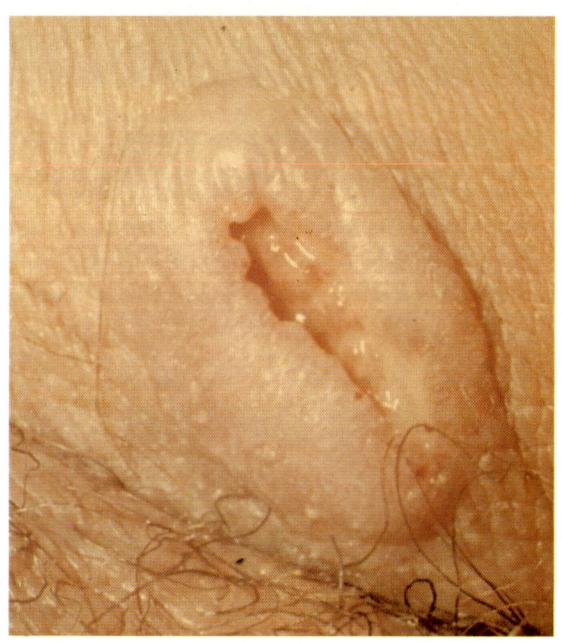

Abbildung 374
Inguinales luisches Gumma (Tertiärsyphilis).

Das Bild wurde freundlicherweise von Dr. I. Lentini, Centro
Proctologico in Barcelona zur Verfügung gestellt.

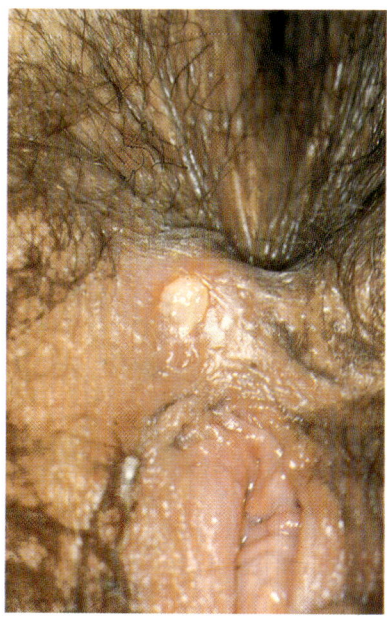

Abbildung 375
Ulkus molle.

Das Bild wurde freundlicherweise von Herrn Prof.
Dr. med. T. Rufli, Chefarzt Dermatologische Universitätsklinik Basel zur Verfügung gestellt.

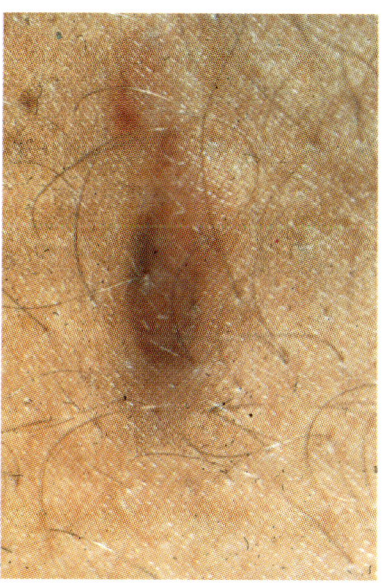

Abbildung 376
Kaposi-Sarkom der Haut.

Das Bild wurde freundlicherweise von Dr. med. M. Flepp,
Abteilung für Infektionskrankheiten der Medizinischen Poliklinik Zürich zur Verfügung gestellt.

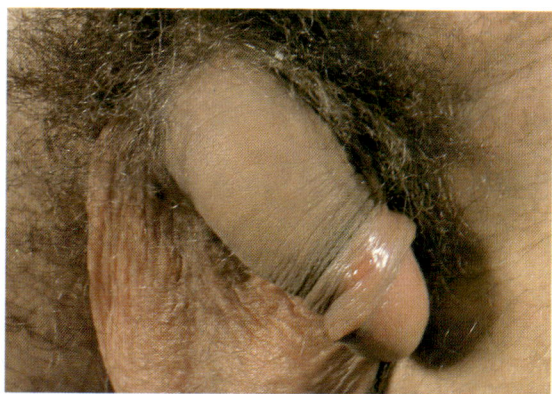

Abbildung 377
Lymphogranuloma inguinale mit Ulkus
an Glans penis.

Das Bild wurde freundlicherweise von Herrn Prof.
Dr. med. T. Rufli, Chefarzt Dermatologische Universitätsklinik Basel zur Verfügung gestellt.

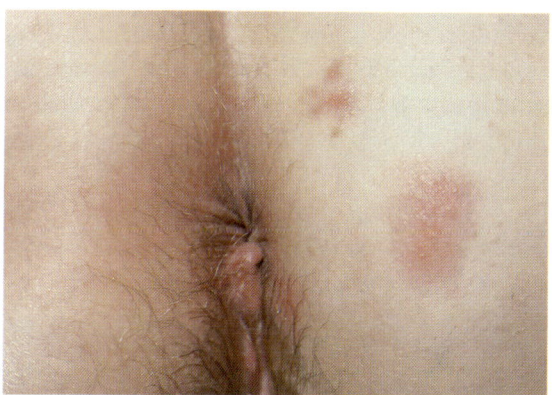

Abbildung 378
Herpes: Bläschenbildung auf rechtem Gesäß.

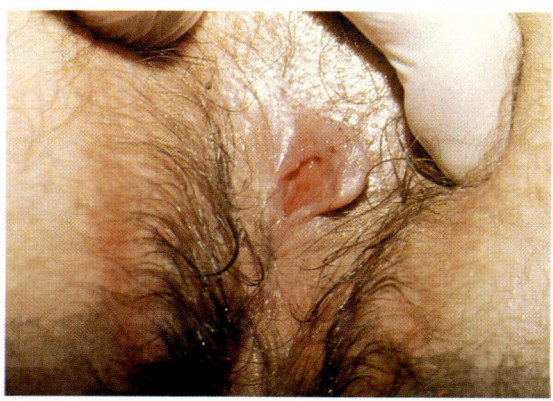

Abbildung 379
Herpes simplex genitalis mit Exulzeration an der
dorsalen Kommissur rechts.

Sigmoido- und Koloskopie

Proktologische Beschwerden, die durch Inspektion, Digitaluntersuchung, Proktoskopie und Rektoskopie nicht oder ungenügend geklärt sind, sollen durch eine Fibersigmoido- und/oder Coloskopie weiter abgeklärt werden [33, 36, 63, 64, 112, 149, 171, 178, 231, 277, 291].

Die häufigsten *Indikationen* sind unklare Blutungen, Abklärung von röntgenologisch unklaren Befunden, Differentialdiagnose von Divertikulose mit entzündlichen Darmwandveränderungen gegen maligne, infiltrative Prozesse, ferner bioptische und kleine therapeutische Eingriffe, wie abtragen von gestielten Polypen mit der elektrischen Schlinge. Kontraindikation ist die akute Divertikulitis.

Technik

Fiberskopische Instrumente mit Vorausoptik und Instrumentationskanal für die gezielte Biopsie und Elektroresektion werden in linker Seitenlage unter ständiger Sichtkontrolle durch Rektum und Sigma, evtl. unter zusätzlicher Röntgenkontrolle durchs Colon bis ins Zäkum und terminale Ileum vorgeschoben. Der Darm wird durch Luftinsufflation offen gehalten und sowohl beim Vorschieben wie beim Zurückziehen des Instrumentes ständig inspiziert.

Für die Untersuchung muß der Darm gut entleert sein. Dazu eignen sich Pico-Salax® [295, 306] oder X-Prep®, welche am Vortag verabreicht werden. Die Patienten müssen gleichzeitig zwei Liter Flüssigkeit ohne feste Nahrung zu sich nehmen oder 2–3 Liter Fordtran-Lösung. Bei ungenügender Darmentleerung kann eine Stunde vor der Untersuchung zusätzlich ein hoher Darmeinlauf notwendig sein.

Der fiberoptischen Untersuchung soll in jedem Fall eine exakte Inspektion der Anal-region vorausgehen, gefolgt von digitaler Austastung des Analkanals und Proktoskopie. Mit dem weitlumigen starren Proktoskop kann der Analkanal besser überblickt werden als mit dem dünnen Fiberskop.

Ein aufklappbares Proktoskop mit Fiberglasbeleuchtung wurde zur Voruntersuchung der Koloskopie von der Firma TREIER entwickelt. Es dient gleichzeitig als Einführungsrohr für das Fiberskop, welches im Anschluß an die Proktoskopie durch den im Analkanal liegenden Proktoskoptubus ins Rektum eingeführt wird. Hierauf wird das Proktoskop aus dem Analkanal zurückgezogen, aufgeklappt und entfernt.

Unter den Komplikationen der Fibersigmoido-Koloskopie [100, 151, 281] steht die Perforation an erster Stelle. Nach einer Umfrage von *Frühmorgen* an 27 gastro-enterologischen Zentren wurde sie in 0,14% beobachtet, Blutungen in 0,008% und eine Mortalität in 0,02% [70].

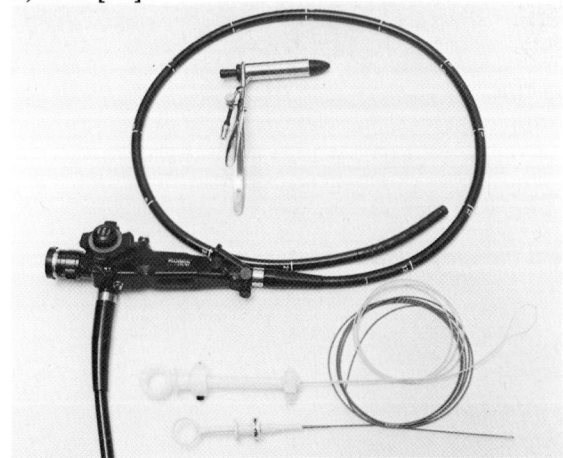

Abbildung 380
Flexibles Fiber-Sigmoido-Koloskop, Fujinon COL-M (Abb. 381–387, 389 und 390), Biopsiezange und elektrische Schlinge.
Aufklappbares Proktoskop mit Anschluß für Glasfaser-Lichtkabel (Hersteller: Firma R. Treier, CH-6215 Beromünster).

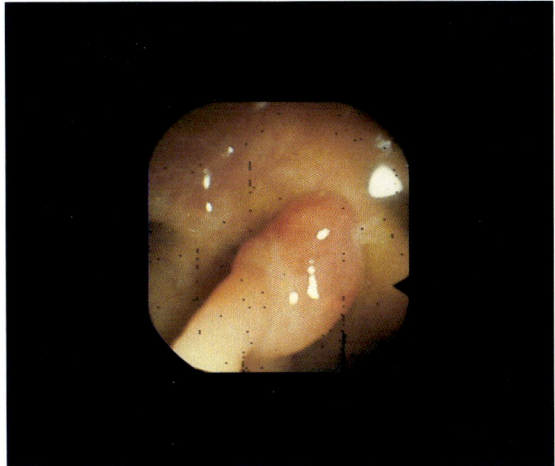

Abbildung 381
Hyperplastischer Schleimhautpolyp des Sigmas,
gestielt.

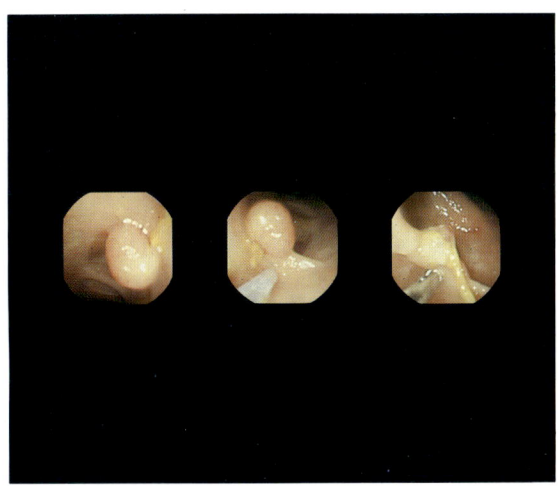

Abbildung 382
Tubuläres Adenom im Sigma mit elektrischer
Schlinge abgetragen.

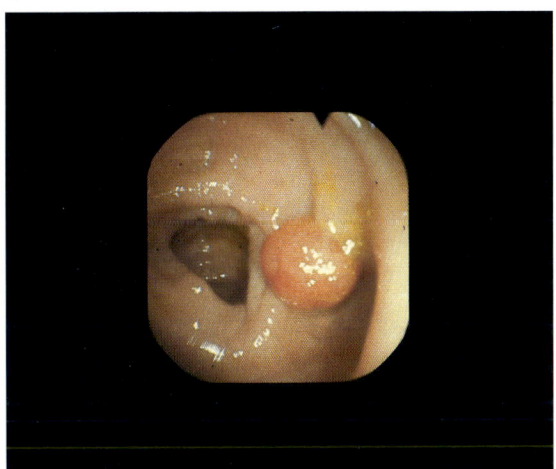

Abbildung 383
Tubulo-villöses Adenom im Sigma.

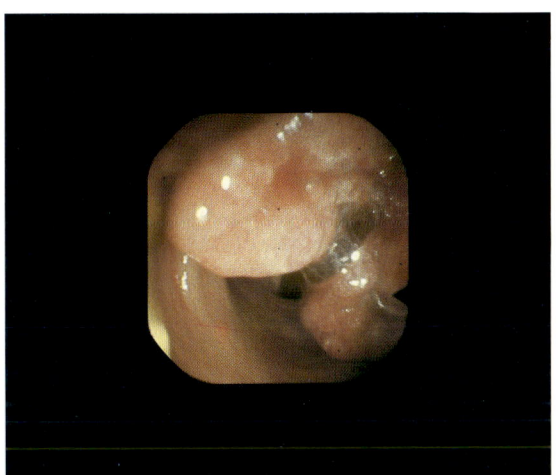

Abbildung 384
Adenocarcinom des Sigmas.

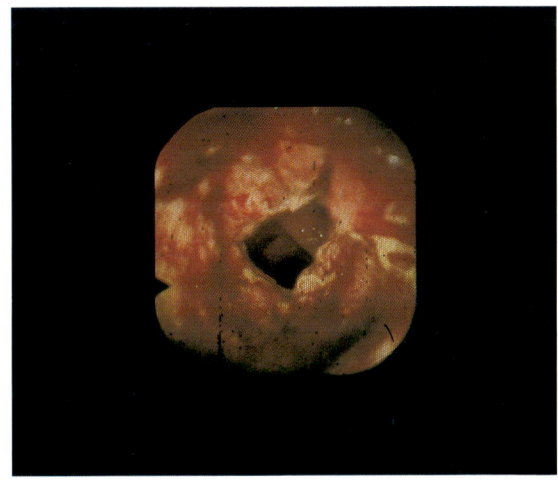

Abbildung 385
Stenosierendes Adenocarcinom des Sigmas.

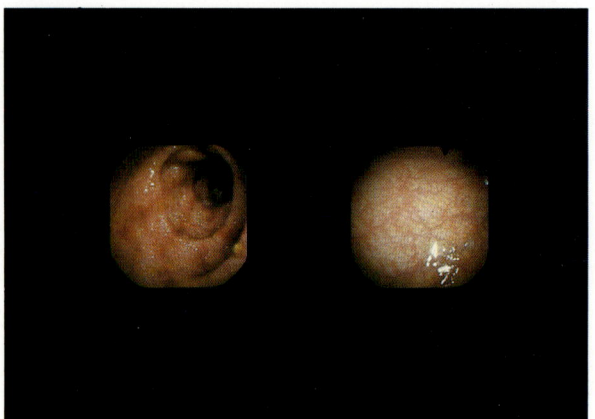

Abbildung 386
Morbus Crohn des Sigmas: Ödematös verdickte
blutende Schleimhaut. Im Rektum ist die Schleim-
haut normal, rosa, glatt mit gut sichtbarem
Gefäßnetz (Bild rechts).

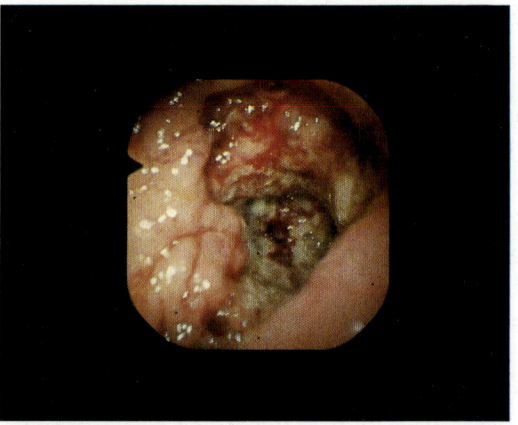

Abbildung 387
Ausgedehntes Carcinoma tubulare et papilliferum
des Zäkum.

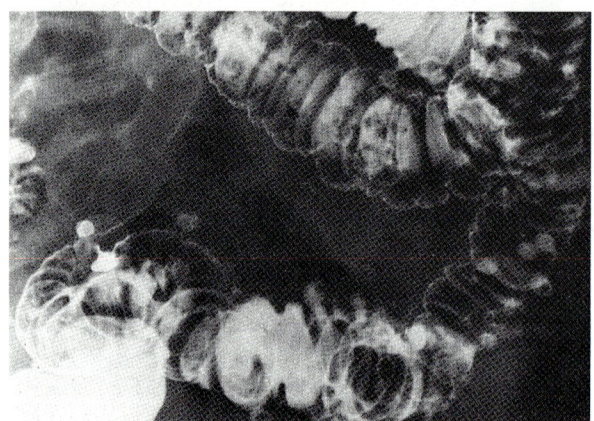

Abbildung 388
Röntgenbild einer 63jährigen Patientin mit aus-
gedehnter Divertikulose des Sigmoids.

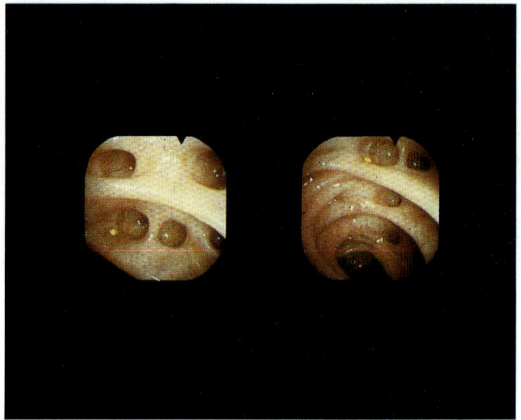

Abbildung 389
Endoskopisches Bild der Sigmadivertikel mit
normaler Schleimhaut und gut sichtbarem Gefäß-
netz (gleicher Fall wie Abb. 388).

Sigmadivertikulose

Bei der Sigmadivertikulose handelt es sich um Mukosahernien durch die Muskularis an den Durchtrittsstellen der Gefäße und durch die Lücken der Längsmuskulatur. Die Hernien treten vor allem bei gesteigertem Innendruck aus. Sie kommen gehäuft im Sigma vor, weil hier der Innendruck zwei- bis fünfmal höher sein kann als im übrigen Kolon.

Symptome: Bei unkomplizierter Divertikulose finden sich in der Regel keine Beschwerden. 50% der Divertikelträger haben nie Störungen. Wegen der möglichen Komplikationen ist es für den Patienten nicht unwesentlich, die Diagnose zu kennen.

Komplikationen: Durch Stuhlretentionen in den Divertikeln kommt es zu akuter Entzündung, einer Divertikulitis, die auf die Umgebung übergreifen und zu Peridivertikulitis und peridivertikulärer Sigmoiditis führen kann. Es entsteht dann das Bild der linksseitigen Appendizitis. Perforationen sind selten. Kleine Abszesse können ins Darmlumen perforieren. Es ist möglich, daß die Divertikel nach Entzündungsschüben durch Fibrose obliterieren. Die entzündlichen Reaktionen treten rezidivierend auf oder bestehen chronisch weiter.

Die Symptomatik der Komplikationen besteht in Druck, Schmerz, Krampf im linken Unterbauch, besonders vor der Defäkation, bei Druck von außen oder bei bestimmten Bewegungen. Ein Abszeß kann mit einer Mesenterialvene kommunizieren und bei Aussaat zu einer portalen Bakteriämie mit Schüttelfrost und intermittierenden Temperaturanstiegen führen. Die Blutkultur ist negativ, da die Leber die Bakterien abfängt.

Bei der klinischen Untersuchung findet sich eine druckdolente Walze im linken Unterbauch. Bei akuten Zuständen soll wegen Perforationsgefahr auf Rektoskopie und Fibersigmoidoskopie verzichtet werden.

Perforationen in die freie Bauchhöhle sind selten und meist gedeckt. Bei Blasenschmerzen muß an eine Perforation in die Blase gedacht werden. Reversible Stenosen entstehen bei Entzündungsschüben durch vorübergehendes Ödem. In chronischen Fällen resultiert eine bleibende Stenose durch Fibrose. In diesen Fällen kann die Operation angezeigt sein, auch im Hinblick auf die Möglichkeit eines stenosierenden Karzinoms. Karzinome sind bei der Divertikulose nicht häufiger als in den übrigen Fällen, dagegen kann ein Karzinom durch Stenosierung eine Divertikulose und Divertikulitis begünstigen.

Blutungen treten in 20–30% der Fälle ohne weitere klinische Manifestation auf. Sie erfolgen aus Erosionen an der Divertikelbasis und können sehr intensiv sein. Sie können durch die Koloskopie lokalisiert werden oder durch die Angiographie, wenn die Blutung 0,5–1 ml pro Minute beträgt. Gewöhnlich sistieren sie spontan, selten ist eine Resektion notwendig.

Die Behandlung der akuten Entzündungsschübe besteht in Bettruhe, Nahrungskarenz, Infusionen, Breitbandantibiotika, Analgetika und Spasmolytika, Atropin, Glukagon zur Hemmung der Kolonmotilität. Drastische Laxantien sind zu meiden. Anschließend wird eine geregelte Stuhlentleerung durch diätetische Maßnahmen mit Vollkornbrot, Gemüse, Früchte, Quell- und Gleitmittel wie Colosan mite®, Mukofalk®, Agiolax mite® oder Metamucil® angestrebt. Scharfe Gewürze und Früchte mit kleinen Körnchen sind zu meiden [1, 41, 63, 140, 177, 178, 179, 193].

Ischämische Kolitis

Ihre Hauptlokalisation ist segmentär im linksseitigen Kolon, besonders im Bereiche der linken Flexur, selten auch im Rektum. Durch venöse Blutanschoppung kommt es zur Bildung von polypoiden, blau-schwärzlichen Höckern. Diese Veränderungen gehen in das typische Bild der pseudomembranösen Kolitis über, mit grau-weißlich bis grau-schwärzlichen Membranen, die aus Blut, Schleim, Fibrin und Eiter bestehen. Die Veränderungen sind meist herdförmig, sie machen häufig bei der Muscularis mucosae halt, so daß eine Defektheilung mit Restitutio ad integrum oder auch eine Defektheilung mit Striktur möglich ist. Bei kompletter Ischämie der gesamten Darmzirkumferenz kommt es zu Gangrän.

Auslösend kann ein Blutdruckabfall bei gedrosselter Zirkulation im Bereich der Arteria mesenterica inferior, wie bei Herzinfarkt, Herzinsuffizienz und massivem Blutdruckabfall bei traumatischem Schock sein. Die Größe des verschlossenen Gefäßes, die Dauer des Verschlusses, der kollaterale Kreislauf und die im Darm vorhandenen Bakterien sind für das Ausmaß der Affektion entscheidend.

Symptome: Krampfartige linksseitige Abdominalschmerzen, oft Erbrechen, blutige Diarrhoe ohne Schock und Abwehrspannung. Differentialdiagnostisch kommt eine akute Divertikulitis in Frage.

Endoskopie: Der Befund ähnelt einer Colitis ulcerosa oder zeigt weißlich-gräulich-bläuliche Nekrosen mit livider Verfärbung der Umgebung.

Verlauf: Die Symptome klingen innerhalb von wenigen Tagen ab. Röntgenologisch findet sich in den ersten Tagen eine segmentäre Einengung des Lumens durch Ödem und intramurale Hämatome, die randständige lakunäre Füllungsdefekte wie Daumenabdrücke oder Pseudodivertikel verursachen. Die ischämische Kolitis ist von einer regionalen Kolitis Crohn kaum zu unterscheiden. Sie bildet jedoch keine Fisteln.

Die ischämische Kolitis wird auch unter Medikation von Ovulationshemmern beobachtet, ein Umstand, der von diagnostischer Bedeutung ist. Der Verlauf ist charakteristisch mit raschem Abklingen der Beschwerden innerhalb von Tagen [40, 41, 53, 54, 56, 127, 178, 191, 204].

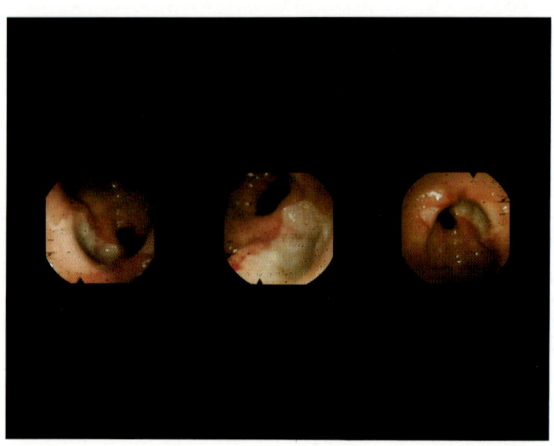

Abbildung 390
Ischämische Kolitis im obern Abschnitt des Colon descendens: Oberflächliche und tief ausgestanzte Ulzera in ödematös verdickter und geröteter Schleimhaut.

Literaturverzeichnis

[1] AKOVBIANTZ, A., AEBERHARD, P., ARMA, S.: Kolondivertikulose – Divertikulitis. Schweiz. Rundschau Med. (Praxis) *57,* 375 (1968).

[2] ALEXANDER-WILLIAMS, J., BUCHMANN, P.: Perianale Komplikationen beim Morbus Crohn. In: Entzündliche Erkrankungen des Dickdarms, 296–306. Ed. R. Ottenjann, H. Fahrländer, Berlin, Heidelberg, New York, Tokio: Springer (1983).

[3] ALLEGRA, G.: Le mélanome anorectale. Ann. de Gastroentérologie et d'Hép. *21,* 6, 365–369 (1985).

[4] AMBROSE, N.S., MORRIS, D., ALEXANDER-WILLIAMS, J., KEIGHLEY, M.R.: A randomized trial of photocoagulation or injection sclerotherapy for the treatment of first and second degree hemorrhoids. Dis. Colon Rectum *28,* 4, 238–240 (1985).

[5] AMGWERD, R.F.: Das Hämorrhoidalleiden, Wann sind welche Verfahren indiziert? DIA – GM, *18,* 29 (1984).

[6] BARBER, G.B. et al.: Refractory Distal Ulcerative Colitis Responsive to 5-Aminosalicylate Enemas. Am. J. Gastroenterol. *80,* 612–614 (1985).

[7] BARRON, J.: Office ligation of internal hemorrhoids. Amer. J. Surg. *105,* 563 (1963).

[8] BAUMGARTNER, R.: Behandlung innerer Hämorrhoiden mit elastischen Ligaturen. Schweiz. med. Wschr. *100,* 1249 (1970).

[9] BENSAUDE, R.: Rectoscopie, sigmoidoscopie. Masson, Paris (1956).

[10] BENSAUDE, A.: Les hémorroïdes et affections courantes de la région anale. Libr. Maloine S.A., Paris (1967).

[11] BENSAUDE, A.: Zur Bedeutung der portalen Drucksteigerung bei der Ätiopathogenese der Hämorrhoiden. Colo-Proctology *6,* 394–396 (1981).

[12] BERCHTOLD, R.: Maligne Rektum- und Analtumoren, Gastroent. Fortbildungsk. Praxis. Vol. *3,* 99–104, Karger, Basel (1973).

[13] BERNIER, J.-J.: Gastroentérologie 2. Flammarion méd. sciences Paris (1984).

[14] BESSON, A., DELACRETAZ, F.: Pneumatose, Kystique intestinale. Schweiz. Rundschau Med. (Praxis) *73,* Nr. 46, 1407–1415 (1984).

[15] BIGARD, M.: Ulceration tuberculeuse perianale isolée. Presse Méd. *14,* (4), 231 (1985).

[16] BILLEBAND, T., MOLKON, J.-M., HOURY, S., LACAINE, F. et HUQUIER, M.: La radiothérapie dans les adénocarcinomes du rectum. Gastroenterol. Clin. Biol. *9,* 437–443 (1985).

[17] BLASER, M.J., RELLER, L.R.: Campylobacter enteritis. N. Engl. J. Med. *305,* 1444–1452 (1981).

[18] BLOND, K., HOFF, H.: Das Hämorrhoidalleiden. Deuticke, Leipzig/Wien (1936).

[19] BOEHM, C., SCHMID, A.H., WENZEL, M.: Das Hämorrhoidalleiden. Schattauer, Stuttgart (1967).

[20] BOGNEL, J.C.: Polypes familiales diffuses. Ann. de Gastroentérologie et d'Hépatologie *21,* 6, 347–350 (1985).

[21] BOULIS WASSIF, S., CASPERS, R.J.L.: Die Therapie des analen Karzinoms. Colo-Proctology *4,* 228–231 (1983).

[22] LE BOURGEOIS, P.C., POYNARD, T., MODAI, J., MARCHE, C., AVRIL, M.F., CHAPUT, J.C.: Ulceration peri-anale. Ne pas oublier la tuberculose. Presse Méd. *13* (41), 2507–2509 (1984).

[23] BRUEHL, W.: Kausale Behandlung des Hämorrhoidalleiden. Colo-Proctology 5, Nr. *1,* 38 (1983).

[24] BUCHMANN, P., WETERMAN, I.T.: Der perianale Morbus Crohn. Colo-Proctology *2,* 77–81 (1981).

[25] BUCHMANN, P.: Lehrbuch der Proktologie. Huber, Bern (1987).

[26] BUCHMANN, P.: Spezielle Fisteln und Analabszesse. Schweiz. Med. Rundsch. (Praxis) *74* (35), 902–904 (1985).

[27] BUCHMANN, P.: Therapie der Analkomplikation des Morbus Crohn. Schweiz. Rundschau Med. (Praxis) *75,* 11, 291–294 (1986).

[28] BURKITT, D.P.: Diet and its Relation to Hemorrhoids. Colo-Proctology *5,* 315–316 (1980).

154

[29] BUSSY, H.J.R.: Gastrointestinal polyposis syndromes in Recent Advances in Histopathology ed. by Antony P.P., Macsween R.N.M., Nr. *12*, 169–177 (1984).

[30] CAMPIERI, M. et al.: Treatment of ulcerative Colitis with highdose 5-Aminosalicyl acid enemas. Lancet, 8241 *II*, 270–271 (1981).

[31] CATALAN, F.: Les maladies sexuellement transmissibles en proctologie. Schweiz. Rundschau Med. (Praxis) *72*, Nr. 28, 953–959 (1983).

[32] CLEMENÇON, G.: Pneumatosis cystoides intestini, Gastroent. Fortbildungsk. Praxis. Vol. *3*, 116–125, Karger, Basel (1973).

[33] COPÉ, R.: Atlas de la Maladie hémorroïdaire. Ed. Louis Pariente, Paris (1983).

[34] COTTIER, H.: Pathogenese. Springer Verlag Berlin, Heidelberg, New York, Tokio (1980).

[35] COTTIER, H., GOLAY, L., MANGOLD, R.: Pathogenese und Klinik der Pneumatosis cystoides des Dickdarms. Gastroenterologia, Basel *92*, 224 (1959).

[36] COTTON, P.B., WILLIAMS, CH.B.: Practical Gastrointestinal Endoscopy. Blackwell scientific Publications, Oxford, London (1980).

[37] CROHN, B.B., YARNIS, H., CROHN, E.B., WALTER, R.I., GABRILOVE, L.J.: Ulcerative colitis and pregnancy. Gastroenterology *30*, 391 (1956).

[38] CROHN, B.B., GINZBURG, L., OPPENHEIMER, G.D.: Regional Ileitis, A Pathologic and Clinical Entity. JAMA *99*, 1323–1329 (1932).

[39] CRONKHITE, L.E., CANADA, W.J.: Generalized gastrointestinal polyposis. New Engl. J. Med. *252*, 1011 (1955).

[40] CYNN, W.S., RICKERT, R.R.: Ischemic proctosigmoiditis. Dis. Col. + Rect. *16*, 537 (1973).

[41] DE LOS RIOS MAGRINA, E.: Atlas de Colo-Proctologie. MEDSI, Paris (1981).

[42] DENIS, J. et al.: Laser CO_2 en proctologie: Mythes et Réalités à propos de 587 interventions-Laser, Gastroentérologie clinique et Biologique, Masson, Paris, Vol. *8*, No. 2bis, 161A (1984).

[43] DETRANO, S.J.: Die Prinzipien der Kryobiologie in der Kryochirurgie. Colo-Proctology *6*, 398–399 (1980).

[44] DEUCHER, F., NÖTHIGER, F.: Der transanale Eingriff beim Rektumkarzinom. Chirurg *49*, 260–264 (1978).

[45] DEVLIN, M.B. et al.: Klysma: Ein altes Mittel – modern angewendet. Proktologie *1*, 43–45 (1979).

[46] DEW, M.J.: An oral Preparation to release drugs in the Human Colon. Brit. J. clin. Pharmac. *14*, 405–408 (1982).

[47] DIETRICH, K.F.: Proktologie für die Praxis. Lehmanns Verl., München (1969).

[48] DÖRNER, A.: Akute und chronische Analfissuren. Z. Gastroenterologie, Verh. Bd. 26, 186–187 (1991).

[49] DRITZ, S.K., GOLDSMITH, R.S.: Sexually transmissible protozoal bacterial and viral enteric infections. Comp. Ther. *6*, 34–40 (1980).

[50] DUHAMEL, J.: Proctologie aux divers âges. Flammarion méd. sciences Paris (1972).

[51] DUEHRSEN, K., KIRCH, W., BRITTINGER, G., OHNHAUS, E., REINWEIN, D.: Das Behçet Syndrom. Schweiz. med. Wschr. *114*, 1058–1068 (1984).

[52] EFSTRADIATIS, N., FLEISCHER, K., DROESZUS, J.-N.: Pneumatosis cystoides intestinalis bei Dolicho-Sigma mit funktionellen Beschwerden. Z. Gastroenterologie *20*, 631–637 (1982).

[53] EGGER, G., KELLOCK, T.D.: Akute regionäre Kolitis – ischämische Kolitis. Schweiz. med. Wschr. *100*, 1264 (1970).

[54] EGGER, G., HAERTEL, M., HALTER, F., LAISSUE, J.: Die nicht gangränöse ischämische Colitis: Klinik und radiologische Diagnostik. Röfo, *115*, 432 (1971).

[55] EGGER, G., WITZEL, L.: Strahlenschäden des Gastrointestinaltraktes. Fortschritte der Medizin, Bd. *11*, 834 (1974).

[56] EGGER, G., MANGOLD, R.: Ischaemic colitis and contraceptives. Acta hepatogastroent. *21*, 221 (1974).

[57] EHSANULLAH, M., FILIPE, M., GAZZARD, B.: Morphological and mucus secretion criteria for different diagnosis of solitary ulcer syndrome and non-specific proctitis. J. clin. Path. *35*, 26–30 (1982).

[58] EHSANULLAH, M., ISAACS, A., ISABELFILIPE, M., GAZZARD, B.G.: Tuberculosis presenting as inflammatory bowel disease. Report of two cases. Dis. Colon Rectum, 134–136 (1984).

[59] EICHMANN, A.: Sexuell übertragbare Krankheiten nach Reisen in tropische Länder. Therapeutische Umschau, 42, Heft *11*, 805–811 (1985).

[60] EICHMANN, A.: Sexuell übertragbare Krankheiten in der perianalen und in der perinealen Region. Schweiz. Rundschau Med. (Praxis) *74*, Nr. 35, 919–922 (1985).

[61] EIGLER, F.W. u. Mitarb.: Therapie des Analkarzinoms. Ein komb. chir.-radiologisches Konzept. Münch. med. Wschr. 124, Nr. *32/33*, 706–720 (1982).

[62] ELBERG, J.J.: Oxygen therapie for pneumatosis coli. Acta chir. Scand. 151, 399–400 (1985).

[63] EWE, K.: Dickdarm: In Gastro-Enterologie, herausgegeben von Clodi, P.H. 104–136. Springer Verlag Berlin, Heidelberg, New York, Tokio (1985).

[64] EWE, K., OTTO, P.: Atlas der Rektoskopie und Koloskopie. Springer, Berlin (1984).

[65] FAHRLAENDER, H.: Klinik, Ätiologie und Therapie der pseudomembranösen Kolitis. Schweiz. Rundschau Med. (Praxis) *71*, 92–97 (1982).

[66] FAHRLAENDER, H.: Epidemiologie, Pathogenese, Verlauf und Folgen der Crohnschen Erkrankung. Schweiz. med. Wschr. *115*, Suppl. 19, 21–29 (1985).

[67] FLUCKER, J.L.: Homosexually Transmitted Infections. Schweiz. Rundschau Med. (Praxis) 72, Nr. *30*, 997–999 (1983).

[68] FRANK, W., WANNER, G., KOEST, H.-P.: Die Kryptoglanduläre Entzündung: Untersuchung zur Fistelentstehung, Colo-Proctology *1*, 7–12 (1985).

[69] FREEMANN, J.G. et al.: Sulphasalazine and Spermatogenesis. Digestion *23*, 68–71 (1982).

[70] FRUEHMORGEN, P., DEMLING, P.: Complications of diagnostic and therapeutic coloscopy in Federal Republic of Germany. Results of an inquiry. Endoscopy *11*, 146 (1979).

[71] GARDNER, E.J., RICHARD, R.C.: Multiple cutaneous and subcutaneous lesions obscurring simultaneously with hereditary polyposis and osteomatosis. Amer. J. hum. genet. *5*, 139–147 (1953).

[72] GARREN VAN, H.: Schneiden und Koagulieren mit hochfrequenten Strömen. Proktologie *3*, 190–191 (1980).

[73] GEBBERS, J.-O., LAISSUE, J.-A.: Karzinome der Analregion: Ausbreitung und Metastasierung. Verh. Dtsch. Ges. Path. *68*, 297–302 (1984).

[74] GEBBERS, J.-O., LAISSUE, J.-A.: Pathologie der Analtumoren. Schweiz. Rundschau Med. (Praxis) 73, Nr. *27*, 847–862 (1984).

[75] GEBOES, K. et al.: Acute Colitis due to Campylobacter Infect. Colo-Proctology 5, 292–295 (1980).

[76] GELFAND, M.D., TEPPER, M., KATZ, L.A. et al.: Acute irradiation proctitis in man. Gastroenterology *54*, 401 (1968).

[77] GEMSENJAEGER, E.: Hämorrhoiden. Eine Übersicht über altes und neues Wissen. Schweiz. Rundschau Med. (Praxis) 72, Nr. *25*, 862–870 (1983).

[78] GEMSENJAEGER, E.: Lokale Exzision bei Rektumkarzinom. Schweiz. Rundschau Med. (Praxis) 76, Nr. *20*, 551–557 (1987).

[79] GIRONA, J.: Submuköse Hämorrhoidektomie nach Parks. Colo-Proctology *2*, 125–127 (1981).

[80] GLOOR, F.: Die morphologische Differentialdiagnose der chronischen, unspezifischen, ulzerösen Kolitis. Schweiz. med. Wschr. 101, Nr. *20*, 690–697 (1971).

[81] GLOOR, F.: Die nicht klassifizierbaren ulzerösen Kolitiden. Schweiz. med. Wschr. *111*, 779–783 (1981).

[82] GLOOR, F.: Was bringt die Histologie in der Differentialdiagnose anorektaler Erkrankungen? Swiss Med 7, Nr. *1a*, 33–36 (1985).

[83] GOLIGHER, J.C.: Surgery of the Anus, Rectum and Colon. Baillère Tindal, London (1975).

[84] GREANY, M.G., IRVIN, CH.M.: Criteria of the selection of rectal cancers for local treatment. Dis. Col. Rect. *20*, 463 (1977).

[85] GYR, K.: Parasitäre Colitis. Schweiz. Rundschau Med. (Praxis) 73, Nr. *34*, 1033–1036 (1984).

[86] HAAS, D.: Rektosigmoidnekrose nach Hämorrhoidenverödung. Helf. chir. Acta, *43*, 591–592 (1976).

[87] HABAL, F.M., GREENBERG, G.R.: Oral 5-ASA in the treatment of ulcerative colitis. Gastroenterology Vol. 88, Nr. *5*, Pat 2 (1983).

[88] HAECKI, W.H.: Strahlenproktokolitis, die Kehrseite der Medaille. Schweiz. Rundschau Med. (Praxis) 73, Nr. *35*, 1065–1069 (1984).

[89] HAFTER, E.: Praktische Gastroenterologie. Thieme, Stuttgart (1978). (Neuaufl. 1987).

[90] HALLER, O., ZBINDEN, R.: Herpes genitalis. Therapeutische Umschau 42, Heft *11*, 793–797 (1985).

[91] HALLER VON, A.: Primae lineae physiologiae. Ap. Viduam Ab Vandenhoeck, Acad. Bibl. Gottingae, S. 486 (MDCCLI).

[92] HALTER, F., NEIGER, A.: Prokto-, Rekto- und Sigmoidoskopie. In Gastroenterologische Endoskopie von Ottenjann, R., Classen, M., Enke Verl. Stuttgart, 216–242 (1979).

[93] HANSEN, H., STELZNER, F.: Proktologie, Springer, Berlin (1981).

[94] HANSEN, H.H.: Neue Aspekte zur Pathogenese und Therapie des Hämorrhoidalleidens. Dtsch. med. Wschr. 102, 1244–1248 (1977).

[95] HEER, M.: Ungewöhnliche Formen chronisch entzündlicher Dickdarmerkrankungen. Schweiz. Rundschau Med. (Praxis) 75, 11, 295–302 (1986).

[96] HEER, M., SALFINGER, M., KEHL, O., MUENCH, R., BUEHLER, H., STAMM, B., HANY, A., AMMANN, R.: Die primäre Kolontuberkulose. Schweiz. med. Wschr. 115, 349–353 (1985).

[97] HEINKEL, K., ELSTER, K., HENNING, N., LANDGRAF, J.: Die Saugprobeexzision aus dem Rektum. Klin. Wschr. 38, 578 (1960).

[98] HERMAUCK, P.: Zur Differentialdiagnose segmentärer ulzeröser Kolonveränderungen. Verh. Dtsch. Ges. Path. 54, 381 (1970).

[99] HUGES, E.P., VEIDENHEIMER, M.C., CORMAN, M.L. et al.: Electrocoagulation of rectal cancer. Dis. Colon Rectum 25, 215–218 (1982).

[100] JUERGEN, T., GROITL, H., HAGER, T.: Komplikationen bei endoskopischen Untersuchungen des Dickdarmes. Proktologie 3, 185–189 (1980).

[101] KEIGHLEY, M.R.B.: Randomisierte Studie zum Vergleich von Photokoagulation und Gummiringligatur bei der Behandlung von Hämorrhoiden. Colo-Proctology 2, 132–134 (1982).

[102] KEIGHLEY, M.R.B.: Pseudomembranous Colitis. Schweiz. Rundschau Med. (Praxis) 71, 98–106 (1982).

[103] KIEFHABER, P., KIEFHABER, K., HUBER, F., GUTHY, E., NATH, G.: The application of the infraredcoagulators in gastroenterology and surgery. Optoelektronik in der Medizin. Vortrag des 6. Internationalen Kongresses Laser 1983. Herausgeber W. Waidlizh. S. 75. Springer Verlag, Berlin, Heidelberg, New York, Tokio (1984).

[104] KLOSTERMANN, G.F.: Pigmentfleckenpolypose (Thieme, Stuttgart, 1960).

[105] KLOTZ, U., MAIER, K.E.: Chronisch-entzündliche Darmerkrankungen. Therapiewoche 35, 3895–3903 (1985).

[106] KRAUSE, H.: Hautmykosen. DIA – GM 17, 26–34 (1985).

[107] KUTZNER, J. et al.: Strahlenproktitis als Folge onkologischer Radiotherapie. Proktologie 3, 14–19 (1979).

[108] LANG, G.: Pneumatosis coli. Schweiz. Rundschau Med. (Praxis) 73, Nr. 35, 1061–1064, (1984).

[109] LEHNER, T.: Rezidivierende Mundgeschwüre und Behçet-Syndrom. Hexagon «Roche» 11, Nr. 1, 7–12 (1983).

[110] LEICESTER, R.J., NICHOLS, R.J., MANN, C.V.: Infrared coagulation: a new treatment for hemorrhoids. Dis Colon Rectum 24, 602 (1981).

[111] LEICESTER, R.J., NICHOLS, R.J., MANN, C.V.: Vergleichende Studie über Infrarot-Koagulation und konventionelle Methoden in der Hämorrhoiden-Therapie. Colo-Proctologie 5, 313–315 (1981).

[112] LEDERBOGEN, K.: Rektoskopie, Sigmoidoskopie, Koloskopie. G. Thieme, Stuttgart (1984).

[113] LENTINI, J.: Temas de Coloproctologia. Ed. Fontalba, Barcelona (1982).

[114] LENTINI, J., TAURE, C., LEVERONI, J.: Venerische Erkrankung des Anus und Rektums. Proktologie 3, 196–201 (1980).

[115] LENTINI, I., TAURE, D., LEVORINI, J.: Nouvelles considérations sur la condylomatose anale. Gastroentérologie Clinique et Biologique, 10, 2, 57 A (1986).

[116] LESKY, E.: Die Wiener medizinische Schule im 19. Jahrhundert. Studien zur Geschichte der Universität Wien, Vol. VI. Böhlaus Nachf., Graz-Köln (1965).

[117] LESKY, E.: Die Wiener Experimente mit dem Lichtleiter Bozzinis (1806/1807). Clio Medica, Vol. 5, 327–350 (1970) (Pergamon Press, Oxford).

[118] LIEBESKIND, M., MALBRAN, J., AGARD, D., PANNETTER, C., LECOUILLARED, G., IVANOVIC, A.: Manifestations anorectales des maladies sexuellement transmissibles. Sarcome de Kaposi. Ann. Gastroentérol.-Hépatol. 20, 5, 265–270 (1984).

[119] LEWIS, I.M. et al.: Cryosurgical Hemorrhoidectomy. Diseases of the Colon + Rectum. Vol. 12, No. 5, 371 (1969).

[120] LORD, P.H.: A new regime of the treatment of hemorrhoids. Proc. roy. Soc. Med. *61,* 935 (1968).

[121] LORENZ, R., GULOTTA, U., BECKER, K., BOTTERMANN, P., VOGEL, G.E., CLASSEN, M.: Neue Beobachtungen bei einem Fall von Cronkhite-Canada-Syndrom. Z. Gastroenterologie *24,* 85–92 (1986).

[122] LURZ, K.H.: Gummibandligatur von Hämorrhoiden mit neuer Aspirationstechnik. Proktologie *1,* 59–60 (1980).

[123] MADIGAN, M.R., MORSON, B.C.: Solitary ulcer of the rectum. Gut *10,* 871 (1969).

[124] MANN, G.: Der Frankfurter Lichtleiter. Neues über Philipp Bozzini und sein Endoskop. Medizin historisches Journal, Bd. *8,* 105–130 (1973) (Georg Olms Verlag, Hildesheim).

[125] MARKOWITZ, J., DAUM, F., AIGES, H., KAHN, E., SILVERBERG, M., FISHER, St.E.: Perianal Disease in Children and Adolescents with Crohn's Disease. Gastroenetrol. *86,* 829–833 (1984).

[126] MARKS, G.: Histopathologische Wirkung der Infrarotkoagulation. Colo-Proctology *3,* 183–184 (1981).

[127] MARSTON, A., PHEILS, M.-T., THOMAS, L., MORSON, B.C.: Ischaemic colitis. Gut *7,* 1 (1966).

[128] MARTI, M.-C.: Les fissures anales. Schweiz. Rundschau Med. (Praxis) 65, Nr. *45,* 1398–1403 (1976).

[129] MARTI, M.-C.: Les fistules anales. Schweiz. Rundschau Med. (Praxis) 74, Nr. *35,* 898–901 (1985).

[130] MARTI, M.-C., CEREDA, J.M.: Primärtuberkulose des Anus. Beschreibung zweier Fälle. Proktologie *2,* 151–152 (1980).

[131] MARTI, M.-C., NOETHIGER, F.: Incontinence anale et chirurgie de renforcement de l'appareil sphincterien. Schweiz. Rundschau Med. (Praxis) *70,* 679–687 (1981).

[132] MARTI, M.-C. ROCHAT, C.-H.: Affections proctologiques et grossesses. Schweiz. Rundschau Med. (Praxis) 74, Nr. *23* (1985).

[133] MARTI, M.-C., GIVEL, J.-C.: Surgery of Anorectal Diseases. Springer (1989).

[134] MASON, A.: Malignant tumors of the rectum. Local excision. Clin. Gastroenterol. *4,* 582 (1975).

[135] MEYER, J.Chr., EICHMANN, A.: Serodiagnostik und Therapie der Syphilis. Therapeutische Umschau, Vol. *42,* 773–780 (1985).

[136] MILES, R.P.M.: Lymphogranuloma of anorectum. Proc. Roy. Soc. Med. *55,* 873 (1962).

[137] MILLIGAN, E.T.C., MORGAN, C.N., JONES, L.E., OFFICER, R.: Surgical anatomy of the anal canal, and the operative treatment of hemorrhoids. Lancet *2,* 1119–1124 (1937).

[138] MOHR, W.: Amöbiasis. Hexagon «Roche» 1, 11–17 (1987).

[139] MONTORSI, W.: Le emorroidi e il loro tratamento. Arch. Soc. Ital. di chir. Masson, Paris (1984).

[140] MORSON, B.C.: The muscle abnormality in the diverticular disease of the colon. Proc. roy. Soc. Med. *56,* 22 (1963).

[141] MORSON, B.C.: The technique and interpretation of rectal biopsy in inflammatory bowel disease. Pathol. Annu. *9,* 205 (1974).

[142] MÜNCH, R., BÜHLER, H.: Morbus Crohn und Colitis ulcerosa: Internistische Aspekte der Diagnose und der Therapie. Schweiz. Rundschau Med. (Praxis) 75, *11,* 277–282 (1986).

[143] MULLER, C.A.: Internal Hemorrhoidectomy by Rubber Band Ligation. Colo Proctology *5,* 317–319 (1980).

[144] MULLER, C.A.: Hémorroïdectomie interne par ligatures élastiques. Indications, limites. Schweiz. Rundschau Med. (Praxis) *71,* 196–198 (1982).

[145] MULLER, G.: Die enteralen Fisteln beim Morbus Crohn. Schweiz. Rundschau Med. (Praxis) 73, Nr. *48,* 1477–1587 (1984).

[146] MUSEK, J.: Kryochirurgie in der Behandlung inoperabler Tumoren von Rektum und Anus. Colo-Proctology *1,* 47–48 (1983).

[147] NATH, G.: Physikalische Grundlagen des neuen Prinzips der Infrarot-Koagulation in der Medizin. Colo-Proctology *6,* 379–381 (1981).

[148] NEIGER, A.: Rektoskopische Verlaufskontrolle des röntgenkontaktbestrahlten Rektumkarzinoms. Z. Gastroent. Verh. bd. *IV* (1970).

[149] NEIGER, A.: Die Sigmoidoskopie mit flexiblen Instrumenten in der ambulanten Praxis. Z. Gastroenterologie *10,* 421–424 + 634–635 (1972) + Schweiz. med. Wschr. *102,* 1022–1024 (1972).

[150] NEIGER, A.: Die Behandlung des einfachen Hämorrhoidalleidens. Therapeutische Umschau *29,* 26–30 (1972).

158

[151] NEIGER, A.: Komplikationen bei der Fiber-sigmoidoskopie. Z. Gastroenterologie *12*, 47 (1974).

[152] NEIGER, A.: Die diffuse Polypose des Dickdarmes. Z. Gastroenterologie *5*, 541–542 (1975).

[153] NEIGER, A.: Erfahrungen mit Doxiproct® und Doxiproct Plus® Suppositorien bei der Behandlung des Hämorrhoidalleidens. Folia Angiologica *23*, 433–435 (1975).

[154] NEIGER, A.: Proctitis terminalis simplex. Z. Gastroenterology *14*, 694 (1976).

[155] NEIGER, A.: Erfahrungen mit dem Strangler, einem Ligaturanoskop. Z. Gastroenterologie *15*, 602–603 (1977).

[156] NEIGER, A.: Proktologische Sprechstunde. I–IV Analblutungen, Untersuchungsgang, Beh., Hexagon «Roche» *5*, Nr. *2*, 3, 4, 6–7 (1977).

[157] NEIGER, A.: Le traitement sclérosant des hémorrhoides par coagulation à l'infra-rouge. Annales Gastr. et Hépat. *13*, 7, 701–705 (1977).

[158] NEIGER, A.: Hämorrhoiden: Erkennung und heutige Behandlungsmöglichkeiten. Schw. Med. Wschr. *108*, 500 (1978).

[159] NEIGER, A.: Das kolorektale Karzinom. Ärztliche Praxis *31*, 1466–1467 (1979).

[160] NEIGER, A.: Entzündungen im Analbereich. Dtsch. Ärzteblatt 76, Heft *41*, 2639–2643 (1979).

[161] NEIGER, A.: Pathogenese, Klinik und konservative Therapie des Hämorrhoidalleidens. Schweiz. med. Wschr. *110*, 1387–1290 (1980).

[162] NEIGER, A.: Analtumoren. Hexagon «Roche» 9, Nr. *4*, 12–17 (1981).

[163] NEIGER, A.: Analfissuren. Hexagon «Roche» 9, Nr. *6*, 16 (1981) + Urologe (B) 22, 201–205 (1982).

[164] NEIGER, A.: Hämorrhoiden-Verödungsbehandlung durch Infrarotkoagulation. Schweiz. Rundschau Med. (Praxis) *71*, 171–176 (1982).

[165] NEIGER, A.: Konservative Behandlung des Hämorrhoidalleidens. Dtsch. Med. Wschr. 107, Nr. *15*, 589–590 (1982).

[166] NEIGER, A.: Diagnose, Differentialdiagnose und Therapie entzündlicher und nicht entzündlicher Hämorrhoidalerkrankungen in der Praxis. Internist. prax. *23*, 37–63 (1983).

[167] NEIGER, A.: Klinik und Lokalbefund der Analtumoren. Schweiz. Rundschau Med. (Praxis) 73, Nr. *27*, 863–865 (1984).

[168] NEIGER, A.: Pruritus ani und Proktalgia nocturna. Swiss med. *7*, 37–38 (1985).

[169] NEIGER, A.: Morbus Crohn – anale und perianale Manifestationen. Hexagon «Roche» 13, Nr. *1*, 9–12, Suppl. (1985).

[170] NEIGER, A., MORITZ, K., KIEFHABER, P.: Hämorrhoiden-Verödungsbehandlung durch Infrarotkoagulation. In Fortschritte der gastroenterologischen Endoskopie (H. Henning) Bd. 9, *102* (1977) Verl. Gerh. Witzstrock, Baden-Baden.

[171] NICHOLS, J., GLASS, R.: Coloproctology. Springer Verlag, Berlin, Heidelberg, New York, Tokio (1985).

[172] NOETHIGER, F.: Indikationen und Grenzen der chirurgischen Behandlung von Hämorrhoiden. Schweiz. Rundschau Med. (Praxis) 71, Nr. *5*, 193–195 (1982).

[173] NOETHIGER, F.: Lokale, peranale Tumorexzision. Helv. chir. Acta *50*, 623–627 (1983).

[174] NOETHIGER, F.: Technique and results of peranal excision of rectal malignoma. Helv. chir. Acta *52*, 325–327 (1985).

[175] NOETHIGER, F.: Rektumprolaps. Schweiz. Rundschau Med. (Praxis), (1986).

[176] NOETHIGER, F., HASSLER, H.: Traitement chirurgical de la rectocolite hémorragique. Méd. et Hyg. *42*, 2830–2838 (1984).

[177] OTTENJANN, P.: Divertikulose und Divertikulitis des Dickdarmes. Münch. med. Wschr. *116*, 1069 (1974).

[178] OTTENJANN, P.: Atlas der Koloileoskopie. Ferd. Enke Stuttgart, 1–22 (1980).

[179] OTTENJANN, P., FAHRLAENDER, H.: Entzündliche Erkrankungen des Dickdarmes. Springer, Berlin (1983).

[180] OTTO, P.: Das Hämorrhoidalleiden. Z. Hautkr. 50 (8), 315–324 (1975) Grosse Verl.

[181] OTTO, P.: Erfahrungen mit der Infrarot-Koagulation in der Behandlung des Hämorrhoidalleidens. Colo-Proctology *2*, 129–131 (1982).

[182] OTTO, P., WETTENGEL, R.: Blutgasanalysen des Hämorrhoidalblutes. Ein Beitrag zur Diskussion über eine arterielle oder venöse Versorgung des Corpus cavernosum recti. Phlebol. u. Proktol. *1*, 254 (1972).

[183] OWEN, W.F. Jr.: Medical problems of the homosexual adolescent. J. Adolesc. Health Care *6* (4), 278–285 (1985).

[184] PAPILLON, J. et coll.: Place de la radiothérapie dans le traitement du cancer de l'anus au début. Arch. Mal. App. Dig. *57,* 57–73 (1968).

[185] PAPILLON, J.: Place de la radiothérapie à visée curative dans le traitement des adenocarcinomes du rectum et des carcinomes malpighiens du canal anal. Med Chir Dig *10,* 239–242 (1981).

[186] PAPILLON, J.: Rectal and anal cancers. Springer Verlag, New York, 126–175 (1982).

[187] PAPILLON, J. et al.: A new approach to the management of epidermoid carcinoma of the anal canal. Cancer *56,* 1830–1837 (1983).

[188] PAPILLON, J.: Nouvelles perspectives dans le traitement conservateur du cancer du rectum. Méd. Chir. Dig. *14,* 507–510 (1985).

[189] PARKS, A.G.: The surgical treatment of hemorroids. Brit. J. Surg. *43,* 337 (1956).

[190] PARKS, A.G., GORDON, P.H., HARDCASTLE, J.G.: A classification of fistula-in-ano. Br. J. Surg. *63,* -R (1976).

[191] PARKS, T.G.: Ischämische Kolonerkrankungen. Colo-Proctologie *4,* 213–218 (1980).

[192] PARKS, T.G.: Pathogenese, Diagnose und Therapie des solitären Rektumulkus. Colo-Proctology *4,* 236–238 (1983).

[193] PARKS, T.G.: Die Pathophysiologie der unkomplizierten Kolondivertikulose. Colo-Proctology *1,* 41–44 (1983).

[194] PARNAUD, E., GUNTZ, M., BERNARD, A., CHOME, J.: Anatomie normale macroscopique et microscopique du réseau vasculaire hémorroïdal. Arch. Fr. Mal. App. Dig. *65,* 500–514 (1976).

[195] PARNAUD, E., GUNTZ, M., BIDART, J.M., BERNARD, A., CHOME, J.: Considération sur la vascularisation normale de la sous-muqueuse anale. Incidences sur la nature de la maladie hémorroïdaire. Rev. Proct. *1,* 44 (1981).

[196] PARNAUD, E., BAUER, P.: Localisations digestives des maladies sexuellement transmissibles chez l'homosexuel male. Presse Med. *14* (23), 1282–1286 (1985).

[197] PARTURIER-ALBOT, M.: Diagnostic précoce des tumeurs du rectum et leurs traitements (Contactthérapie et radiochirurgie). In Albot, G., Poilleux, F.: Intestin grêle côlon-rectum. Actualités hépato-gastroentérol. Hôtel-Dieu 1955, p. 281, Masson, Paris (1956).

[198] PARTURIER-ALBOT, M.: Les aspects morphologiques du cancer de l'anus. Leurs correspondances évolutives et leurs possibilités thérapeutiques (Formes de début). Arch. Mal. App. dig. *49,* 7/8bis: 2 (1960).

[199] PARTURIER-ALBOT, M.: Die Röntgenkontaktbestrahlung des Frühkarzinoms des Anus und des Rektums, Gastroent. Fortbildungsk. Praxis, Vol. *3,* 105–115, Karger, Basel (1973).

[200] PARTURIER-ALBOT, M., BENSAUDE, A., REY, M.: Aspects particulières de certains tumeurs anales ou maladie de Bowen à localisation anale. Gaz. Méd. France 75, *30* (1968).

[201] PARTURIER-ALBOT, M., PREVOST, A.G., ALBOT, G., BOLGERT, M.: Les carcinomes multicentriques de la région anorectale. Ann. Gastro-entérol. Hépatol. 18, *4,* 227–235 (1982).

[202] PARTURIER-ALBOT, M., ALBOT, G.: Le carcinom «de nowo» ou carcinom d'emblée du rectum. Fréquense et éléments de diagnostic. Ann. de Gastroentérologie et d'Hépatologie. 21, *4,* 231–237 (1985).

[203] PEYER DE, R.: Colopathies aux laxatifs. Schweiz. Rundschau Med. (Praxis) 73, Nr. *34,* 1037–1039 (1984).

[204] PIMPL, W., UMLAUFT, M.: Ischämische Kolitis nach kardiogenem Schock. Colo-Proctology *1,* 15–18 (1983).

[205] PIPARD, G.: Radiothérapie des cancers de l'anus. Schweiz. Rundschau Med. (Praxis) 73, Nr. *28,* 888–893 (1984).

[206] POPPEL VAN, H.P., CHRISTIAENS, M.R.: Die anale Aktinomykose. Colo-Proctology *5,* 322–326 (1981).

[207] PRADEL, E.: Maladie de Paget et de Bowen de l'anus. Rev. Proct. *1,* 11–26 (1982).

[208] PRADEL, E., BARIERA, E., JUILLARD, F., TERRIS, G.: Anorektale Ulzera homosexueller Genese. Colo-Proctology *1,* 47–52 (1985).

[209] PREVOST, A.-G., LANGERON, P., MALBEZIN, E.: Polypose rectocolique diffuse. Etude d'une obsérvation familiale. J. Sci. méd. Lille *89,* 51 (1971).

[210] PREVOST, A.-G.: Die diffuse Polypose des Rektums. Gastroent. Fortbildungsk. Vol. *3,* 92–98, Karger, Basel (1973).

[211] PRICE, A.B., DAY, D.W.: Pseudomembranous and infective colitis. In Recent Advances in Histopathology, Ed. by Antony, P.P. Maesween, R.N.M., Nr. *11,* 99–117 (1981), Curchill Livingstone, Edinburgh, London.

160

[212] QUINN, T.C., GOODELL, S.E., MKRTICHIAN, E., SCHUFFLER, M.D., WANG, S.P., STAMM, W.E., HOLMES, K.K.: Chlamydia trachomatis proctitis. N. Engl. J. Med. *305,* 195 (1981).

[213] RAIMBERT, P. et al.: Photocoagulation infrarouge en proctologie: premiers résultats. Rev. Proct. *3,* 199–205 (1981).

[214] RAUSIS, C., ARNOLD, J.: Indications et limites de la cryochirurgie des hémorroïdes. Schweiz. Rundschau Med. (Praxis) *71,* 181–185 (1982).

[215] RAUSIS, C.: Chirurgie des hémorroïdes avec laser CO_2. Schweiz. Rundschau Med. (Praxis) *71,* 177–180 (1982).

[216] RENE, E.: Les lésions recto-coliques du Sida. Réunion soc. nat. franc. de proctologie, Paris 16.11.1985.

[217] RICK, M., HALTER, F., STIRNEMANN, H.: Das solitäre Rektalulkus. Schweiz. med. Wschr. *101,* 758 (1971).

[218] RICK, M., HALTER, F.: Das solitäre Rektumulkus. Gastroent. Fortbildungsk. Praxis, Vol. *3,* 65–70, Karger, Basel (1973).

[219] RODIER, B., FOISSY, P., ESPINOZA, P.: Sténose rectale avec fistule anale localisation basse d'une tuberculose colique. Gastroentérologie Clinique et Biologique *10,* 2, 59A (1986).

[220] ROSCHKE, W.: Zur Pathophysiologie der Analfissuren. Proktologie *1,* 55–58 (1980).

[221] ROSCHKE, W.: Die Entwicklungsmöglichkeiten der verschiedenen Hämorrhoidenformen, der Marisken, des Gleitanus und des Analprolapses. Colo-Proctology *1,* 33–39 (1981).

[222] ROSCHKE, W., KRAUSE, H.: Die proktologische Sprechstunde. Urban und Schwarzenberg, München (1983).

[223] ROUPAS, A., PACCAUD, M.F.: Les mycoplasures génitaux. Therapeutische Umschau 42, Heft *11,* 760–765 (1985).

[224] RUFLI, TH.: Sexuell übertragene Infektionskrankheiten des Anus und des Rektums. Schweiz. Rundschau Med. (Praxis) 72, Nr. *30,* 1000–1008 (1983).

[225] RUFLI, TH.: Die sexuell übertragenen Proktitiden des homosexuellen Mannes. Therapeutische Umschau 42, Heft *11,* 787–792 (1985).

[226] SAEUBERLI, H.: Colitis ulcerosa und Morbus Crohn – chirurgische Aspekte. Schweiz. Rundschau Med. (Praxis), *75,* 11, 283–289 (1986).

[227] SAINT-PIERRE, A., TREFFOT, M.J., MARTIN, P.M.: Hormone Receptors and Hemorrhoidal Disease. Colo-Proctology 2, IV, 116–120 (1982).

[228] SAINT-PIERRE, A.: Problèmes posés par la présence de récepteurs hormonaux au niveau des hémorroïdes. Ann. Gastroenterol. Hépatol. *18,* 1, 19–27 (1982).

[229] SALMON, R.-J. et al.: Cancer du canal anal. Résultats du traitement d'une série de 195 cas. Gastroenterol. Clin. Biol. *9,* 911–917 (1985).

[230] SAMENIUS, B.: Perianal and Ano-rectal Condylomata Acuminata. Schweiz. Rundschau Med. (Praxis) 72, Nr. *30,* 1009–1014 (1983).

[231] SANDER, R.: Koloskopie-Brevier. F.K. Schattauer, Stuttgart (1982).

[232] SARLES, J.-C.: Symptomatologic et diagnostic différentiel des suppurations périanales et périnéales. Schweiz. Rundschau Med. (Praxis) 74, Nr. *35,* 905–908 (1985) + Encyclopédie méd. chir. Techniques chirurgicales. 40690 (1980).

[233] SARLES, J.-C.: Fissures anales et syndromes douloureux anaux. Revue du Praticien, 35, 3435–3441 (1985).

[234] SCHÄRLI, A.F., GEBBERS, J.-O.: Proktologische Probleme im Kindesalter. Hexagon «Roche» 13, Nr. *4,* Suppl. (1985).

[235] SCHÄRLI, A.F., GEBBERS, J.-O.: Proktologie im Kindesalter (Polyposissyndrome). Hexagon «Roche» 13, Nr. *6,* Suppl. (1985).

[236] SCHEURER, U.: Pseudomembranöse Kolitis. Schweiz. Rundschau Med. (Praxis) 73, Nr. *34,* 1027–1032 (1984).

[237] SCHMIDT, H., RIEMANN, J.F.: Melanosis coli und ihre klinische Bedeutung. Proktologie *1,* 11–15 (1980).

[238] SCHMITZ-MOORMANN, P., HIMMELMANN, W., BRANDES, H.-J.: Diagnostik anhand von Biopsiepräparaten. Z. Gastroenterologie *21,* 21–26 (1983).

[239] SCHNEIDER, K.W.: Anaphylaktischer Schock nach Sklerotherapie von Hämorrhoiden. Colo-Proctology 2, 255–256 (1980).

[240] SCHNITZER, A.: Das Melanom, Ars Medici *2,* 58–63 (1986).

[241] SCHOUTEN, W.R., VAN VROONHOVEN, T.J.: Ambulante behandling von hemorrhoiden. Ned. Tijdschr. Geneeskd. *129* (21), 993–996 (1985).

[242] SCHUETZE, K., HENTSCHEL, E.: Klinik und Therapie der hämorrhagischen Proktitis. Wien. med. Wschr. *132,* 91–93 (1982).

[243] SCHUMANN, J., PETER, H.: Indikationen und Kontraindikationen der Analfisteloperation bei Morbus Crohn. Aktuelle Koloproktologie, Bd. *2*, 42–43, Ed. Nymphenburg, München (1985).

[244] SCHWEIGER, M., ALEXANDER-WILLIAMS, J.: Das Ulkus simplex recti, seine Beziehung zum Rektumprolaps. Therapiewoche *29*, 698–700 (1979).

[245] SEPULVEDA, B.: Progress in Amebiasis. Quadrennial Reviews, World Congress, Stockholm, Falkenberg, 153–164 (1982).

[246] SHPERBER, Y., HALEVY, A., BEN-ABARON, U.: Perianal tuberculosis, a case report. Isr. J. Med. Sci. *21* (5), 468–469 (1985).

[247] SMITH, L.E.: Symptomatic internal hemorrhoids. What are your options? Postgrad. Med. *73* (6), 323–330 (1983).

[248] SOULLARD, J.: Un procédé original de cryothérapie locale en proctologie le Zeroid. Gazette médicale de France, *80*, 35, 5873–5880 (1973).

[249] SOULLARD, J., CONTOU, J.-F.: Colo-Proctologie. Masson, Paris (1984).

[250] SPIRO, P.: Hochdosierte lokale Heparintherapie in der Praxis. Schweiz. Rundschau Mcd. (Praxis) 69, Nr. *33*, 1173–1177 (1980).

[251] STELZNER, F., STAUBESAND, J., MACHLEIDT, H.: Das Corpus cavernosum recti – die Grundlagen der innern Hämorrhoiden. Langenbecks Arch. Klin. Chir. *299*, 302 (1962).

[252] STELZNER, F.: Die Hämorrhoiden und andere Krankheiten des Corpus cavernosum recti und des Analkanals. Dtsch. Med. Wochenschrift *88*, 689 (1963).

[253] STELZNER, F.: Die anorektalen Fisteln. Springer Berlin, 2. Aufl. (1981).

[254] STEVEN, E. et al.: Herpes simplex virus proctitis in homosexuel men. New Engl. J. Med. 308, No. *15*, 868–871 (1983).

[255] STEIN, E.: Praktische Erfahrungen mit der Sklerotherapie. Proktologie *2*, 144–148 (1980).

[256] STEIN, E.: Das perianale Kontaktekzem. Colo-Proctology *5*, 279–286 (1982).

[257] STEIN, E.: Proktologie, Lehrbuch und Atlas, Springer Verlag, Berlin (1990).

[258] STIRNEMANN, H.: Sakraldermoid und anale Plastikoperationen. Gastroent. Fortbildungsk. Praxis, Vol. *3*, 54–59, Karger, Basel (1973).

[259] SULSER, H.: Pathologie der Kolonpolypen. Schweiz. Rundschau Med. (Praxis) 71, Nr. *27*, 1127–1133 (1982).

[260] TEMPLETON, J.L., SPENCE, R.A.J., KENNEDY, T.L., PARKS, T.G., MACHENZIE, G., HANNA, W.A.: Comparison of infrered coagulation for first and second degree hemorrhoids: A randomised prospective clinical trial. Br. Med. J. *I*, 1387–1389 (1983).

[261] THEODORE, C., BAILLY, T., MOLAS, G., JULIEN, P.E., BARB, A., PAOLAGGI, J.A.: Colite à Salmonelle. Gastroenterol. Clin. Biol. *6*, 943–944 (1982).

[262] THOMSON, H.: Die Pathologie der Hämorrhoiden. Colo-Proctology *1*, 30–32 (1981).

[263] THOMSON, H.: The Nature of Piles. Schweiz. Rundschau Med. (Praxis) *71*, 107–111 (1982).

[264] THOMSON, W.H.F.: The nature of the hemorrhoids. Arch. S. Surg. *62*, 542 (1975).

[265] TRELLES, M.A., ROTINEN, S.: He/Ne laser treatment of hemorrhoids. Acupunct Electrother. Res. *8* (3–4), 289–295 (1983).

[266] TRIEHARNE, J.D.: Chlamydia trachomatis. Serological Diagnosis. Infection 10, Suppl. *1*, 25 (1982).

[267] VANDENBROUCKE, J., VANTRAPPEN, G., TYTGAT, G., RUTGEERTS, L.: Morbus Crohn; in: Klinische Gastroenterologie, Vol. 1: Diagnostische Übersicht, Mundhöhle und Rachen, Speiseröhre, Magen, Darm, 386–398. Ed. L. Demling, Stuttgart: Thieme (1973).

[268] VANHEUVERZWYN, R. et al.: Chirurgisches Vorgehen beim analen Morbus Crohn. Colo-Proctology *2*, 105–108 (1983).

[269] VANHEUVERZWYN, R.: Fistole anali. Piccin Ed. Padova (1979).

[270] VENDER, DJ., MARIGNANI, P.: Salmonella colitis presenting as a segmental colitis resembling Crohn's disease. Dis. Colon Rectum, *28*, 848–851 (1983).

[271] VERNEUIL, A.: De l'hidrosadénite phlégmoneuse et des abcès sudoripares. Arch. Gen. Med. *114*, 537–557 (1964).

[272] VIGNAL, J., RIVOIRE, M., DESCOS, L.: Les lésions ano-perianales de la Maladie de Crohn. Gastroentérologie Clinique et Biologique. *10*, 2, 53 A (1986).

[273] VOGT, M., LUETHY, R.: AIDS: Aktuelle Situation und heutiger Wissensstand. Therapeutische Umschau, Bd. *42*, 798–804 (1985).

[274] WALSH, G., STICKLEY, G.S.: Acute Leukaemia with primary symptoms in the rectum. South med. J. *96*, 684 (1934).

[275] WELIN, S., WELIN, C.: The Double Contrast Examination of the Colon. G. Thieme, Stuttgart (1976).

[276] WHITEHEAD, W.: Surgical treatment of hemorrhoids. Brit. med. J. *I*, 149 (1982).

[277] WILLIAMS, CH.B.: Koloskopie. In: Gastroenterologische Endoskopie, Ottenjann, R., Ferd. Enke Stuttgart, 183–197 (1979).

[278] WILLIAMS, K.L., HAG, I.H., ELEM, B.: Cryodestruction of Hemorrhoids. brit. med. J. *I*, 666 (1973).

[279] WINKLER, R.: Analfissur und Analfisteln. Therapiewoche *31*, 3779–3784 (1981).

[280] WITTEN, R.: Proktologie im alten Ägypten. Proktologie *2*, 18–20 (1979).

[281] WITZEL, L., HALTER, F., NEIGER, A.: Komplikationen der Fibersigmoidoskopie. In Fortschritte der gastroentereologischen Endoskopie. Witzstrock, Baden-Baden, 43–47 (1973).

[282] ZIMMER, S., PROBST, M., SCHROEDER, D.: Therapie des Basalioms der Anorektalregion. Fortschr. Med., 100.Jg., Nr. *13*, 571–574 (1982).

[283] ZIMMERLI, B., NEIGER, A., EGGER, G.: Die kurative endorektale Bestrahlung kleiner Rektum-Karzinome. Z. Gastroent. *83* (1971).

[284] BASILISCO, G. et al.: 5-Aminosalicylic Acid or Sulfasalazine Retention Enemas in Distal ulcerative Colitis. Cur. Ther. Res. 42, 910–915 (1987).

[285] BAYERDÖRFFER E. & BOCK H.: Untersuchung zur Arzneimittelsicherheit, Akzeptanz und Wirksamkeit der 5-Aminosalizylsäure (Mesalazin) in der Behandlung von Colitis ulcerosa und Morbus Crohn. Leber Magen Darm 2, 104–113 (1988).

[286] BEGLINGER, CH.: Möglichkeiten der Prävention von Colokarzinomen. Schweiz. Rundschau Med. (Praxis) 77, Nr. 47, 1277–1279 (1988).

[287] BEHRLI, H., HAURI, P., AKOVBIANTZ, A.: Die Behandlung der Pilonidalfistel nach Lord und Millard. Schweiz. Rundschau Med (Praxis) 77, Nr. 40, 1082–1086 (1988).

[288] BELLOMO, R.: Chirurgische Behandlung des Morbus Verneuil. Colo-proctology, 1, XII, 50–52 (1990).

[289] CAMPIERI M. et al.: Efficacy of 5-Aminosalicylic Acid Enemas Versus Hydrocortisone Enemas in Ulcerative Colitis. Dig. Dis. Sci. 32, 67S–70S (1987).

[290] CHRISTENSEN L.A. et al.: Topical and sytemic availability of 5-aminosalicylate: comparisons of three controlled release preparations in man. Aliment. Pharmacol. Therap. 4, 523–533 (1990).

[291] COTTON P.B., WILLIAMS CHR. B.: Practical Gastrointestinal Endoscopy. Blackwell Scientific Publications, Oxford London (1990).

[292] DE CARLI, A. und Mitarbeiter: Das colorektale Karzinom nach Radiotherapie von gynäkologischen Karzinomen. Schweiz. med. Wschr. 118. 716–721 (1988).

[293] DENTANT, L., CARSKI, J.P., ROUSSEAU, E., FAUER, H., BRONDEL, H.: Apport de l'échographie trans-anale dans les tumeur et supperations rectales. Gastroenterol Clin Biol 11, 285 A, (1987).

[294] EITAN, A., BISHARA, B., DUEK, D.S., BARZILAI, A.: Vergleich von Infrarot-Koagulation und Gummiringligatur bei der Behandlung von Hämorrhoiden. Colo-proctology Nr. 2, 88–91, XII (1990).

[295] FORK, F-TH., et al.: Colon Cleansing Regimens. Gastrointest Radiol 7, 383–389 (1982).

[296] GHARBI, MD-R. et al.: La maladie de Behçet. Méd. et Hyg. 46, 778–786 (1988).

[297] GOEBELL H. et al.: Oro-ilealer Transit und intestinale Freisetzung von 5-Aminosalicylsäure: Direkte luminale Messungen beim Menschen. Gastorenterologie 27, 475 (1989).

[298] HANAUER S.B.: Claversal® (SFK) A Buffered 5-ASA Preparation with Reliable, Consistent Ileal Delivery Providing Effective, Safe, Well-Tolerated Therapy For Inflammatory Bowel Disease. Clinical Controversies In Inflammatory Bowel Diseases, Bologna, Italy (1987).

[299] HARDCASTLE, J., D.: Scrining for colorectal Cancer. Normed Verlag, Bad Homeburg, 1990.

[300] HERMANN, R.: Gegenwärtiger Stand der Chemotherapie von Colon-, Rektum- und Analkarzinomen. Schweiz. Rundschau Med. (Praxis) 79, Nr. 29/30, 896–898 (1990).

[301] HERZOG U.: Die endoluminale Sonographie als präoperative Staging-Methode beim Rektumkarzinom. Schweiz. Med. Wschr. 120 Nr. 39, 1439–1445 (1990).

[302] HUBER, F. B.: Die ischämische Colitis als Ursache kologener Diarrhö. Schweiz. Rundschau Med. (Praxis) 79, Nr. 29/30, 882–884 (1990).

[303] KLAUSER, A.G., BECK, A., SCHINDELBECK, N. E. und MÜLLER-LISSNER, S.A.: Low fluid intake lowers stool output in healthy male volunteers. Z. Gastroenterolog 28, 606–609 (1990).

[304] KLUG, W., KNOCH, H.G.: Behandlung der Analfissur durch Eigenbougierung mit dem Analdehner. Z. ärztl. Fortbild. 83, 1261–1263 (1989).

[305] KOCHHAR, R., SHARMA, S.C., GUPTA, B.B. et al.: Rektal sukralfate in radiation proctitis. Lancet II, 400 (1988).

[306] LABENZ, J. und Mitarbeiter: Darmreinigung vor Coloskopie. Med. Klin. 85, Nr. 10, 581–585 (1990).

[307] LAMERZ, R., DATI, F., FELLER, A.C., SCHNORR, G.: Tumordiagnostik. Behring Diagnostica 101–103 (1988).

[308] LANDTHALER, M. et al.: Alpha II/Interferon/Therapie des metastasierenden, malignen Melanoms. Deutsche med. Wschr. 112, 919–921 (1987).

[309] LÉMANN, M. et al.: Traitement de la maladie de Crohn par l'Azathioprine ou la 6-Mercoptopurine. Gastroenterolie 14, 6–7, 548–554 (1990).

[310] MARTI, HP. ESCHER, E.: SAF–Eine alternative Fixierlösung für parasitologische Stuhluntersuchungen. Schweiz. med. Wschr. 120, 1473–1476 (1990).

[311] MAY B.: Behandlung chronischer entzündlicher Darmkrankheiten. MMW 129. Jg. Nr. 43, 786–789 (1987).

[312] MELZER, B.:Der Einfluss von Alkohol auf die Entstehung von Hämorrhoiden. Coloproctology, 6, 388–391 (1990).

[313] MISRA, M.C., KAPUR, B.M.: A new nonoperative approach to fistula in ano. Br.J. Surg. 75, 1093–1094 (1988).

[314] MUNCH, R.: Opportunistische Infektionen des untern Gastrointestinaltraktes bei Aids. Schweiz. Rundschau Med. (Praxis) 77, Nr. 44, 1198–1201 (1988).

[315] NAGY, A., TÖRÖS, P., SELMECZI, G.: Ein neuer Saugligator zur Hämorrhoidenabbindung. Colo-proctology, 6, 360–361 (1990).

[316] NEIGER, A.: Die konservative Therapie des Hämorrhoidalleidens. Verdauungskrankheiten Jahrgang 5, Heft 5, 197–201 (1987).

[317] NEIGER, A.: Therapie schmerzhaftentzündlicher Hämorrhoidal-Komplikationen mit Mesalzin. Therapie Woche 37 Jg, 519–522 (1987).

[318] NEIGER, A.: Infrared-Photo-Coagulation for Hemorrhoids Treatment. Int Surg 74, 142–143 (1989).

[319] NEIGER, A., HERMS, E.: Zur symptomatischen Therapie von Hämorrhoiden und Analekzem – Ein Erfahrungsbericht aus der proktologischen Praxis. Schweiz. Rundschau Med. (Praxis) 79, 31/32 918–920 (1990).

[320] OTTO, P.: Proktologie. Arzt und Krankenhaus, 9, 260–263 (1989).

[321] OTTO, P.: Das Hämorrhoidalleiden: Pathogenese, Diagnostik und konservative Therapie. Therapiewoche 39, 1124–1129 (1989).

[322] PANIZZON, R.: Das Melanom der Haut – Heutiger Stand. Hospitalis 60 Nr. 10, 566–570 (1990).

[323] PANIZZON, R.: Der hartnäckige Pruritus ani. Schweiz. Rundschau Med. (Praxis) 77, Nr. 40, 1061–1065 (1988).

[324] PANIZZON, R., SIGG, CHR.: Klinik und Differentialdiagnose des Melanoms der Haut. Schweiz. Rundschau Med. (Praxis) 77, Nr. 16, 432–437 (1988).

[325] PAPILLON, J.: La conservation sphinctérienne pour le cancer du bas rectum. Place de la Radiothérapie. Gastroenterol. Clin Biol, 12, 416–419 (1988).

[326] PEPPERCORN, M.: Advances in Durg Therapie for Inflammatory Bowel Desease. Analls of Internal Medicine, 112, Nr. 1, 50–60 (1990).

[327] PETIT, A., GUÉDON, C., DUHAMEL, C., LEREBOURS, E., COLIN, R.: Colitis ischémiques «ambulatoires». Gastroenterol Clin Biol, 14, 739–743 (1990).

[328] PHILLIPS, RKS: Management of fistula-in-ano. Gastroenterology Vol. 8, Nr. 3, 71–75 (1989).

[329] PRESSMAR, K. und Mitarbeiter: Wertigkeit von okkultem Blut im Stuhl und Tomormarkern im Serum für die Diagnose und Nachsorge von Karzinomen und Polypen des Dickdarms. Gastroenterologie, XXVIII, 517 (1990).

[330] PUJOL, B., VALETTE, P.-J.: L'échographie endorektale. Journal de Médecine de Lyon, 1446, 105–108 (1989).

[331] RAULF, F.: Die Analdehnung zur konservativen Behandlung proktologischer Erkrankungen. Allg. Med. 65, 368–370 (1989).

[332] RAULF, F.: «Konservative» Therapie der Analfissur. Therapiewoche 37, 1207–1212 (1987).

[333] REBER, M., BUCHMANN, P.: Offene oder geschlossene Therapie der Pilonidalfistel. Schweiz. Rundschau Med. (Praxis) 77, Nr. 40, 1078–1081 (1988).

[334] RÖTHLIN, M., BUCHMANN, P.: Die Wärmetherapie innerer Hämorrhoiden I. und II. Grad im Vergleich mit andern Therapieformen. Schweiz. Rundschau Med. (Praxis) 77, Nr. 40, 1069–1074 (1988).

[335] RÖTHLIN, M., BUCHMANN, P.: Langzeitergebnisse der Wärmetherapie innerer Hämorrhoiden. Schweiz. Rundschau Med. (Praxis) 76, Nr. 49, 1375–1379 (1987).

[336] RÜDLINGER, R.: Warzen im äusseren Anogenitalbereich, unter spezieller Berücksichtigung von HIV-positiven Patienten. Schweiz. Rundschau Med. (Praxis) 77, Nr. 44, 1202–1207 (1988).

[337] RUFLI, TH.: Therapie der Gonorrhö im Licht akuteller Resistenzuntersuchungen: Ars Medici Nr. 7 + 8, 431–432 (1990).

[338] SAPERO, J.J., LAWLESS, D.K.: «MIF» stain-preservation technique for the indentification of intestinal protozoa. Amer. J. trop. Med. 2, 613–619 (1953).

[339] SCHAUB, A., BUCHMANN, P.: Kurz- und Langzeitbehandlungsergebnisse der Perianaldermatitis mit Proctalgen: eine kontrollierte prostpektive Studie. Schweiz. Rundschau Med. (Praxis) 79, Nr. 45, 1390–1393 (1990).

[340] SCHERER, C., HAENSCH, R.: Bowenoide Papullose der Genitalregion. Fortschr. Med. 102, 95 (1984).

[341] SCHLÄPFER, G., EICHMANN, A.: Penicillase-produzierende Stämme von N. Gonorrhoeae (PPNG) im Raume Zürich, 1981–1988: Häufigkeit, antibiotische Empfindlichkeit und Plasmidprofil (3. Mitteilung). Schweiz. Med. Wschr. 120 Nr. 4, 92–97 (1990).

[342] SCHMIED, E., SCHMIED, C., MAINETTI, C.: Manifestations cutanées de la tuberculose. Schweiz. Rundschau Med. (Praxis) 79, Nr. 42, 1244–1249 (1990).

[343] SIGG, CHR., PANIZZON, R.: Melanompräkursoren. Schweiz. Rundschau Med. (Praxis) 77, Nr. 16, 427–431 (1988).

[344] SUTHERLAND L.R. & MARTIN F.: 5-Aminosalicylic Acid Enemas in Treatment of Distal Ulcerative Colitis and Proctitis in Canada. Dig. Dis. Sci. 32, 64S–66S (1987).

[345] SUTHERLAND L.R. et al.: 5-Aminosalicylic Acid Enema in the Treatment of Distal Ulcerative Colitis, Proctosigmoiditis, and Proctitis. Gastroenterology 92, 1894–1898 (1987).

[346] WEINKE, TH., POHLE, H.D.: Diagnostik und Therapie des Amöben-Leberabszesses. Dtsch. med. Wochenschr. 115, 1190, 422–425 (1990).

[347] WIENERT, V.: Feigwarzen. Verdauungskrankheiten Jahrgang 5, Nr. 5, 195–196 (1987).

[348] WILLIAMS C.N.: Role of Rectal Formulations: Suppositories. Scand. J. Gastroenterol. 25, (suppl. 172) 60–62 (1990).

[349] WILLIAMS C.N. et al.: Double-blind, Placebo-Controlled Evaluation of 5-ASA Suppositories in Active Distal Proctitis and Measurement of Extent of Spread Using ^{99m}Te-Labeled 5-ASA Suppositories. Dig. Dis. Sci. 32, 71S–75S (1987).

Sachregister